守护健康——北大护理健康科普系列丛书

丛书主编　侯淑肖　万巧琴

常见慢病自我照护宝典

主　　编　蒙景雯　田君叶

副 主 编　刘建欣　郑一梅　曹立云

编　　委　（按姓名汉语拼音排序）

曹立云　陈红雨　崔　崔　高玲玲　高　媛　郭红艳
韩　媛　侯益轩　怀鑫馨　霍春燕　李　孛　李　变
李春月　李　君　刘建欣　路　丹　蒙景雯　孟晓君
邱　慧　孙晶晶　田君叶　王海鑫　王　静　王　丽
王亚青　王　燕　王周圳　项迎平　谢运婷　闫金英
杨应宁　于　跃　张　利　张　蕊　张吟秋　赵　瑾
郑一梅

编委单位　北京大学第一医院

北京大学医学出版社

CHANGJIAN MANBING ZIWO ZHAOHU BAODIAN

图书在版编目（CIP）数据

常见慢病自我照护宝典 / 蒙景雯，田君叶主编．—北京：北京大学医学出版社，2025.1
ISBN 978-7-5659-3098-0

Ⅰ．①常… Ⅱ．①蒙…②田… Ⅲ．①慢性病－护理 Ⅳ．①R473.2

中国国家版本馆CIP数据核字（2024）第043719号

常见慢病自我照护宝典

主　　编：蒙景雯　田君叶
出版发行：北京大学医学出版社
地　　址：（100191）北京市海淀区学院路38号　北京大学医学部院内
电　　话：发行部 010-82802230；图书邮购 010-82802495
网　　址：http://www.pumpress.com.cn
E-mail：booksale@bjmu.edu.cn
印　　刷：北京信彩瑞禾印刷厂
经　　销：新华书店
责任编辑：赵　欣　　责任校对：靳新强　　责任印制：李　啸
开　　本：787 mm×1092 mm　1/16　　印张：11.75　　字数：296千字
版　　次：2025年1月第1版　2025年1月第1次印刷
书　　号：ISBN 978-7-5659-3098-0
定　　价：59.00元
版权所有，违者必究
（凡属质量问题请与本社发行部联系退换）

本书由

北京大学医学出版基金资助出版

丛 书 序

人民健康是民族昌盛和国家富强的重要标志，健康中国行动是实施健康中国战略的"路线图"和"施工图"，不仅要从政府的角度提出政策措施，还要对社会和公众提出合理的健康建议，把健康中国战略的理念和要求融入公众日常生活的方方面面。为传递健康知识，普及健康生活方式，提升公众健康照顾技能，助推健康中国战略目标的实现，发挥一流医学院校服务社会的重要职能，以专业力量服务公众健康需求，由北京大学护理学院和各附属医院组成的护理专家团队在为社会大众提供专业护理服务的同时，致力于将健康科普带到千家万户，为人民健康保驾护航。把我们工作中积累的护理专业知识以科普的形式介绍给公众，帮助大家更好地认识健康和疾病，提升全民健康素养，共同构筑健康的第一道防线，是我们创作"守护健康——北大护理健康科普系列丛书"的初衷。

本丛书（第一辑）包含8个分册，涉及居民自我健康管理、常见慢病自我照护、心理健康自我管理、老年常见急症居家应急管理、肺康复指导、透析患者健康指导、关节置换术患者居家康复等方面，涵盖健康、亚健康和疾病康复期等不同阶段，读者可以根据自身需要进行选择。本书内容编排兼顾医学科普的科学性和通俗性，图文并茂，并附有演示视频，力求科学严谨又不失生动有趣，不仅传播健康照护知识，还非常注重内容的可操作性，读者可以随时将书中所学应用到实际生活当中，具有很强的实用性。

每个人都是自己健康的第一责任人，积极主动地获取健康信息，养成健康的生活方式，提升健康照护的能力，是居民健康素养的重要内容。希望社会公众通过本丛书的学习，不仅增加健康照护知识和技能，也减少因为不了解带来的焦虑，在维护自身和家人健康的过程中多一份淡定与智慧，更好地配合医护人员共同呵护健康。

本丛书也适合广大护理人员和护理专业学生阅读，对他们将来的临床工作会有很多的启发和帮助。

  本丛书有幸得到 2023 年度北京大学医学出版基金及北京大学护理学院教材建设和研究项目的资助，从而得以顺利出版，在此表达我们诚挚的谢意！

  祝愿每一个人都与健康常伴！

前 言

医学科普是科学普及工作的关键组成部分。随着我国经济社会的快速发展,人民群众对健康的关注与需求日益增加,对医学科普的兴趣也随之提升。《中国防治慢性病中长期规划(2017—2025年)》中提出:通过加强健康教育,到2020年和2025年,居民对重点慢性病核心知识的知晓率将分别达到60%和70%。医学科普书籍能够提供有关慢性病的基本知识,使居民更好地了解慢性病,提高对疾病的认知水平,从而更好地管理自身健康。本书整合并梳理了内科常见慢性疾病科普宣教的核心知识,旨在为我国慢性疾病预防的规范化科普宣教提供参考。

本书具有全面性和实用性。从常见慢性疾病的病因、症状、治疗,到自我照护的关键点,提供了详尽的解释,便于读者掌握。同时,结合相关领域最新的循证证据,总结疾病自我护理要点,为患者照护提供了科学的依据。在编写结构上,通过人物故事情节演绎疾病的发生与发展,将疾病知识点融入其中,图文并茂,使读者的学习过程更加贴近生活。创新性地运用思维导图概括和总结知识点,直观地帮助读者更好地理解和记忆。

本书适用于医护人员、护理专业学生和广大公众,特别适用于对慢性疾病自我照护能力需求较高的人群,以及关注慢性疾病的预防和照护的读者。

本书的编写得到了北京大学第一医院临床各科室护士长及护理专家的大力支持,在此表示诚挚的感谢!编写团队力求概念通俗易懂、数值准确、内容生动、形式新颖,由于水平有限,不当之处在所难免,敬请各位读者批评指正。

本书所列的药物及给药剂量仅供参考。

蒙景雯　田君叶

目 录

第一章　呼吸系统疾病
第一节　过敏性哮喘-002
第二节　慢性阻塞性肺疾病-010
第三节　阻塞性睡眠呼吸暂停综合征-019

第二章　循环系统疾病
第一节　冠状动脉硬化性心脏病-026
第二节　心力衰竭-036
第三节　心房颤动-044
第四节　高血压-052

第三章　血液系统疾病
第一节　白血病-062
第二节　多发性骨髓瘤-068
第三节　淋巴瘤-073

第四章　消化系统疾病
第一节　胃食管反流病-080
第二节　胃炎-086
第三节　消化性溃疡-092

第五章　泌尿系统疾病
第一节　IgA肾病-098
第二节　肾病综合征-101
第三节　糖尿病肾病-106
第四节　慢性肾衰竭-112

第六章　内分泌与代谢性疾病
第一节　甲状腺功能亢进症-118
第二节　甲状腺功能减退症-122
第三节　2型糖尿病-126

第七章　神经系统疾病
第一节　缺血性脑卒中-140
第二节　出血性脑卒中-147
第三节　重症肌无力-151
第四节　认知障碍疾病-154
第五节　帕金森病-158

第八章　风湿免疫性疾病
第一节　类风湿关节炎-162
第二节　系统性红斑狼疮-169
第三节　痛风-173

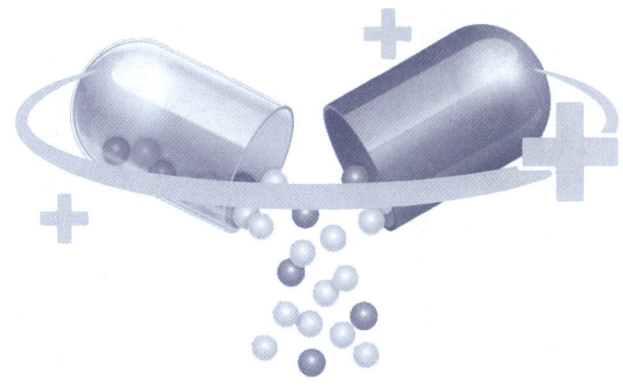

第一章

呼吸系统疾病

第一节　过敏性哮喘

⊕ 案例

独居的张女士同很多年轻人一样喜爱宠物。朋友最近送给她一只可爱的小猫，张女士非常开心，工作之余对小猫爱不释手。自从小猫成为家庭"成员"，张女士就经常打喷嚏，没有其他不舒服，她便没当回事。3天前，张女士下班回家，跟小猫玩耍一会儿后，突然出现呼吸困难，张大嘴巴用力呼吸也不能缓解，随后还出现了两侧锁骨凹陷，出现濒死感的张女士打电话向邻居求助，邻居见状立刻送张女士到住处附近医院的急诊。到医院时张女士呼吸微弱，血压、心率也出现明显异常，经医护人员紧急救治，张女士脱离生命危险。家属接到通知赶往医院，并陪张女士转入该医院的呼吸科病房。

医生告知家属，应该是过敏性哮喘惹的祸，让张女士生命垂危。综合张女士近期养猫的经历，以及她过敏的表现和此次入院时的症状，医生初步诊断她患的是过敏性哮喘。相关检查进一步证实了医生的判断，血标本中总 IgE 阳性提示介导过敏反应，嗜酸性粒细胞升高提示有炎症反应。住院治疗3天后，张女士气促、呼吸困难的症状基本消失，复查相关指标恢复正常，医生告诉张女士可以出院了，但她回家之后要跟宠物保持一定距离，同时做好环境清洁，避免接触过敏原，减少刺激。

⊕ 过敏性哮喘患者的自我照护

（一）什么是过敏性哮喘？

过敏性哮喘，也称变应性哮喘或特应性哮喘，是由过敏原引起和（或）触发的一类哮喘。过敏性哮喘是支气管哮喘的重要类型，占支气管哮喘的60%～80%。

如果把我们的身体比作堡垒，免疫系统时刻运作，保护着堡垒安全。IgE 是免疫球蛋白中的一种，在堡垒的护卫工作中起着重要作用，IgE 主要由鼻咽部、扁桃体、支气管等黏膜固有层的浆细胞产生，这些部位常是过敏原入侵和过敏反应发生的场所，出现过敏性哮喘时也以这些部位的不适为主要表现。

（二）什么情况下才能诊断过敏性哮喘？

目前诊断过敏性哮喘的权威标准包括全球哮喘防治创议（Globle Initiative for Asthma，GINA）和我国《支气管哮喘诊疗指南》，符合这两个标准就可诊断哮喘。具体包括：①存在可变的喘息、气促、胸闷、咳嗽等临床症状，有可变性气流受限的客观证据并且排除其他可引起哮喘样症状的疾病；②暴露在过敏原（包括尘螨、动物毛发、花粉和真菌等）会诱发或加重症状；③过敏原皮肤点刺试验或血清 sIgE 检测至少对一种过敏原呈阳性反应。需要注意，没有过敏原检测结果不能确诊过敏性哮喘，仅有过敏原点刺试验或血清 sIgE 阳性也不能诊断过敏性哮喘。

(三) 可疑过敏性哮喘时,常需做哪些检查?

1. 哮喘诊断相关检查 获得呼吸气流受限过度变化的证据是诊断哮喘的必要步骤,可通过支气管舒张试验、呼吸峰流速变异率、激发试验等方法反映可变性气流受限,其中,过敏原支气管激发试验有诱发哮喘急性发作的风险,不作为临床常规。

2. 过敏原检测 判断是否为过敏性哮喘及明确过敏原的基本方法,包括体内实验和体外实验。

(1) 体内实验:包括点刺试验、皮内试验。①点刺试验,是将少量特殊处理的致敏原液体滴在受试者前臂,再用点刺针刺入皮肤表层。点刺试验是目前公认的最方便、经济、安全、有效的过敏原诊断方法。出现风团和红晕说明发生了阳性反应。②皮内试验,是将过敏原稀释至一定浓度,在上臂外侧皮肤进行皮试。

(2) 体外实验:是通过血液检查,检测外周血总 IgE 和抗原 sIgE 水平,如果血中这两种物质升高,也表明有过敏反应存在。

(四) 生活中常见的、能引起过敏性哮喘的过敏原有哪些?

引起哮喘发病和触发哮喘症状的过敏原多达数百种,新的过敏原也不断被发现。根据进入人体的途径,日常生活中常见过敏原分为吸入性过敏原和食入性过敏原,引起过敏性哮喘的以吸入性过敏原为主。

1. 吸入性过敏原

(1) 尘螨:是我国过敏性哮喘最主要的过敏原。尘螨适宜生活在温暖潮湿的环境(22 ℃左右,相对湿度 60%~80%),一年四季均可繁殖,主要存在于家庭卧室内的地毯、沙发、被褥、床垫、枕芯、绒毛玩具和衣物内。

(2) 花粉:花粉在我国主要分为春季花粉和夏秋季花粉,春季花粉集中在 3—5 月,以柏树、法国梧桐树、白蜡树、桦树、杨树、柳树等花粉常见。夏秋季花粉集中在 8—9 月,以蒿属花粉、葎草花粉、豚草花粉等为主。

(3) 真菌:主要为霉菌,其主要分布在厨房和浴室,常见于家中腐烂的水果、蔬菜、肉食及衣履上,此外,在下水道、通风换气管道和水管中也可生长。

(4) 猫毛、狗毛及皮屑:随着生活水平提高,饲养宠物的家庭越来越多,对宠物过敏的患者也逐年增加,宠物过敏已成为普遍性的社会问题。猫/狗过敏原致敏蛋白组分主要来自猫/狗的毛发及皮屑,过敏原分布在居室的灰尘、家居装饰中,也存在于公共场所中,主要通过空气传播,可以在空气中长时间滞留。

(5) 蟑螂:蟑螂是城市人居环境常见的昆虫,也是一类常见的过敏原。蟑螂过敏原致敏蛋白组分主要来自胃肠道分泌物和甲壳。

2. 食入性过敏原 单纯食物过敏诱发哮喘比较少,但一旦发生,常为严重过敏反应的一部分,在高度敏感的患者中可诱发严重的甚至致死性哮喘,尤其在儿童中。美国一项研究证实诱发儿童哮喘的主要过敏食物包括花生、坚果、贝类、鸡蛋等,我国一项研究显示,引起儿童过敏性哮喘的食物包括鱼、虾、鸡蛋、水果、牛奶、花生等。

（五）如何识别自己的过敏性哮喘是否在加重？

了解过敏性哮喘的分期及控制水平分级，比照其中典型症状，能有效地识别过敏性哮喘的严重程度，以便及时就医。过敏性哮喘分期及控制水平分级列于表1-1-1。

表1-1-1 过敏性哮喘分期及控制水平分级

分期	分期表现	分级	分级表现
急性发作期	喘息、气促、胸闷或咳嗽等症状突然发生或加重；病情加重可以在数小时或数天内出现，严重时可在数分钟内危及生命	轻度	步行或上楼时气促，有时表现出焦虑，呼吸频率有所增加；可听到散在的哮鸣音
		中度	稍微活动就出现气促，不能连续讲话。经常焦虑，呼吸频率明显增加，有时出现"三凹征"（用力吸气时胸骨上窝、锁骨上窝和肋间凹陷）；心率增快；自测血氧饱和度91%~95%；哮鸣音响亮而弥漫
		重度	休息时也感觉气促，端坐呼吸，只能单字讲话；常有焦虑和烦躁，大汗淋漓，呼吸频率大于30次/分，心率大于120次/分；哮鸣音响亮而弥漫
		危重	不能讲话，嗜睡或意识模糊，胸腹矛盾运动；心率变慢或不规则；哮鸣音减弱甚至消失
非急性发作期（慢性持续期）	没有急性发作的典型症状，但在很长的时间内有不同频率和不同程度的喘息、咳嗽、胸闷等症状		

（六）过敏性哮喘的三级预防措施包括哪些内容？

1．一级预防措施 主要是控制过敏性哮喘的危险因素，预防发生。早期接触宠物可能导致儿童学龄期哮喘；母亲妊娠及婴儿出生后应避免接触吸烟环境。

2．二级预防措施 早发现、早诊断和早治疗。

3．三级预防措施 主要是预防过敏性哮喘的急性发作、延缓并发症的出现、降低致残率和病死率，改善患者的生存质量。

（1）避免吸入性过敏原：春季应避免到郊外、花园等花粉浓密处，以免接触花粉；在花粉高峰期，应关好门窗待在室内，若无法避免，可预先用花粉阻隔剂涂抹鼻腔或戴口罩。打扫室内卫生时最好戴口罩。先在地上洒些水，以免吸入宠物的分泌物、皮屑和屋尘等。详见表1-1-2。

表 1-1-2　常见吸入性过敏原的避免措施

吸入性过敏原	避免措施
尘螨	（1）注意维护环境清洁，对居室的所有地方均应定期洗尘，最好使用除螨吸尘器 （2）将相对湿度降至 45% 以下，天晴时将居室门窗打开通风，并晾晒床垫以保持干燥 （3）勤换被褥，被褥衣物等要每 10 天左右在 ≥ 55 ℃ 热水中浸泡 10 分钟以上并清洗，或用防螨布包裹被褥、床垫、枕头等 （4）将地毯换成木质地板，不用填充式家具 （5）毛绒玩具不要放在床上，可将其放入密闭的塑料袋内冷冻杀死尘螨，然后清洗干净 （6）减少室内挂饰，厚重的窗帘换成较易清洗的材质 （7）勿让宠物进入卧室 （8）定期清洗空调滤网等
花粉	（1）蒿属花粉：花期 8—11 月 （2）葎草花粉：花期 5—10 月 （3）玉米花粉：花期 7—9 月 （4）法国梧桐花：法国梧桐树主要用于城市绿化，广泛种植，花期 4—5 月 （5）白桦花粉：白桦树在我国大部分省份均有分布，花期 5—6 月 （6）豚草花粉：豚草为外来入侵物种，我国大部分城市均有发现，花期 7—9 月 花粉季节应尽量减少外出，外出戴口罩；使用花粉阻隔剂有一定的效果 了解致敏花粉的种类和花粉播散时间，可选择时段进行针对性的预防
真菌	（1）地下室、通气口和浴室要定期除湿。保持室内（包括浴室）干燥、通风，相对湿度 < 50% （2）尽量避免在室内游泳池、蒸汽浴室、温室花房逗留 （3）用漂白粉或其他清洁剂清洗卫生间、冰箱、垃圾桶、下水道、空调滤网 （4）夏季衣服随换随洗，如果衣物发生霉变，要及时清洗消毒 （5）及时清理垃圾，避免接触枯叶、垃圾、土壤、堆肥 （6）地毯、书籍、报纸和衣物应防潮防霉，食物亦应合理储存防霉变，勿大量贮存蔬菜、水果 （7）室内或阳台上不要放置花草，不要种植需要经常浇水的花草
猫毛、狗毛及皮屑	（1）尽量少让宠物待在室内，减少狗、猫的毛屑留在室内的机会，特别是避免出入客厅与卧室 （2）勤洗宠物：最好每周洗 2 次，其衬垫亦应一并清洗，推荐使用宠物清洁剂 （3）经常清洗衣物：接触过宠物的衣物应立刻清洗，避免散布过敏原 （4）保持通风环境：室内环境尽量保持自然通风的状态以减少过敏原停留
蟑螂	（1）蟑螂的排泄物、分泌物、尸体、碎屑等均为过敏原，因此最好对全尸进行处理 （2）蟑螂出没的地面均可能有过敏原分布，应加强地面清洁

（2）避免食入性过敏原：避免摄入会引起过敏刺激的食物、药物等。

（七）如何预防过敏性哮喘的急性发作？

1. 脱离过敏原 脱离过敏原是防治过敏性疾病的重要防治措施。如果已经明确过敏原，则应尽可能减少过敏原暴露。如花粉季节应注意关窗，室内可以安装空气过滤器；对真菌或尘螨过敏者，应保持居住环境干燥以减少真菌产生，尽量不使用地毯，定期晾晒衣服，或使用防螨床品；对动物毛屑过敏者应脱离宠物环境，或避免宠物进卧室；对食物过敏者应尽可能避免食用等。

2. 均衡营养饮食 日常应注意摄入富含维生素A的食物，以保护气管上皮细胞；多食富含维生素C的食物，以利抗炎、防感冒、防癌变，增强免疫力；多食富含钙质的食品，以提高气管的抗过敏能力；食用富含蛋白质的食物，有助于气管炎症修复，增强抗病能力。

3. 进行适当的锻炼 适当的身体锻炼可提高免疫力。但是运动性哮喘患者必须避免剧烈运动，否则不仅不能缓解，还会加重病情。适合运动性哮喘患者的运动有散步、游泳、打太极拳等。

4. 保持心情愉悦 保持心情愉快，早睡早起，规律作息。

5. 外出注意卫生 外出郊游时，最好戴上口罩；外出归来，及时洗手洗脸，更换衣物。

6. 做好保暖，防止上呼吸道感染 正确掌握药物吸入技术、控制合并症等。遇症状严重者建议及时就医。

7. 平时居家时，注意保持室内空气流通，室内空气的流通和清洁可以减少过敏原，预防哮喘的发作。

（八）如何正确使用吸入疗法？

当过敏性哮喘患者急性发作时，需要迅速吸入药物，尽快解除支气管痉挛。目前临床常用的定量吸入器有压力定量气雾吸入器（pMDI）和干粉吸入器。

1. 压力定量气雾吸入器（pMDI） 包括硫酸沙丁胺醇气雾剂、异丙托溴铵气雾剂、布地奈德气雾剂等。其使用方法如下：吸药前先将药液摇匀，缓慢呼气至不能再呼，然后将喷嘴放入口内，经口吸气，在深吸气过程中按压驱动装置，继续吸气至肺总量位，尽可能屏气10秒，使较小的雾滴沉降在气道远端，然后缓慢呼气。

2. 干粉吸入器 包括：①储存剂量型涡流式干粉吸入器，如布地奈德粉吸入剂；②旋蝶式干粉吸入器；③准纳器，如沙美特罗替卡松粉吸入剂。

以准纳器为例，具体使用方法见表1-1-3，吸入后需要漱口，减少雾滴对口咽部的刺激。

表1-1-3 准纳器使用方法

图示	操作要点
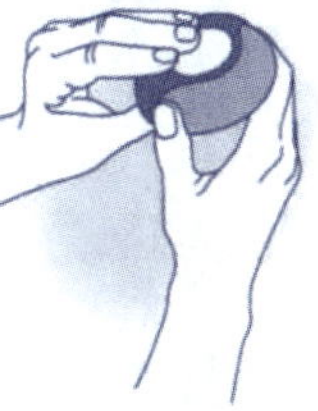 1	一手握住外壳，另一手的拇指放在拇指柄上向外推动打开准纳器
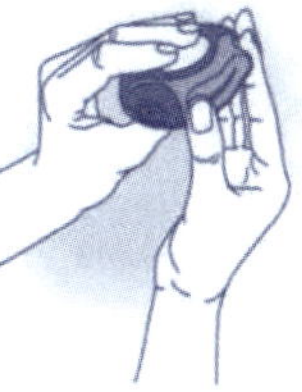 2	向外推滑动杆直至发出"咔哒"声，此时在剂量标示窗口看到相应的剂量减少，表明一个剂量的药物已准备好供吸入。不要随意拨动滑动杆，以免造成药物浪费
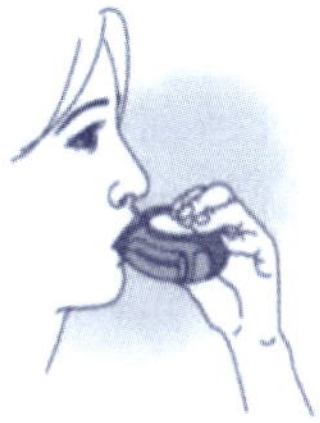 3	在保证平稳呼吸的前提下，尽量呼气。呼尽气后，将吸嘴放入口中，由准纳器深深地、平稳地吸入药物。切勿从鼻吸入；将准纳器从口中拿出，继续屏气约10秒。切记不要将气呼入准纳器中
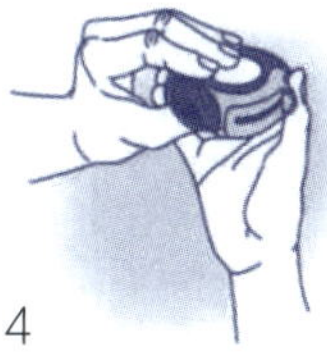 4	关闭准纳器：将拇指放在拇指柄上，向内推动拇指柄直至听到"咔哒"声，表示准纳器已经关闭，滑动杆自动复位，准纳器又可于下一吸药物时使用。若需要再次吸入，应至少等待3分钟

（九）过敏性哮喘患者应如何进行自我监测？

可在家中自行监测病情变化并进行评定，坚持记哮喘日记，学会哮喘发作时进行简单的紧急自我处理，掌握正确的药物吸入技术。知道什么情况下应去医院就诊以及和医生共同制订防止复发、保持长期稳定的方案。其中，正确使用峰流速仪和准确记录哮喘日记是自我管理的重要内容之一，可以有效地预防和减少哮喘发作的次数。

1. 呼气流量峰值（peak expiratory flow，PEF）监测 PEF监测是一种实时哮喘监测的简单方法，需要准备一个峰流速仪进行日常监测。推荐患者起始治疗期间每日早晚固定时间内各做1次PEF测定，每次测定进行3次，获得个人PEF最佳值，并记录在哮喘日记中。因此，能够正确使用峰流速仪就显得很重要。峰流速仪使用步骤：①先安装口器，站立进行测定；②将峰流速仪的红色游标指针轻轻拨到标尺最低处（即完成归零）；③完成准备工作后尽量深吸气，用嘴唇包住口器，注意嘴唇四周不要漏气；④在最短的时间内以最快的速度用力将气呼尽，此时记录红色游标指针所指的刻度值，就是呼气流量峰值（PEF）。

2. 哮喘日记 用于记录症状控制情况、过敏原及诱发因素、哮喘药物使用、识别发作征兆和处理、症状恶化紧急处理、呼气流量峰值等，可参照表 1-1-4 做哮喘日记。准确地记录哮喘日记有助于医生及患者对哮喘的严重程度、控制水平及治疗反应进行正确的评估，可以总结和分析哮喘发作与治疗的规律，并可以根据哮喘日记的记录选择和调整药物。

表 1-1-4　哮喘日记

项目	时间													
	周一		周二		周三		周四		周五		周六		周日	
	日	夜	日	夜	日	夜	日	夜	日	夜	日	夜	日	夜
咳嗽情况														
喘息情况														
憋气感														
鼻部症状														
可疑过敏原/诱因														
是否就医														
呼气流量峰值														
变异率														
药名及用药剂量和次数														

3．ACT 评分表　ACT 评分表是一个以简单问答形式评估哮喘控制水平的问卷，可每 4 周做一次病情评估（ACT 评分表详见 1-1-5）。

总分 ≥ 25 分提示哮喘完全控制，稳定 3 ~ 6 个月可以考虑降级治疗；20 ~ 24 分提示哮喘良好控制，需要继续用药以达到完全控制；< 20 分提示未控制，应再评估病情、调整治疗。

表 1-1-5　ACT 评分表

以下测试可以帮助哮喘患者（12 岁及以上）评估哮喘控制程度。请尽可能如实回答，这将有助于您与医生讨论您的哮喘问题。
共有 5 个问题，请选择每个问题的得分。最后把每一题的分数相加得出您的总分。
1. 在过去 4 周内，在工作、学习或家中，有多少时候哮喘妨碍您进行日常活动？
①所有时间　②大多数时候　③有些时候　④很少时候　⑤没有
2. 在过去 4 周内，您有多少次呼吸困难？
①每天不止 1 次　②一天 1 次　③每周 3 ~ 6 次　④每周 1 ~ 2 次　⑤完全没有
3. 在过去 4 周内，因为哮喘症状（喘息、咳嗽、呼吸困难、胸闷或疼痛），您有多少次在夜间醒来或早上比平时早醒？
①每周 4 次或更多　②每周 2 ~ 3 次　③每周 1 ~ 2 次　④每周 1 次　⑤没有

续表

| 4. 在过去 4 周内，您有多少次使用急救药物（如沙丁胺醇）治疗？
①每天 3 次或以上　②每天 1～2 次　③每周 2～3 次　④每周 1 次　⑤没有
5. 您如何评估过去 4 周内您的哮喘控制情况？
①没有得到控制　②控制得很差　③有所控制　④控制得很好　⑤完全控制 |

（十）哮喘急性发作先兆判断及初步处理

1. 哮喘急性发作先兆的识别　哮喘急性发作的先兆症状有咳嗽、胸闷、气促等。

2. 哮喘急性发作先兆的自我处理　使用速效 β_2 受体激动剂 1～2 喷，必要时可每隔 4～8 小时吸入一次，但 24 小时内最多不超过 8 喷。经过自我处理后，即使症状得到了缓解，也建议到医院就诊，评估哮喘控制的状况和查询发作的原因，判断是否需要调整控制药物的使用等。若自行处理后症状未得到缓解，应及时到医院就诊进行治疗。

要点总结

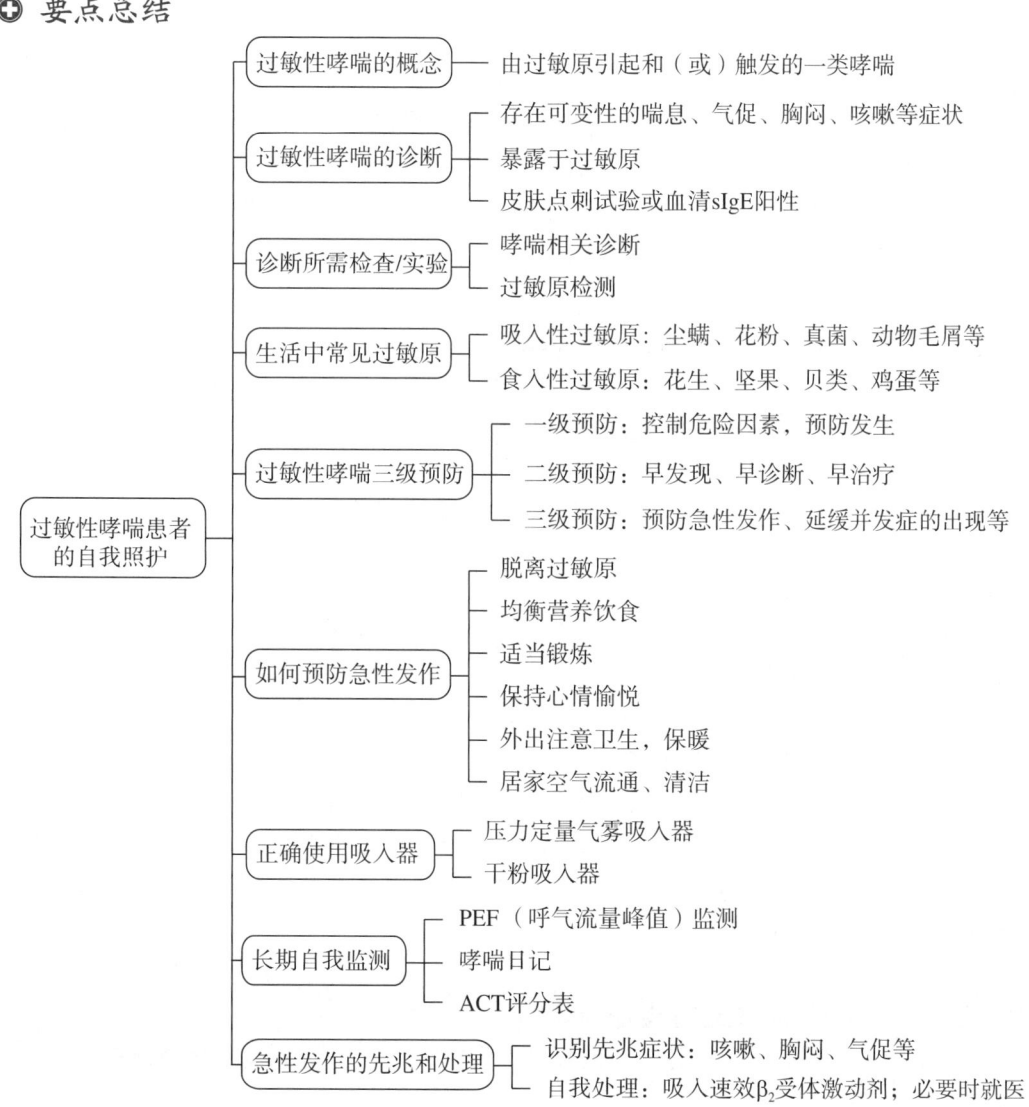

第二节 慢性阻塞性肺疾病

⊕ 案例

65岁的张大爷退休之前是装修工人,工作之余、闲暇之际喜欢抽烟。近些年来,张大爷饱受咳嗽的折磨,有时候还伴随憋气。一次小感冒之后,憋气感觉加重,在老伴的催促下,张大爷到呼吸科门诊就诊,经过检查被诊断为"慢性阻塞性肺疾病",是很常见的呼吸系统慢性病。自从看完门诊,张大爷牢记医生嘱咐,戒了烟、规律用药、吸氧、体育锻炼,病情控制得非常稳定。最近1个月张大爷忙着帮女儿照看孩子,没有规律服药和吸氧,在淋雨受凉后,张大爷又开始频繁咳嗽、憋气,晚上经常被憋得没办法躺下睡觉,睡眠质量大大下降;咳痰的量也比之前增多了,这两天还出现了发热的症状。他女儿赶紧带父亲来到呼吸科复诊,医生评估之后立即让张大爷住院治疗。入院时,张大爷脉氧饱和度只有85%,医生开具了肺功能、动脉血气分析、血培养、痰培养等检查,依据检查结果张大爷被诊断为慢性阻塞性肺疾病急性加重并伴有感染。经过治疗,张大爷的病情好转,护士开始对张大爷细致地进行疾病知识的健康教育,督促张大爷开始进行简单的锻炼,促进其康复。出院后,张大爷又恢复了他快乐的老年生活。

⊕ 慢性阻塞性肺疾病患者的自我照护

慢性阻塞性肺疾病(chronic obstructive pulmonary disease,COPD),简称"慢阻肺",是一种常见的慢性气道疾病,它以不完全可逆的气流受限为特征,且呈进行性发展。人们常说的慢性支气管炎、肺气肿等疾病都属于慢阻肺。

(一)慢阻肺的病因是什么?
慢阻肺病因尚不明确,但与吸烟、职业暴露(如接触粉尘、化学物质等)、环境污染等外界因素有密切的关系。

(二)慢阻肺的临床表现有哪些?
慢阻肺具有起病缓慢、病程长、反复急性发作的特点,典型症状表现为咳嗽、咳痰、喘促、呼吸困难等。晨间咳嗽更为明显,稳定期咳痰多为白色黏液或泡沫样痰,急性发作时痰量明显增多,可为脓性痰;喘促、呼吸困难多在活动时出现,后逐渐加重,甚至在日常活动或休息时也可发作。

(三)慢阻肺的诊断需要进行哪些检查?
肺功能检查(图1-2-1)是诊断慢阻肺的金标准,它是判断气流受限的主要客观指

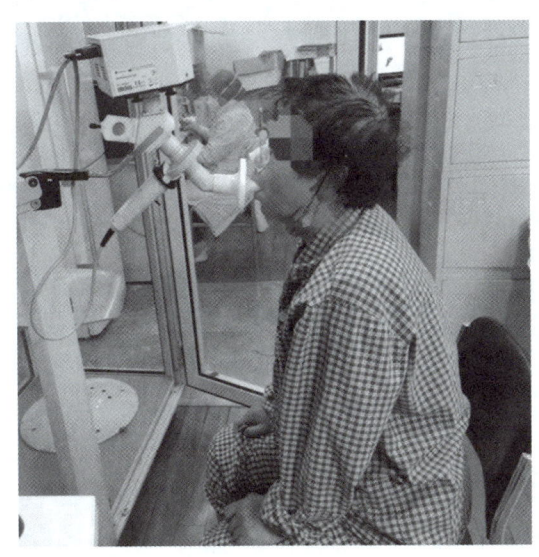

图 1-2-1 患者行肺功能检查

标,同时对疾病的严重程度评价、疾病进展、治疗反应等具有重要指导意义。除此之外,还需要行胸部 X 线、动脉血气分析等检查辅助诊断。

(四)何为慢阻肺急性加重?诱因及治疗有哪些?

慢阻肺急性加重(acute exacerbation of COPD,AECOPD)是指慢阻肺患者呼吸道症状急性恶化,导致需要增加或额外的治疗。AECOPD 典型的症状包括呼吸困难加重、咳嗽剧烈、痰量增多和(或)痰液呈脓性。反复的急性加重会导致疾病的进程加速。

1. 诱因 常见诱因包括呼吸道感染、吸烟、吸入过敏原、理化因素的影响(如气温变化、空气污染等)、稳定期不规律用药、痰液清除障碍等,AECOPD 常是多种因素共同作用的结果。

2. 治疗 AECOPD 治疗目标是将急性加重后的影响降至最小,综合治疗措施包括呼吸支持、控制感染、联合用药(支气管舒张剂、祛痰药、糖皮质激素等药物)、机械通气等。

(1)呼吸支持:氧疗是慢阻肺急性加重伴呼吸衰竭患者的基础治疗,目的在于纠正低氧血症和(或)呼吸衰竭。AECOPD 可使用的氧疗方式包括鼻导管吸氧、文丘里面罩吸氧、经鼻高流量吸氧、无创呼吸机辅助通气等,需根据动脉血气结果、病情等因素选择合适的呼吸支持方式。

(2)控制感染:根据血液检查、痰培养、病毒核酸检测等多种确定感染原因的检查结果,选择合适的药物及治疗方式控制感染。

(3)雾化吸入治疗:雾化吸入治疗是慢阻肺急性加重时的首选治疗方式,吸入药物包括支气管舒张剂、糖皮质激素等。正确进行雾化吸入对于控制感染、改善症状尤为重要。

1)雾化吸入装置:常用雾化连接装置包括口含嘴、面罩等(图 1-2-2)。

2)体位:雾化吸入时尽可能保持坐位,若体力受限,也可将床头抬高,避免完全平躺进行雾化吸入。

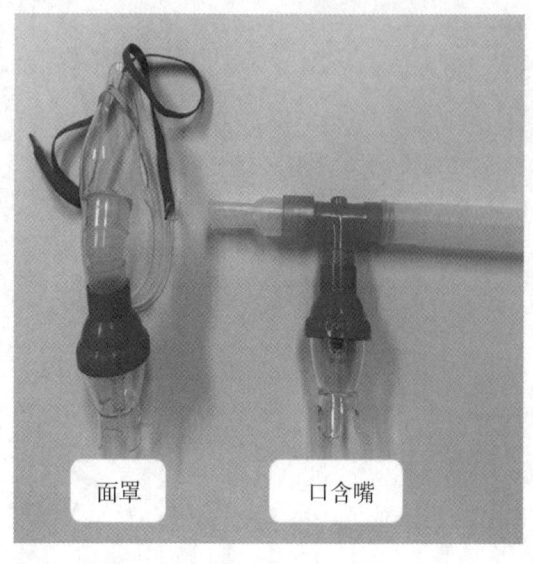

图 1-2-2　常用的雾化连接装置

3）动作要点：经面罩或口含嘴吸气，用嘴缓慢深吸气，后用鼻部慢慢呼气，确保药物充分沉积于气道和肺部，过程如图 1-2-3 所示（以口含嘴式雾化器为例）。

4）吸入后处理：雾化结束后用清水漱口，避免残留在口腔的药物造成口腔感染。若使用面罩雾化器，还会有部分药物沉积在面部及眼部，需要及时用清水清洗面部和眼部。用清水清洗干净雾化器并晾干保持雾化器干燥，避免细菌滋生。

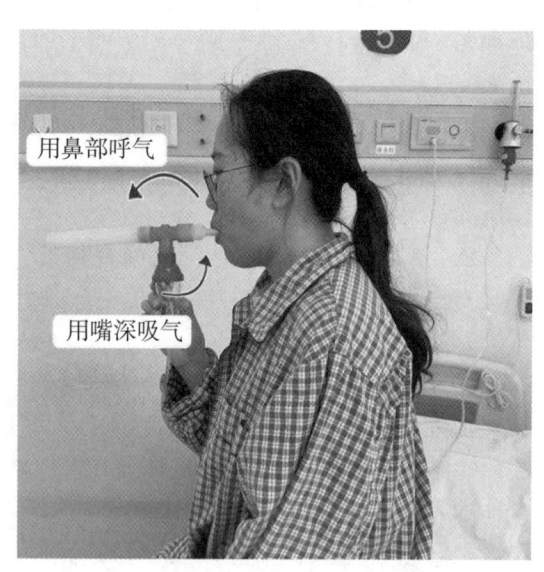

图 1-2-3　雾化吸入过程示例

（五）慢阻肺稳定期应怎么做？

慢阻肺在稳定期时，做好自我照护至关重要，可以降低急性发作风险、减轻呼吸困难症状、缓解或者阻止肺功能的下降，还可以有效提高生活质量、延缓疾病进程。自我照护主要包括以下内容。

1．戒烟　吸烟是发生慢性阻塞性肺疾病的高危因素之一，吸烟者慢性支气管炎的患病率比不吸烟者高 2~8 倍，吸烟时间越长，吸烟量越大，慢阻肺患病率越高。烟草中的焦油、尼古丁和氢氰酸等化学物质可损伤气道上皮细胞，致纤毛运动障碍和巨噬细胞吞噬功能下降，促使支气管黏液分泌增多，使气道净化能力下降。所以戒烟是十分必要的，如果自行戒烟无法实现，可以去医院的戒烟门诊寻求帮助，也可以向全国戒烟热线 400-888-5531 寻求帮助。

2．长期规律使用药物及正确使用吸入装置 遵从医嘱长期规律使用药物可以有效地控制疾病的发展。根据患者的吸气流速、手口配合程度以及病情，医生会为患者选择合适的吸入药物及吸入装置进行治疗。常用吸入装置按装置种类可以分为三类——压力定量气雾吸入器（pMDI）、干粉吸入器（DPI）和软雾吸入器（SMI），每种装置搭配多种不同的药物，但吸入方法基本相同，详见表 1-2-1。

表 1-2-1 吸入装置使用注意事项

装置类型	使用特点	具体步骤	图示
压力定量气雾吸入器（pMDI）	使用时需手口高度配合	①将底部外套打开，上下用力摇动将药物混合均匀	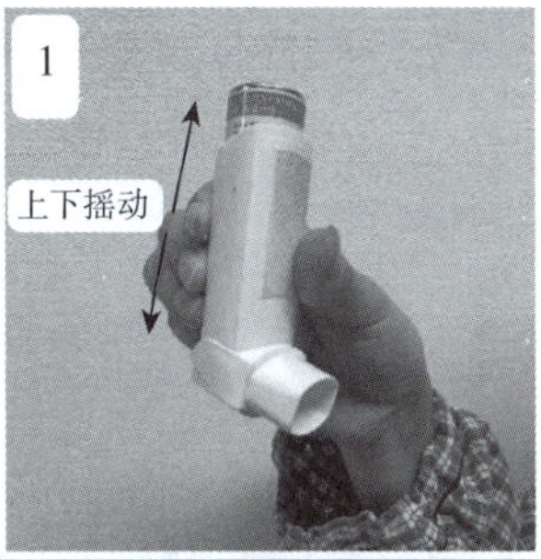
		②随后用嘴轻轻地呼气，直到无法再呼出气体	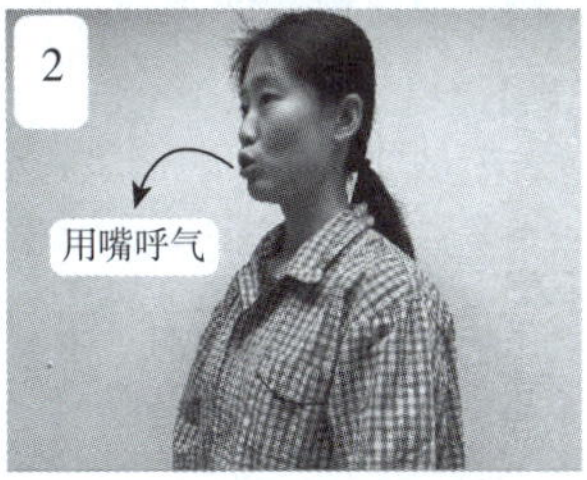
		③将气雾剂口含嘴放进口中，并合上上嘴唇含住口含嘴。在刚开始深吸气的同时用力按下储药罐将药物释放出来	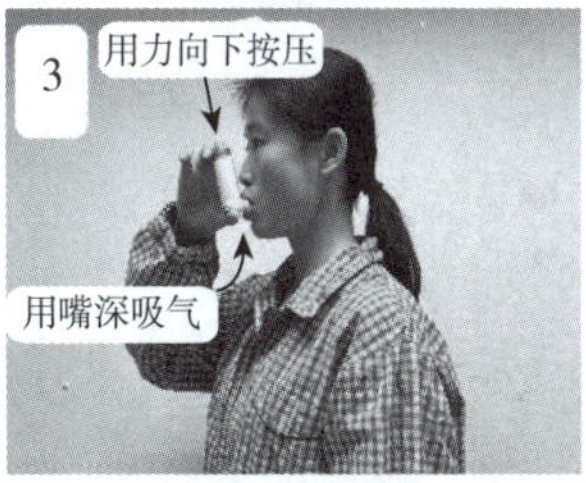
		④吸气完毕后立即将气雾剂从口中取出，闭嘴。屏气 10 秒（如果没有不适，尽可能屏气久一些），然后用鼻部缓慢呼气	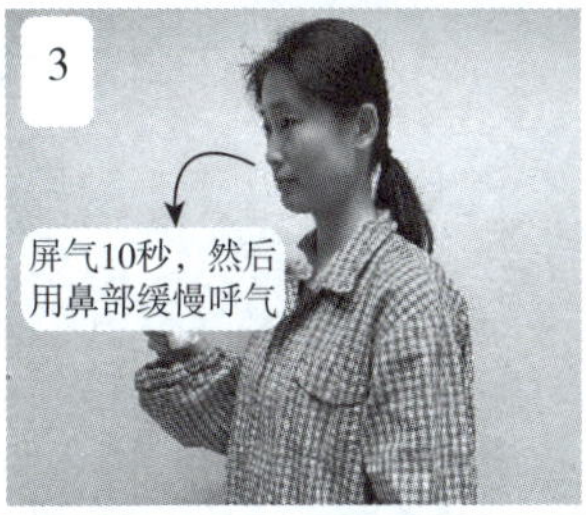

续表

装置类型	使用特点	具体步骤	图示
压力定量气雾吸入器（pMDI）	使用时需手口高度配合	⑤清水漱口	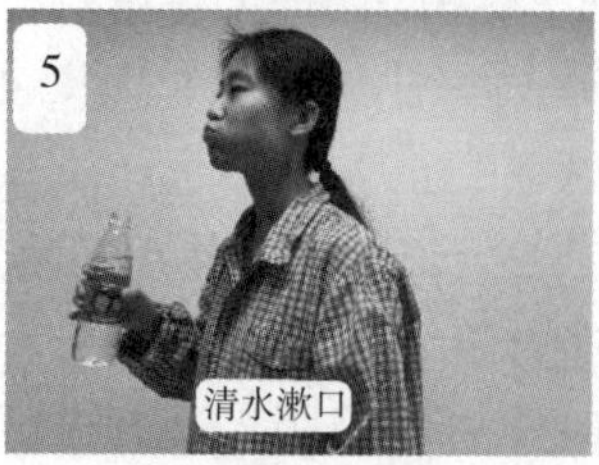 5 清水漱口
干粉吸入器（DPI）	①使用后保持干燥，不可用水或液体清洗 ②使用时注意不要往装置中呼气，避免药物剂量不准确	①将防尘帽打开完成上药	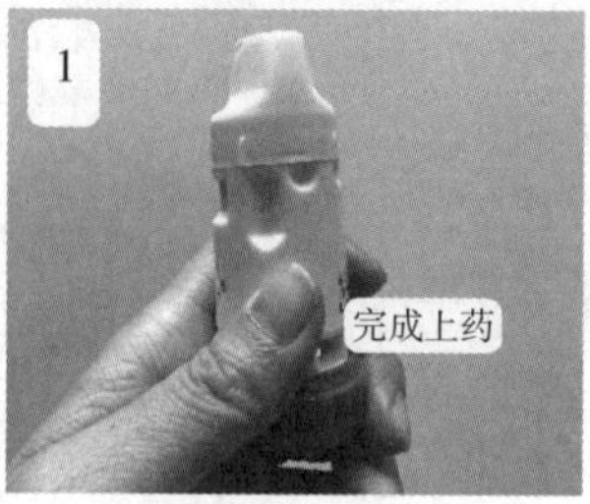 1 完成上药
		②轻轻地呼气，直到无法再呼出气体，注意呼气时不要对着口含嘴，由于药物是粉末状，容易造成药物剂量的不准确	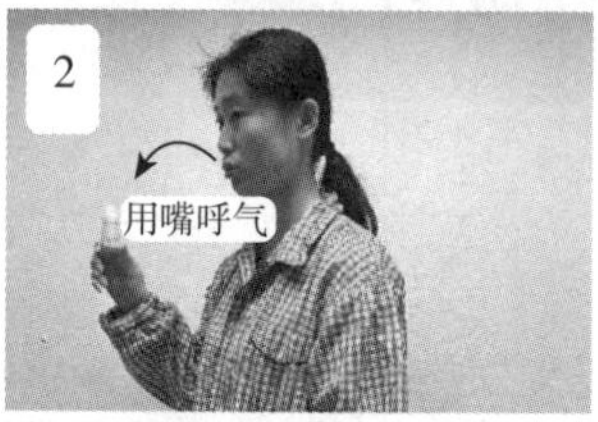 2 用嘴呼气
		③将口含嘴放进口中，并合上嘴唇含住口含嘴，用嘴深而长地吸气	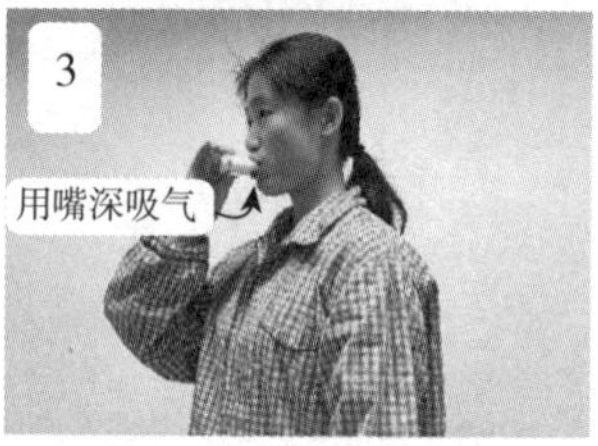 3 用嘴深吸气
		④~⑤同 pMDI	
软雾吸入器（SMI）	使用时需手口高度配合	①~②同 pMDI	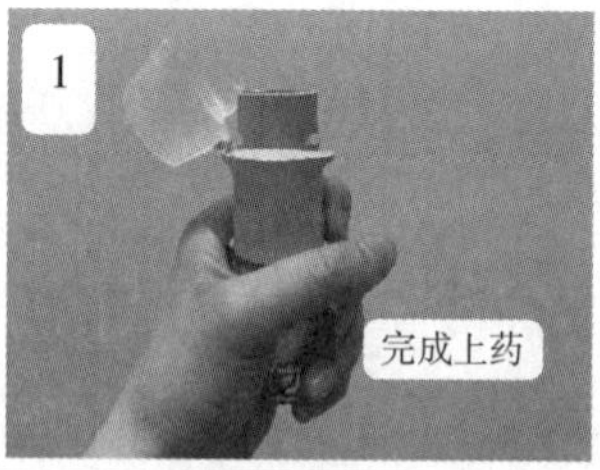 1 完成上药
		③将口含嘴放进口中，并合上嘴唇含住口含嘴，在开始用嘴深而长地吸气的同时按压给药按钮	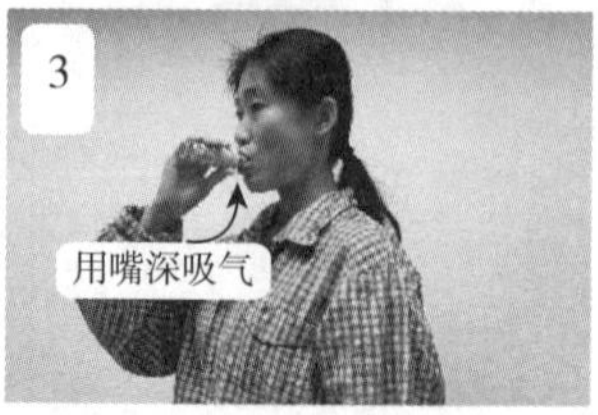 3 用嘴深吸气
		④~⑤同 pMDI	

3. 呼吸康复训练 呼吸康复训练可以有效减轻患者呼吸困难的症状、提高运动耐力、改善生活质量、改善患者情绪、减少急性加重后 4 周内再住院的风险。根据《中国慢性呼吸道疾病呼吸康复管理指南（2021 年）》的推荐，有氧运动训练是呼吸康复治疗的基础，其主要目的是提高有氧运动能力、增强参与步行肌肉的力量以及改善日常活动能力；抗阻运动训练是有氧训练的有益补充，其主要目的是改善肌肉质量和力量。对慢性呼吸道疾病患者有氧训练和抗阻训练的运动处方给出了建议（表 1-2-2）。

表 1-2-2 慢性呼吸道疾病患者有氧和抗阻运动训练的运动处方建议

类型	频率	持续时间或频率	方式
有氧运动训练	每周 3～5 天（最少）	每次 20～60 分钟，持续 4～12 周	步行/恒定功率自行车
抗阻运动训练	相同肌群隔天 1 次	8～10 次/组，1～3 组	哑铃/弹力带

可根据自身疾病严重情况，由医生制订运动处方，推荐呼吸康复训练方法如下。

（1）缩唇腹式呼吸

1）锻炼方法：可以采用坐或立位练习，将一只手放在胸部，另一只手放在腹部，随后用鼻腔深吸气时腹部隆起，屏气 1～2 秒，口唇像吹口哨一样呼气，腹部尽量回收，缓缓呼气达 4～6 秒，呼吸要深而缓，要求呼气时间是吸气时间的 2～3 倍（图 1-2-4）。学习困难者，可用吹气球代替。

2）锻炼频率：每天 2～3 次，每次 10～15 分钟，持续 1 个月。

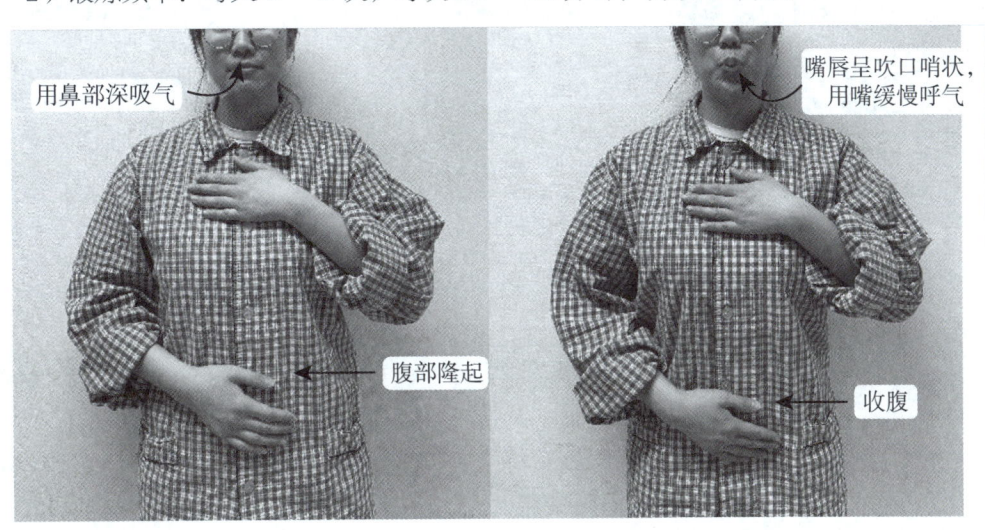

图 1-2-4 缩唇腹式呼吸

（2）呼吸训练器（三球仪）：呼吸训练器由 3 个刻有空气流速的圆柱体组成，3 个圆柱体内的球分别代表相对应的流速通过。产品配有呼气训练阀门（A）和吸气训练阀门（C），分别控制着呼气和吸气的阻力；同时配有呼吸训练器管子（B）和咬嘴（D）（图 1-2-5）。

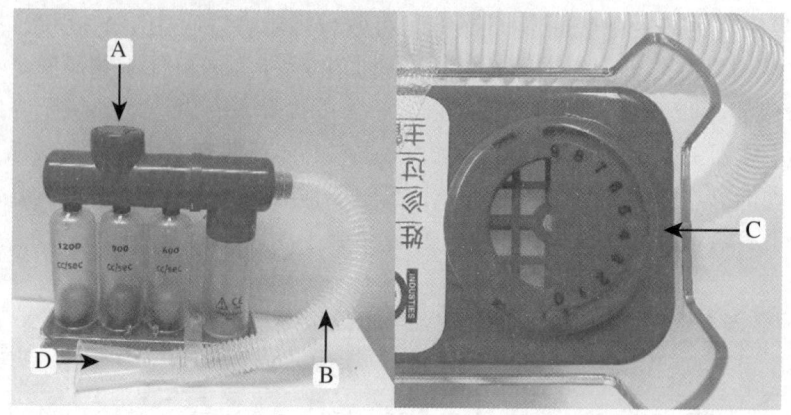

图 1-2-5 三球仪的结构

1）呼气训练：在呼气训练前，按照自身的情况调节呼气训练阀门，将三球仪垂直放置，随后深吸一口气，缩唇包住咬嘴，在1秒钟内用力吹出气体，并尽可能持续2秒以上（图1-2-6）。

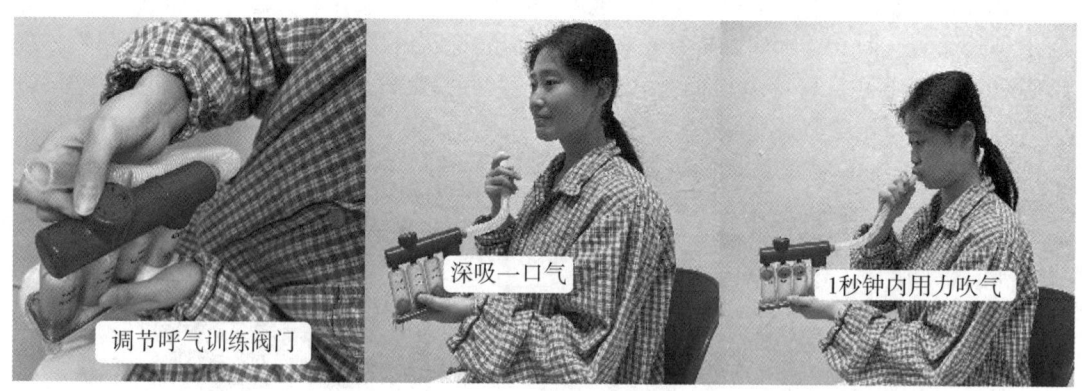

图 1-2-6 三球仪呼气训练

2）吸气训练：在吸气训练前，按照自身的情况调节吸气训练阀门，将三球仪垂直放置，随后先呼出多余气体，缩唇含住咬嘴，在1秒钟内用力吸气，并尽可能长时间保持（图1-2-7）。

熟练掌握后，可以在吸气训练后继续练习呼气训练，每次训练完毕后可用清水清洗咬嘴，晾干后收纳好，便于下次练习时使用。

（3）上肢训练——手臂提举运动：在练习时取仰卧位或坐位，双手臂伸展交替朝前缓慢抬起，至舒适位末端，然后缓慢放下，每组5次，3组/天。

（4）下肢训练——踝泵运动：练习时取仰卧位或坐位，下肢伸展，大腿放松，缓慢勾起脚尖，尽力使脚尖朝向自己至最大限度时保持5秒，然后脚尖缓慢下压至最大限度保持5秒，然后放松，每组10个，2～3组/天（图1-2-8）。

（5）有氧训练：如慢走、骑恒定功率自行车、打太极拳等。如在训练中指脉氧饱和

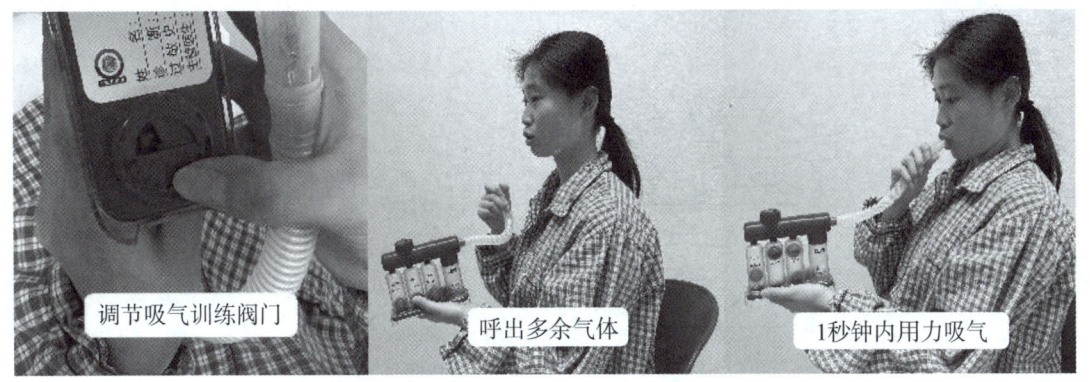

图1-2-7 三球仪吸气训练

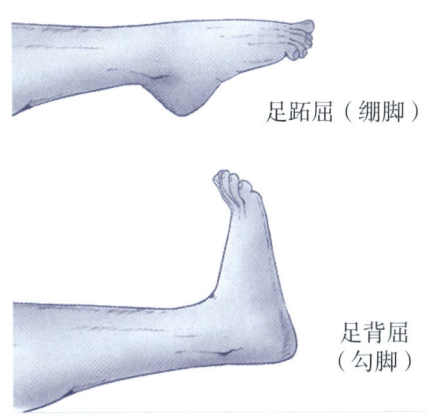

图1-2-8 踝泵运动

度低于88%，应停止运动，并及时补充氧疗。

4. **氧疗** 慢阻肺患者在疾病稳定期进行长期氧疗对其运动能力、肺生理、精神状态等产生有益影响。虽然长期的氧疗对慢阻肺稳定期的患者有益处，但需要注意的是，并不是吸氧浓度越高越好，慢阻肺稳定期的患者更适合低流量的氧疗（流量一般是1～2 L/min），在家不可盲目调节氧流量，提高氧浓度。一般建议采用鼻导管吸氧1～2 L/min，吸氧持续时间大于15小时/天。

5. **夜间无创机械通气** 部分夜间严重低氧血症的慢阻肺患者能够受益于夜间无创机械通气，也就是在夜间睡眠时佩戴家用无创呼吸机辅助通气，从而改善低氧血症的情况。治疗时医生会根据病情调节好家用无创呼吸机的参数，选择合适的佩戴面罩进行治疗。需要注意的是，在佩戴无创呼吸机面罩时，应先佩戴好呼吸机面罩再开始进行通气治疗，并且调整好面罩的松紧度。居家使用无创呼吸机时，若出现症状加重的表现，应及时就医。

6. **疫苗接种** 预防呼吸道感染对预防慢阻肺急性发作十分重要，而疫苗的接种是预防相应病原体感染的有效治疗手段，如接种流感疫苗、肺炎球菌疫苗、百白破疫苗。

要点总结

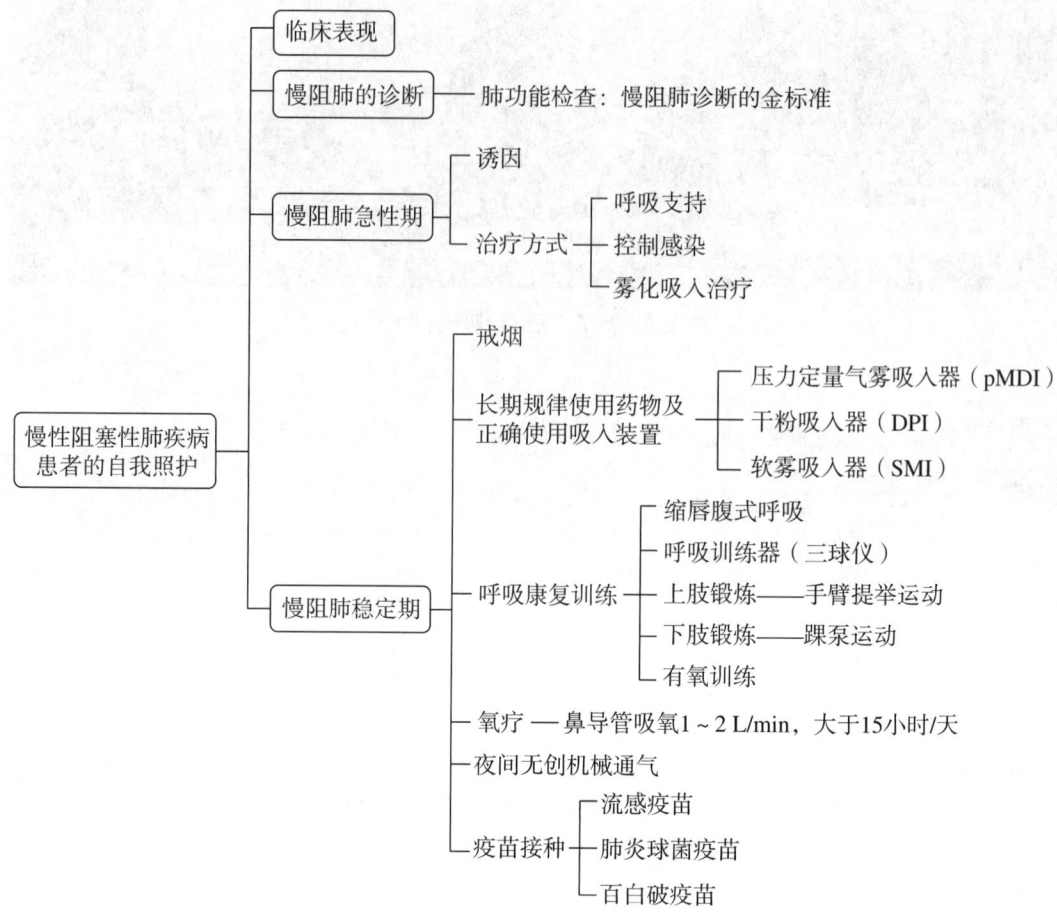

第三节　阻塞性睡眠呼吸暂停综合征

⊕ 案例

大家都羡慕打呼噜的人睡眠质量好，但或许不知道"打呼噜"也有可能是一种疾病。45 岁的张先生，晚上睡觉打呼噜已经有 7 年多了，鼾声之间还存在间隔，有时间隔几秒，有时甚至间隔 1 分钟。近 1 个月来，他的鼾声越来越大，严重影响家人休息，并常在睡眠中突然被憋醒，白天醒来的时候感到疲乏，整天都想睡觉。

因为严重影响到了生活及工作，张先生选择入院接受治疗。医生经过评估检查及多导睡眠监测，初步诊断他为"阻塞性睡眠呼吸暂停综合征"（obstructive sleep apnea, OSA）。

经过无创正压通气治疗，以及纠正他的吸烟、饮酒等习惯后，张先生的"打呼噜"基本消失。回家后张先生听从医生的建议，继续使用无创呼吸机进行居家治疗，侧卧睡眠，戒烟戒酒，经常做运动，睡眠质量有了显著提高，他家人的睡眠也不会再被影响了。

⊕ 阻塞性睡眠呼吸暂停综合征患者的自我照护

（一）自我判断是否为高危人群

"打呼噜"可发生在任何年龄段、任何人身上，是很常见的一种睡眠现象。但是对于高危人群，患有 OSA 的风险更高，也就更加需要注意定期体检，有任何不适均需要在医生指导下进行进一步的检查，以确定是否出现了阻塞性睡眠呼吸暂停综合征（图 1-3-1）。

1. **老年人**　老年人的咽反射活动减弱、睡眠不稳定、呼吸调节功能不稳定，发生 OSA 的风险也就更高。

2. **长期吸烟、饮酒**　酒精会减弱人体中枢神经系统对呼吸肌的调节能力，呼吸肌松弛就会加重气道阻塞，导致呼吸暂停；打鼾会引起局部咽喉充血、水肿，而烟草中的有害

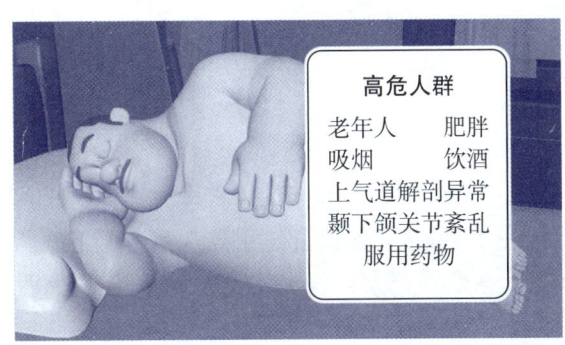

图 1-3-1　OSA 高危人群

物质会进一步加重水肿，导致气道狭窄，因此容易发生OSA，甚至窒息。

3．肥胖 肥胖的人颈部、咽喉部的脂肪增多，会使咽喉腔相对更加狭窄，从而增加了OSA的风险。

4．上气道解剖异常 生理性原因，包括鼻腔阻塞、扁桃体肥大、悬雍垂过长、咽腔狭窄、舌头肥大、舌根后坠、下颌后缩等。

5．颞下颌关节紊乱综合征

6．长期服用镇静催眠类、肌肉松弛类药物

（二）自我回忆是否有以下表现

除了打呼噜，睡眠的时候如果出现呼吸暂停或低通气（图1-3-2），就需要考虑是否为OSA。

患有OSA的人，一般白天会出现嗜睡、疲倦乏力、认知功能障碍、头痛、头晕、个性改变等；到了晚上会有打鼾、呼吸暂停、憋醒、夜尿增多、睡眠行为异常等。更严重的会出现多种并发症，包括高血压、冠心病、心律失常、肺动脉高压、缺血性或出血性脑卒中，甚至有心理异常和情绪障碍等。

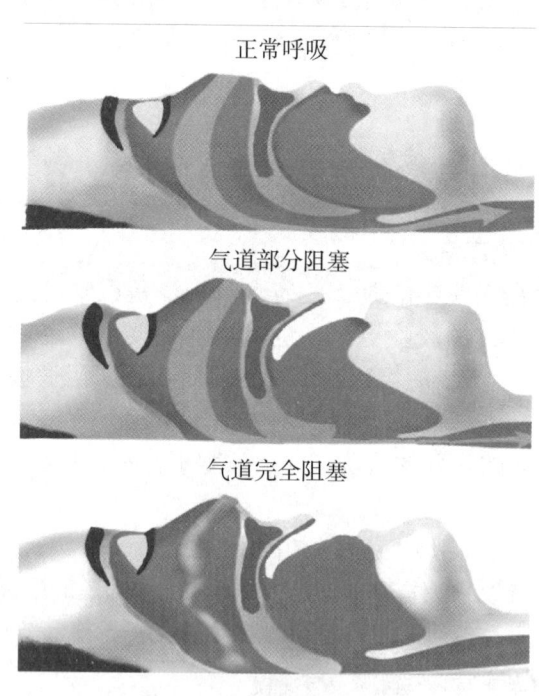

图1-3-2 睡眠时的气道

（三）自我怀疑OSA需要做哪些检查？

自我怀疑OSA的人，需要到呼吸内科就诊，医生会对您的情况进行全方面评估。首先是一般体格检查，包括血压（睡前和醒后血压）、颈围、颌面部（重点观察有无下颌后缩、下颌畸形）、鼻腔、咽喉部（重点注意有无悬雍垂肥大、扁桃体肥大及其程度）、舌体及腺样体有无肥大等。

其次可能会做一些血液学检查,包括血常规,特别是红细胞计数、红细胞平均血红蛋白浓度,还有动脉血气分析等。

一些基层医院和社区卫生服务机构也会应用一些量表进行初筛,例如 Epworth 嗜睡量表或 STOP-Bang 问卷,若量表初筛评估为睡眠障碍高风险,可能会建议您进行进一步检查。

除了以上所介绍的,最重要的检查是睡眠监测,主要分为两大类:一类是在睡眠监测室进行的多导睡眠监测,另一类是可以带回家使用的便携式睡眠监测装置。

1. 多导睡眠监测(polysomnography,PSG) PSG 是诊断 OSA、评估其严重程度和鉴别其他睡眠障碍的"金标准"(图 1-3-3)。它可以记录人睡眠时的脑电图、眼动图、下颌肌电图、心电图、口鼻呼吸气流、胸腹呼吸运动、脉氧饱和度、体位、鼾声等。PSG 可以非常科学且客观地监测、同步记录并分析睡眠结构、效率。

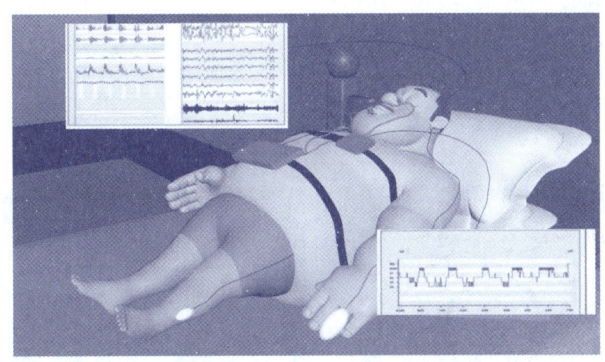

图 1-3-3 多导睡眠监测

2. 家庭睡眠呼吸暂停监测(home sleep apnea test,HSAT) HSAT 的成本更低、效率更高。HSAT 设备可以记录呼吸气流、呼吸运动、SaO_2 和心率,HSAT 设备诊断 OSA 需要在习惯睡眠时间内记录不少于 4 小时的数据。

HSAT 需要用到的设备是便携式睡眠呼吸监测仪,将仪器带回家也可以使用,下面简单介绍使用方法。

(1)拿出仪器,确定数据卡在仪器内,打开开关,确定电量充足,可以使用,关闭开关。

(2)将仪器连接至腹部,拉紧腹带;将指脉氧夹一端连接在仪器上,另一端套在手指上,线在手背上方;将一次性使用鼻氧管一端连在仪器的气流接口处,另一端戴在两侧鼻孔,固定在下颌(图 1-3-4)。

(3)打开开关,开始进行监测;监测时尽量保持平卧,以防机器受压。

(4)第二天完成监测时,关闭开关,取下鼻氧管丢弃,其余仪器整理好即可。

(四)选择最佳治疗方法

OSA 的治疗包括一般治疗、原发病治疗及机械通气治疗。

1. 一般治疗

(1)减肥和控制体重:包括控制饮食、加强锻炼。

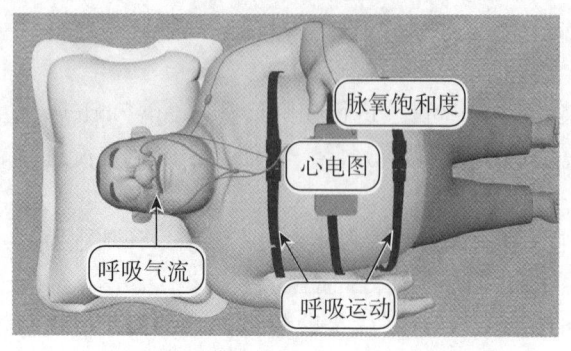

图 1-3-4　便携式睡眠呼吸监测

（2）戒酒、戒烟。

（3）体位疗法：选择正确睡姿，能够减轻咽腔部位狭窄以及舌根后坠的问题，减轻颈部和胸部脂肪对上气道的压迫，呼吸道被打开，鼾声会明显减少，甚至消失（图1-3-5）。现在已经研发出了很多种设备来进行体位疗法，包括颈部振动设备、体位报警器和舒鼾枕等。

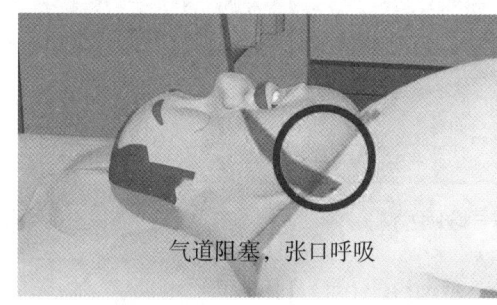
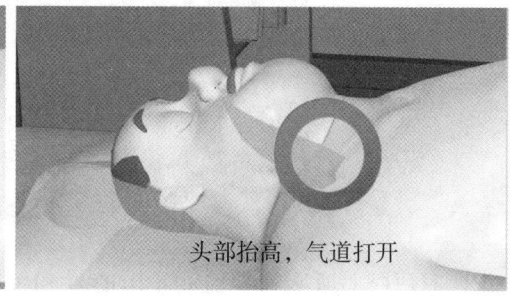

图 1-3-5　体位疗法

2. 原发病治疗

（1）病因治疗：如果是因为某些基础病引发的OSA，那么需要先治疗基础病，比如甲状腺功能减退的患者，先应用甲状腺激素治疗等。

（2）外科治疗：如果手术可解除上气道阻塞，那么可以选择接受手术。可选用的手术方式包括正颌手术、鼻手术等。

（3）口腔矫治器：适用于有下颌后缩的单纯鼾症及轻、中度的OSA患者。不过需要注意的是，重度颞下颌关节炎或功能障碍、严重牙周病、严重牙列缺失者不可以使用这种方法。

3. 持续气道正压通气（continuous positive airway pressure，CPAP）　CPAP是首选治疗手段，临床上常用的无创辅助通气包括普通固定压力CPAP、智能型CPAP通气和双水平气道正压通气（BPAP），以CPAP最为常用。机械通气治疗需要长期坚持，家庭使用呼吸机辅助通气治疗时，需要注意以下方面。

（1）湿化调节：很多呼吸机设备都设计了加温湿化系统，可根据自己的需要应用不同的模式，调节湿度，注意做好加湿器水槽的清洁。

（2）管路或面罩进水：如果管路或者面罩进水，可以把呼吸机放置到床面以下水平，由于重力作用，水蒸气可以重新回到湿化器，降低湿化器参数或使用管路隔热体也可能会有帮助。

（3）治疗期间白天嗜睡：CPAP 治疗后如果仍存在白天嗜睡的情况，可能是和服用某些药物或患有其他睡眠障碍如发作性睡病、抑郁症有关，应该先排除其他睡眠问题。此外，尽管每天晚上 6~7 小时的 CPAP 已经难以被接受，但如果持续白天嗜睡，第一步还是应尝试延长睡眠时的使用时间，包括午间小睡的时候也使用 CPAP；另一个选择是根据自己的使用感受或医生的建议小幅度增加 CPAP 压力。如果当前 CPAP 压力已经是最合适的，仍然白天嗜睡，可考虑找医生询问是否服用促醒药莫达非尼等。

（五）自我预防 OSA

1．控制体重 肥胖是导致睡眠呼吸暂停综合征的因素之一，减肥对降低呼吸暂停指数有重要作用。

2．体育运动 运动有助于减轻体重，改善心肺功能。

3．戒烟戒酒 吸烟、饮酒和打鼾有非常密切的联系，酒精和烟草中的有害物质会影响中枢神经，使肌肉更松弛，人在睡眠时不易觉醒，呼吸暂停情况更重，危险程度增加。

4．采取适当的睡眠姿势 采取适当的睡眠姿势，避免在睡眠时舌、软腭、悬雍垂松弛后坠，加重上气道堵塞。

（六）有关儿童 OSA 的相关注意问题

儿童 OSA 发病率并不低，家长一定要给予重视。对于儿童来说，打鼾的特征并不是特别明显，以下症状和体征需要重点关注。首先关注儿童睡觉时有无打鼾以及打鼾的频率，打鼾 ≥ 3 天/周需要重点关注；还要关注睡眠时憋气、呼吸暂停、张口呼吸、呼吸费力、睡眠不安、遗尿、白天嗜睡、注意力缺陷或多动、学习成绩下降等表现。

儿童打鼾的主要原因是腺样体肥大，腺样体是位于鼻腔和咽腔交界处的淋巴组织，在儿童两三岁时开始发育，10 岁以后开始萎缩，如果发育异常，过于肥大，就会引起睡眠障碍（图 1-3-6）。

1. 如果儿童已经确诊为 OSA，并且符合腺样体和（或）扁桃体肥大，推荐腺样体和（或）扁桃体切除术作为首选治疗。

2. 如果儿童有口腔及颌面发育的问题，建议先进行口腔评估，必要时可以进行口腔

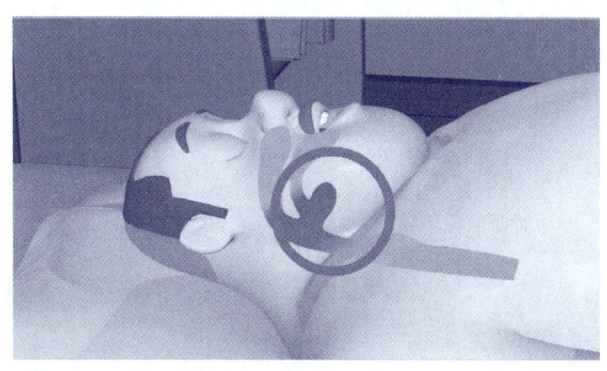

图 1-3-6　腺样体肥大

矫治器治疗。

3. 对于超重或肥胖的孩子，家长需要对其进行必要的行为和饮食干预来控制体重。

（七）有关老年人 OAS 的相关注意问题

有资料显示，衰弱老年人 OSA 发病率高达 60%，合并症非常多。由于老年人患有 OSA 表现不太明显，很容易被认为是和年龄大、机体功能退化有关，所以造成漏诊。有以下情况的老人需要多关注睡眠情况。

1. **长期服用阿片类或其他呼吸抑制药物。**
2. **心血管疾病**　例如高血压、冠状动脉疾病和心房颤动。
3. **脑血管意外**
4. **帕金森病**

要点总结

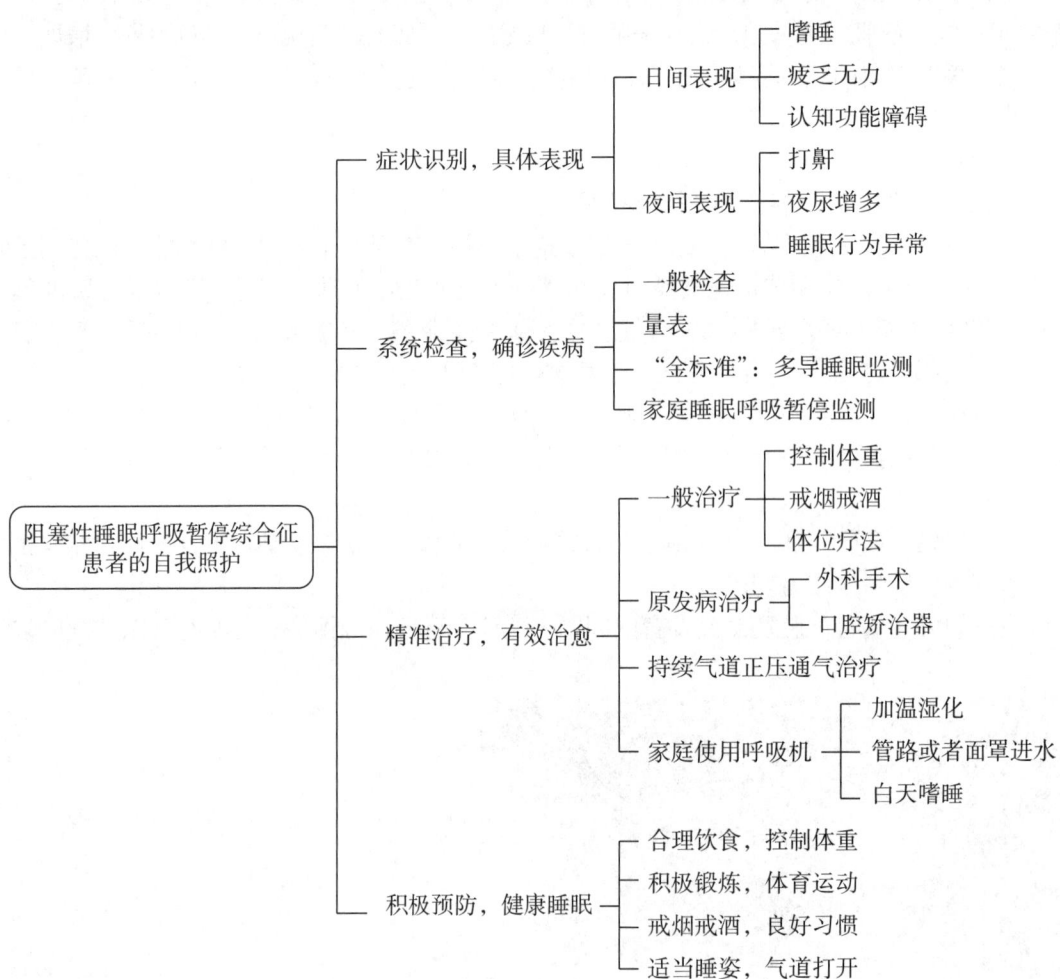

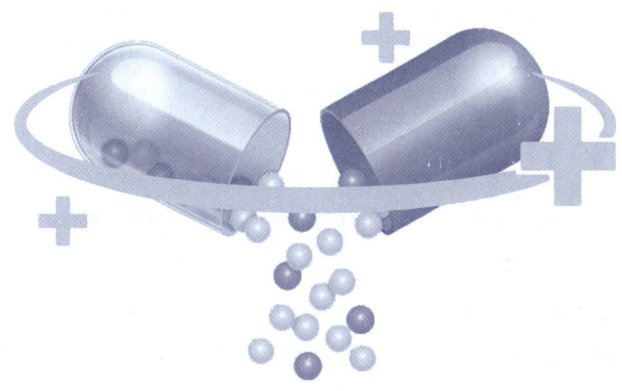

第二章

循环系统疾病

第一节　冠状动脉硬化性心脏病

⊕ 案例

68岁的罗大爷伴有高血压和糖尿病10多年,某天在田地里干活后感觉到胸闷、胸痛,休息几分钟就缓解了,便没有重视。之后半年里,胸口频繁出现胸闷胸痛,甚至夜里或早晨休息时也开始出现,范围约一个手掌大小,而且相较于之前加重,可持续半小时。于是在家人陪同下前往医院就诊,医生为罗大爷进行了问诊、查体、心电图检查、静脉血化验,初步判断为"冠心病、不稳定型心绞痛",建议罗大爷住院行冠状动脉造影术(CAG)进一步检查。住院后,罗大爷在心内科导管室进行了冠状动脉造影术,术中医生发现"右冠状动脉中度狭窄,左前降支重度狭窄,回旋支重度狭窄",并在狭窄的血管处植入支架和使用药物球囊扩张,使血流恢复,保证了心肌供血。

手术成功,罗大爷病情趋于稳定,在病房护士的知识讲解中,罗大爷了解到原来自己多年的高血压、糖尿病都是冠心病的危险因素,过度劳累是导致胸闷、胸痛的主要原因,于是听从医生和护士的建议决定参加心脏康复计划。心脏康复多学科团队为罗大爷制订了一套院内康复期的训练套餐,罗大爷坚持后自我感觉非常不错。医生告知罗大爷心脏康复的益处非常多,建议罗大爷出院后继续进行心脏康复计划,罗大爷也表示自己会坚持下去。

⊕ 冠状动脉硬化性心脏病患者的自我照护

1. 什么是冠状动脉粥样硬化性心脏病?

心脏就像一套结构精密的房子,心脏里的冠状动脉就像房子里的水管,主要为心脏输送血液,覆盖在心脏的外表面,当管腔狭窄或堵塞时就会影响血液的供应,从而使心脏的心肌细胞缺血或坏死,这种情况就是冠状动脉粥样硬化性心脏病,又称冠心病(图2-1-1)。

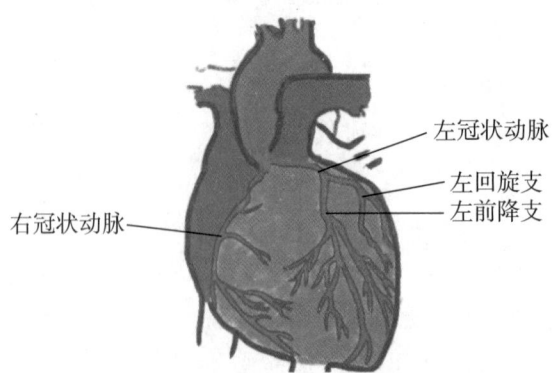

图 2-1-1　心脏及冠状动脉示意图

2. 冠心病的诱发因素有哪些?

疾病的诱发因素常常为重体力活动、情绪激动、暴饮暴食、寒冷刺激、心动过速、吸烟等,生活中应避免上述因素的发生。

3. 冠心病有哪些症状?

典型的症状为心绞痛,主要发生在胸骨后或心前区,可能会有压迫感、紧缩感、胸口发闷和沉重感,有些患者可能表现为胸骨后烧灼感,也有患者表现为牙痛、咽痛、上腹部痛、肩痛、背痛等(图2-1-2);胸痛持续的时间一般为几分钟到十几分钟,大多数情况下一般持续3～5分钟,很少出现超过30分钟的情况。注意心绞痛与心肌梗死的区别(表2-1-1)。

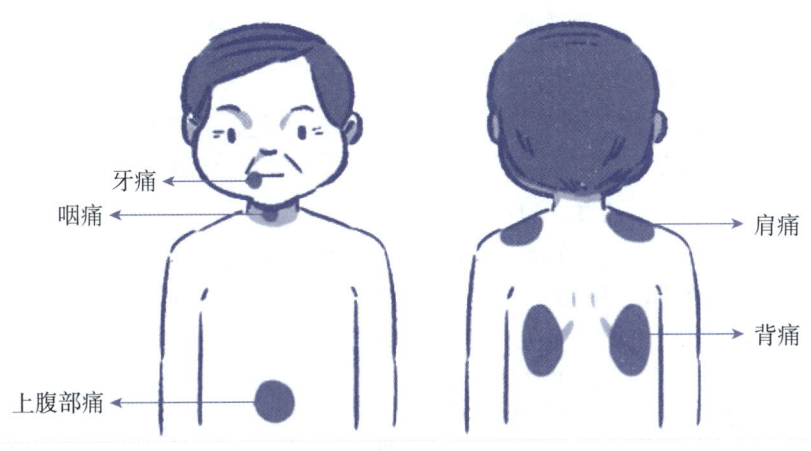

图 2-1-2　心绞痛症状

表 2-1-1　心绞痛与心肌梗死的区别

项目	心绞痛	心肌梗死
疼痛部位	胸骨后或心前区	相似
疼痛性质	压迫、紧缩、憋闷、沉重、烧灼等不适感	剧烈压榨样疼痛,多伴有大汗、烦躁不安、恐惧及濒死感
诱因	重体力活动、情绪激动、暴饮暴食、寒冷刺激、心动过速、吸烟等	不明显
持续时间	较短暂,一般3～5分钟,不超过15分钟,可数天或数周发作1次,亦可1天发作多次	数小时或数天
缓解方式	休息或含服硝酸甘油可缓解	休息或含服硝酸甘油不缓解
就医	需门诊就诊	需立即急诊就医

4. 如果出现上述症状,应怎么紧急处理?

请您立刻停止活动、坐下或者躺下休息,并舌下含服硝酸甘油1片(0.5 mg)(图2-1-3),尽早拨打急救电话120;如果症状没有缓解,每5分钟重复1次舌下含服硝酸甘油 1 片（0.5 mg），总量不超过 1.5 mg（即不超过 3 次）。

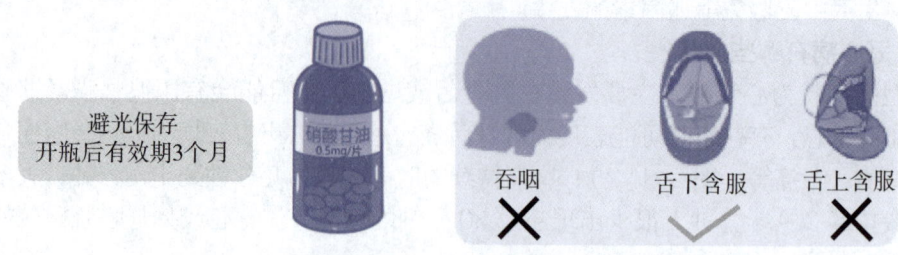

图 2-1-3　硝酸甘油舌下含服

5．患者入院后需要的检查有哪些？

患者一般会进行心电图、超声心动图、血液标本化验、CT 血管造影以及冠状动脉造影术等。其中，冠状动脉造影术被认为是诊断冠心病的"金标准"，它是通过穿刺手腕部的桡动脉或大腿根部的股动脉，将一根细导管送达心脏，注入造影剂，在 X 线下显影，确定冠状动脉是否狭窄，以及狭窄的部位、范围、程度。医生会根据您的病变情况，为您选择合适的介入治疗方案，如球囊扩张、支架植入、高频旋磨或血栓抽吸等方法，从而解除狭窄、改善心肌供血（图 2-1-4）。

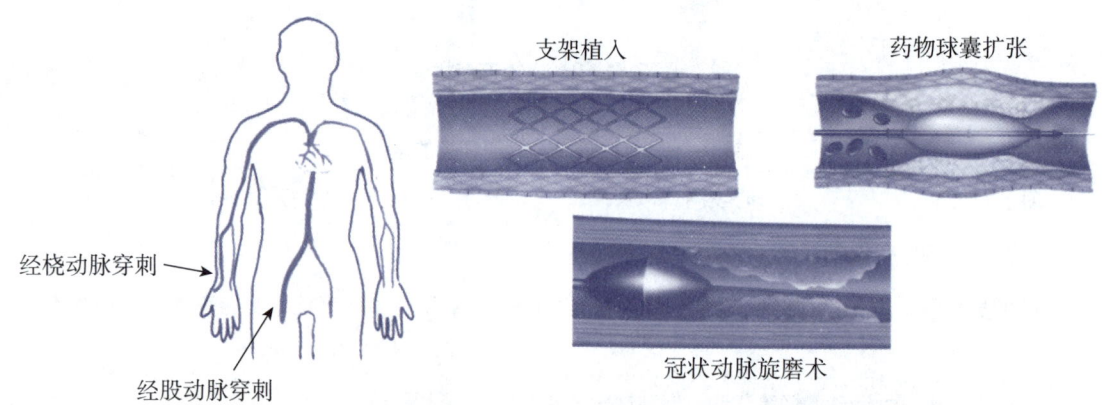

图 2-1-4　冠状动脉造影术、支架植入、药物球囊扩张、旋磨术示意图

6．冠心病患者需要注意哪些方面？

对于冠心病患者而言，心脏康复是一种最佳的管理模式，主要围绕"五大处方"，即用药、运动、营养、心理、戒烟，从而达到治疗前期预防、治疗中期有效干预、治疗后期管理的目的。

7．冠心病患者应如何运动？

运动康复是为了帮助提高心肺耐力，改善心肌缺血和心功能，改善日常生活能力及生活质量，降低再次发生心血管事件的风险。无论年龄和性别如何，均建议选择适合自己的身体活动，避免久坐。

运动可分为"有氧运动"和"无氧运动"。无氧运动指不利用氧气代谢产生能量的运动，能量的主要来源通常是糖类物质，运动项目包括短距离快速跑和举重等需要瞬间爆发力的运动。有氧运动指利用氧气代谢产生能量供给的运动，主要能量来源是脂肪。

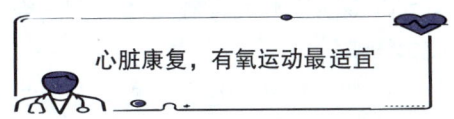

由医生及康复师根据年龄、健康状况、运动耐量等给予全面的综合评估，得出运动风险及危险分层，据此制订安全、规范、个体化的运动处方，具体包括运动强度、运动方式、运动时间及运动频率。

（1）居家运动时，如何确定运动强度？

心脏康复中的运动并不是强度越大越好，适宜的运动强度是指在运动中没有呼吸不畅，能和周围的人正常交谈，同时可微微出汗。如果出现呼吸急促或讲话断断续续，表明运动强度过大。居家运动后，可通过Borg评分表（图2-1-5）评估运动强度，Borg指数在11（轻松）~13（稍累）之间是适宜的运动强度。

也可以通过测量脉搏数判断运动强度是否适宜。最大心率（220－年龄）的60%~70%的脉搏数是最适宜的运动强度。例如，罗大爷68岁，他适宜的运动强度对应的脉搏数是（220－68）×（0.6~0.7），即91~106次/分。可以在快步走或运动开始后10分钟左右马上测定1分钟脉搏数，如果脉搏过快，表明运动强度过大，可暂停运动稍做休息。可以通过触摸手腕处的动脉搏动测量脉搏或佩戴心率监测设备如运动手表、运动手环等监测心率。**请注意，服用某些药物可能会影响脉搏数，请向自己的主治医生询问哪些药物会影响脉搏。**

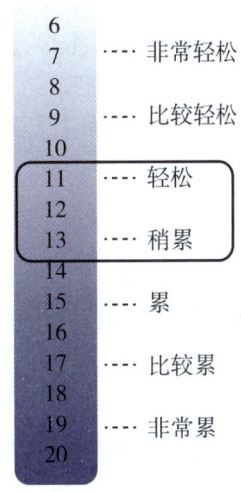

图2-1-5 Borg评分表

（2）居家运动时，哪些运动项目比较好？

要选择不会对心脏产生较重负担的轻便运动，最好是可以连续运动30分钟的。需了解适宜的、需注意的及不适宜的运动项目（表2-1-2）。需注意的是，慢跑、游泳、徒步旅游等运动虽然对于健康人是有氧运动，但对于冠心病患者可能就是强度较大的运动。

表2-1-2 适宜的、需注意的及不适宜的运动项目

适宜的运动	需注意的运动	不适宜的运动
骑自行车	慢跑	竞技运动
步行	徒步旅游	剧烈的球类运动
体操、交谊舞	游泳	需要憋气动作的运动
打太极拳、八段锦	爬楼梯	

（3）运动多长时间比较好？

对于缺乏运动的人，初始有氧运动可从 5 分钟 / 天开始，每周增加 1~5 分钟，习惯了以后再逐渐增加运动时间。建议每周运动 3~5 次，每次 30~60 分钟，如果每次运动不能保证较长时间，也可以多次短时间零散运动。有研究证实，30 分钟的连续运动和 3 次 10 分钟的分次运动效果相同。

运动康复需要遵循适宜、科学、合理的原则，做好自我防护，避免剧烈及重体力活动，以不感到劳累为宜，按照医生及康复师制订的康复计划，遵循个体化的运动处方，从而达到最佳的康复效果。如有不适，一定要立即停止运动，及时告知医师。

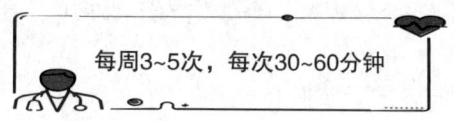

8. 对于用药方面，有哪些注意事项？

医生会根据患者的病情、合并症、生命体征选择合适的药物，结合年龄、体重、性别、用药史调整药物剂量。需要遵医嘱长期、规范、合理用药。对于经常服用的药物，需要清楚它们的作用和注意事项（表 2-1-3）。

表 2-1-3　常用药物作用和注意事项

作用	药物	注意事项
抗血小板药	阿司匹林肠溶片、氯吡格雷片、替格瑞洛片	服药后是否有牙龈、皮肤等出血情况的发生，是否有黑便
扩血管药	硝酸甘油片、硝酸异山梨酯片、单硝酸异山梨酯分散片、单硝酸异山梨酯缓释片、地尔硫䓬片	硝酸甘油需舌下含服，有无头痛、皮肤潮红
调节血脂药	阿托伐他汀钙片、瑞舒伐他汀片、辛伐他汀片、普伐他汀片	每天同一时间服药，定期复查血脂、肝肾功能

9. 饮食上需要注意什么？

膳食营养是影响心血管疾病的主要环境因素之一。现有的循证医学证据显示，从膳食中摄入的能量、饱和脂肪和胆固醇过多以及蔬菜水果摄入不足等增加心血管病发生的风险，而合理科学膳食可降低心血管疾病风险。

每餐八分饱，食物多样化，每餐中食物成分比例为蔬菜水果占 50%，蛋白质占 25%，主食占 25%。避免暴饮暴食，避免睡前 3 小时内进食。不建议饮酒，如有饮酒习惯，建议男性每天的饮酒量（酒精）不超过 25 g，相当于 50 度白酒 50 ml，或 38 度白酒 75 ml，或葡萄酒 250 ml，或啤酒 750 ml。女性减半。忌喝浓茶。

身体活动水平中等、体重正常的冠心病患者可参考膳食营养方案（表 2-1-4）。

表 2-1-4　冠心病膳食营养方案

食物类别	摄入量（克/天）	选择品种	减少、避免的品种
谷类	250~400	标准粮（米、面）、杂粮	精粮（米、面）、糕点甜食、油炸油煎食品
肉类	75	瘦肉、牛、羊肉，去皮禽肉，鱼类	肥肉、加工肉制品（肉肠类）、鱼子、虾蟹黄、鱿鱼、动物内脏
蛋类	3~4个/周	鸡蛋、鸭蛋蛋清	蛋黄
奶类	250	脱脂/低脂鲜牛奶、酸奶	全脂牛奶、奶粉、乳酪等奶制品
大豆	30~50	黄豆、豆制品（豆腐）	油豆腐、豆腐泡、素什锦等
新鲜蔬菜	400~500	深绿叶菜、红黄色蔬菜、紫色蔬菜	
新鲜水果	200	各种新鲜水果	加工果汁、加糖果味饮料
食用油	20	橄榄油、茶油、低芥酸菜籽油、豆油、花生油、葵花籽油、芝麻油、亚麻籽油	棕榈油、椰子油、奶油、黄油、猪油、牛羊油，其他动物油
添加糖类	<10	白砂糖、红糖	
盐	<6	高钾低钠盐	酱类、腐乳、咸菜等腌制品

10．如何解决心理问题？

不良情绪和心理问题是心血管疾病的原发病因和危险因素，也可以作为诱发因素加速原有心血管疾病的进展。可以借助心理评估工具识别焦虑、抑郁等不良情绪。

（1）如何识别焦虑、抑郁等不良情绪？

1）可以采用患者健康问卷（表2-1-5）进行抑郁情绪的筛查。

表 2-1-5　患者健康问卷

过去2周，您有多少时间被以下问题困扰？	完全没有	有过几天	超过一半天数	几乎每天
1. 做事时提不起劲或没有兴趣	0	1	2	3
2. 感到心情低落，沮丧或绝望	0	1	2	3
3. 入睡困难、睡不安稳或睡太多	0	1	2	3
4. 感到疲劳或无精打采	0	1	2	3
5. 胃口不好或吃太多	0	1	2	3
6. 觉得自己很糟，或很失败，或让自己或家人失望	0	1	2	3

续表

过去2周，您有多少时间被以下问题困扰？	完全没有	有过几天	超过一半天数	几乎每天
7. 注意很难集中，例如阅读报纸或看电视	0	1	2	3
8. 动作或说话速度缓慢到别人可察觉的程度，或正好相反——您烦躁或坐立不安、动来动去的情况比平常更严重	0	1	2	3
9. 有不如死掉或用某种方式伤害自己的念头	0	1	2	3

注：总分0~4分为无抑郁症状，5~9分为轻度，10~14分为中度，15~19分为中重度，20~27分为重度。

2）可以采用广泛性焦虑障碍问卷评估焦虑情绪程度（表1-1-6）。

表1-1-6　广泛性焦虑障碍量表

过去2周，您有多少时间被以下问题困扰？	完全没有	有过几天	超过一半天数	几乎每天
1. 感觉紧张、焦虑以及着急	0	1	2	3
2. 不能够停止的着急和担忧	0	1	2	3
3. 总是在担心各种各样的事	0	1	2	3
4. 很难让自己放松下来，心里总有忧虑	0	1	2	3
5. 总是觉得不安，也没有办法安静地待着	0	1	2	3
6. 很容易就因为一件小事开始烦恼，或是情绪焦躁	0	1	2	3
7. 总感觉有什么可怕的事情要发生，心里不停地感到害怕	0	1	2	3

注：1~7条目总分0~4分为无焦虑症状，5~9分为轻度，10~14分为中度，15~21分为重度。

通过以上评估，如果得分均在0~4分，那么心理状况良好。如果得分均在5~9分，表明有轻度的焦虑和（或）抑郁，不用过多担心。如果某一项得分在10分及以上，表明有中重度的焦虑和（或）抑郁，需积极尝试自我调节的方法。

（2）如何调节不良情绪？

1）冥想：每日给自己留5分钟放空（发呆）时间。

2）放松深呼吸训练：保持站姿或坐姿，用鼻孔慢慢吸气，腹部随着吸气不断增加、慢慢地鼓起，吸足气后稍微停顿2~3秒，从口腔或鼻腔缓慢呼气。每次3~5分钟。坚持每日练习3~5次，开始可以每次练习1~2分钟，逐渐增加至3~5分钟。熟练后也可增加到10~15分钟，每日早、晚各1次。

3）运动疗法：采用水上运动、瑜伽、打太极拳、气功等运动来缓解，运动时间至少持续4周。

4）音乐放松：可采用倾听、演唱、演奏、舞蹈等方式来缓解。

5）中医特色疗法：头部按摩、穴位按摩、服用酸枣仁汤等。

如果以上调节方法无效，可以通过寻求心理治疗师的帮助进行心理与行为干预。

11. 一定要戒烟吗？

吸烟包括二手烟，其烟雾中含有 200 余种有毒有害物质，至少有 69 种物质具有致癌作用，其中，尼古丁、一氧化碳、氧自由基、多环芳香烃和丁二烯与心血管系统损害直接相关。戒烟是挽救生命最经济有效的干预手段，越早戒烟身体越早受益（图 2-1-6）。

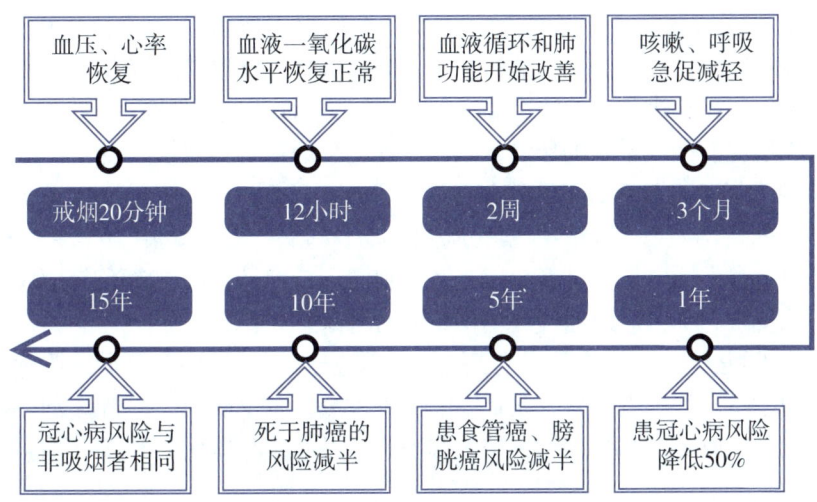

图 2-1-6 戒烟时间对身体的益处

可以使用尼古丁依赖量表自我评估心理上对吸烟的依赖程度（表 2-1-7）。

表 2-1-7 尼古丁依赖程度评估表

评估内容	0分	1分	2分
晨起后多长时间吸第一支烟	>60分钟	31~60分钟	6~30分钟
在禁烟场所是否很难控制吸烟需求	否	是	
哪一支烟最不愿意放弃	其他时间	晨起第一支	
每天吸多少支	≤10支	11~20支	21~30支
晨起第一个小时是否比其他时间吸烟多	否	是	
卧病在床时仍吸烟吗	否	是	

如果评估结果为 0~3 分，表明对烟草轻度依赖，戒烟成功率非常高；如果评估结果为 4~6 分，表明对烟草中度依赖；如果评估结果为 ≥7 分，表明对烟草重度依赖。

可以通过以下方式先尝试自行戒烟。

1）逐步"减量"法：刚开始戒烟可能许多人都不易适应，切忌"一刀切"，强行走极端可能会适得其反,可采取逐步"减量"的方式,比如定期换一种焦油含量更低的烟、每周减少抽烟量,循序渐进。

2)转移注意力法:烟瘾犯了不要慌,一般烟瘾仅仅持续几分钟,坚持一下转移注意力,如烟瘾发作时深呼吸15次、喝一杯水或果汁、出门散步或锻炼身体、去洗手间刷牙或洗脸、与家人朋友聊天等。

3)学会拒绝法:有部分人本来戒烟效果还不错,结果往往"破功"于社交,可能经得住别人发烟,但经不住一而再、再而三地劝烟,所以拒烟时一要态度坚决,二要意志坚定,千万不能犹豫不决。

如果尝试上述方法后仍不能戒烟,应及时到戒烟门诊就诊,寻求医生的专业帮助,医生会根据吸烟年限、吸烟量、戒烟的意愿、烟草依赖程度提供戒烟咨询、戒烟计划以及治疗方案,比如选择替代药物治疗、戒烟的认知行为治疗、中医针灸等。

不吸烟者避免前往二手烟的环境,以免遭受二手烟对心脑血管的侵害。

12. 如何预防心血管事件的再次发生?

首先,要知道诱发心绞痛的因素有剧烈运动及过劳、饱餐、用力排便、寒凉、情绪激动,因此在日常生活中避免过度劳累、寒冷刺激,特别是一次进食不应过饱;避免情绪过分激动,保持心态平和。跟随气温变化,及时增减衣物。

其次,冠心病发病的危险因素有高血压、糖尿病、高血脂、肥胖、吸烟等,因此,要养好良好的健康行为,包括减少饮食中的钠摄入量、减少饮酒、控制糖分的摄入,保持低胆固醇、减肥、戒烟、坚持运动、按医嘱服药、日常监测体重、参与心脏康复等都有积极作用。

最后,如果外出,随身携带硝酸甘油以备急需。

13. 如何随访?

医生对于每一个患者的治疗方案都是个体化的,定期复查心电图、血压、血糖、血脂、肝功能,作为患者要做到术后1个月、3个月、半年、1年门诊复查,遵医嘱服药、停药。如有不适,及时到医院就诊。

要点总结

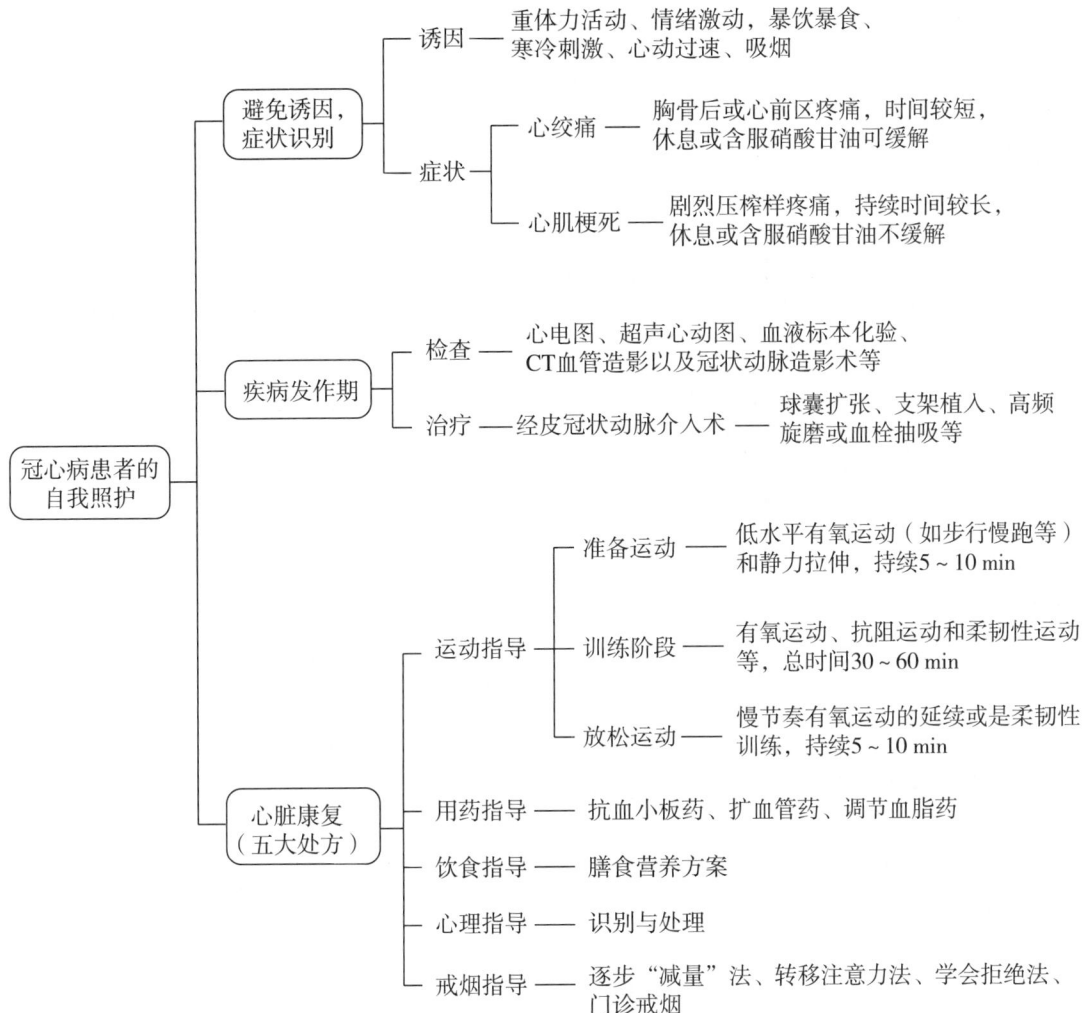

第二节 心力衰竭

⊕ 案例

68岁的张大爷去年刚诊断为冠心病，植入了支架，半个月前外出遛弯时着凉了，有点咳嗽，最近这几天，经常走几步就觉得双腿发沉，气不够用。这天晚上洗漱后，张大爷像往常一样躺在床上准备睡觉，突然感觉胸闷憋气，胸口像被一块大石头压着一样，张大爷坐起后吃了一粒硝酸甘油，症状也没有缓解。半个小时后，家人发现张大爷仍旧坐在床上，面色苍白，睡衣都被汗液浸透了，急忙拨打120将他送至医院。急诊医生查体时发现，张大爷脉搏和呼吸增快，双下肢已经出现对称性的可凹性水肿，经过心电图、抽血化验、超声心动检查，诊断为急性左心衰竭，收入院治疗。住院后医生为张大爷制订了吸氧、监护、利尿、改善心脏功能的治疗方案，同时护士为张大爷做好出入量、体重、饮食、活动的管理，张大爷的各项指标逐渐恢复正常，夜间也能平躺休息，病室内活动也无喘憋等情况，同时体重还减轻了6 kg。更可喜的是，张大爷也认识到做好自我监测和自我管理的重要性，主动和医生、护士学习，并保证在以后会严格自我管理。

⊕ 心力衰竭患者的自我照护

1. 什么是心力衰竭？

我们的心脏就像是一个收集和排出血液的"泵"，推动着血液在血管里运转，然后输送到全身。当心脏负荷加重或心脏肌肉损伤时，心脏就像一只弹性减退的皮球，泵血功能降低，输出的血量不能满足器官及组织的需要，同时器官及组织中的血液也不能顺利地回流到心脏，我们称这种状态为心力衰竭，简称"心衰"。心脏无法有效泵血时，血液就会在肺组织和周围的血管中淤滞并向组织中形成渗液。这些渗液在肺就会造成肺淤血，出现呼吸困难，渗液在周围组织中就会出现水肿，如脚踝肿和腿肿等。

2. 如何识别心力衰竭？

冠心病、高血压、瓣膜病、心律失常、心肌病、先心病、心肌炎等疾病是心衰发病的原因之一，尤其冠心病是我国心衰发病的主要原因，患有此类疾病的患者需格外关注。

早期征兆可表现为出现原因不明的疲乏或运动耐力明显减低，双下肢或身体低垂部位的水肿，或者更严重的出现急性肺水肿表现，如突发严重呼吸困难、端坐呼吸、喘息不止、烦躁不安等，需要快速识别，尽快就诊，让医生来判断。

3. 心力衰竭加重的诱因有哪些？

（1）感染：常见的有呼吸道感染、感染性心内膜炎。

（2）心律失常：如心房颤动、室性心动过速、心动过缓等。

（3）血容量增加：如钠盐摄入过多、输注液体过多或过快等。

（4）过度体力消耗或情绪激动：如妊娠后期及分娩过程、劳累、暴怒等。

（5）治疗不当：如不恰当停用利尿药物或降血压药等。

（6）原有疾病的加重或伴发有其他疾病的出现：如急性心肌缺血、严重的贫血等。

在日常生活中应注意尽量避免上述诱因，防止心衰进一步发展！

4. 心力衰竭患者需要做哪些检查？

患者会进行心电图、胸部X线片、血液标本化验、超声心动图、心脏磁共振、6分钟步行试验等检查。这些检查会根据患者情况定期监测治疗疗效和疾病的状况。

5. 当被诊断为心力衰竭，怎么判断心衰的严重程度呢？

（1）通常会依据纽约心脏协会的心功能（NYHA）分级（图2-2-1）定义心衰的严重程度，其主要根据患者自觉的活动能力将心功能划分为4级，是目前最常用的心功能评级方法。

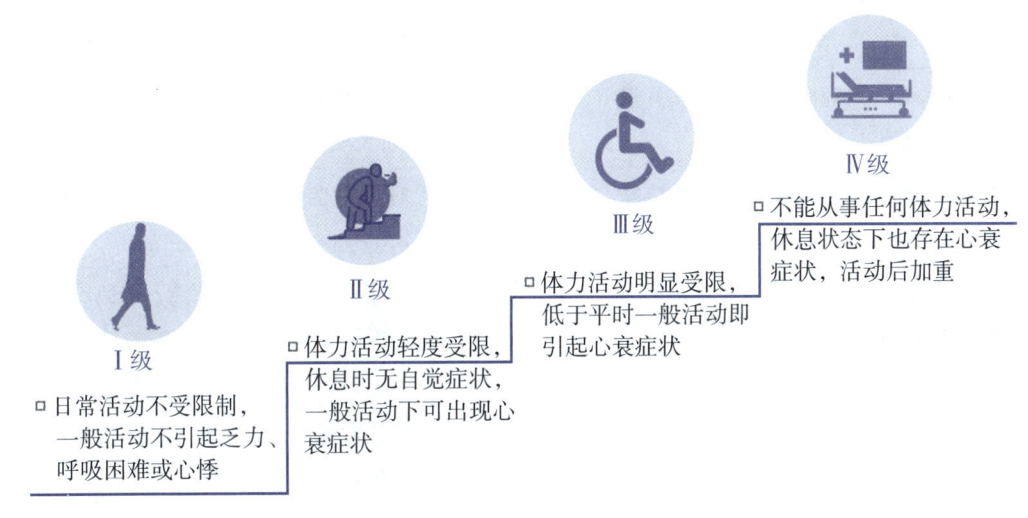

图2-2-1 NYHA心功能分级

（2）6分钟步行试验（图2-2-2），主要是评估患者的运动耐力，6分钟步行距离<150 m为重度心衰，150～450 m为中度心衰，>450 m为轻度心衰。通过评定慢性心衰患者的运动耐力来评价心衰严重程度和疗效。

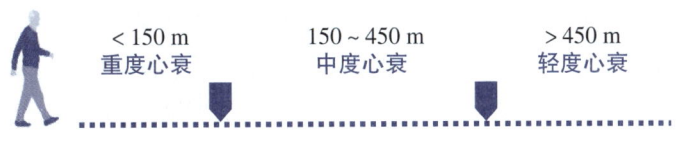

图2-2-2 6分钟步行试验评定心功能（运动耐力）

6. 发生急性心力衰竭时需要哪些治疗？

当心力衰竭急性发作时，患者往往会出现急性的呼吸困难、喘憋、烦躁不安、呼吸频率快，这个时候不要紧张，紧张会导致交感神经系统兴奋性增高，使呼吸困难加重，应尽可能地平静呼吸，尽快在家属的陪同下前往急诊。到达医院后，医生和护士会完善相关检查，积极查找急性心力衰竭的病因并处理。

7. 病情稳定后慢性心力衰竭需要哪些治疗？

（1）药物治疗：医生会综合评估患者的情况，为患者开具所需要的口服药物治疗。患者要了解自己所服药物的种类、剂量、作用，以及药物的副作用，遵循每日用药方案，按时服药，不得漏服，不得擅自停药，出现药物副作用时，立即就医，反馈给医生。常用药物如表2-2-1。

表2-2-1 常用药物及注意事项

药物种类	代表药物	注意事项
改善心室重构（肾素-血管紧张素-醛固酮系统抑制剂）	氯沙坦、缬沙坦、卡托普利、福辛普利、沙库巴曲缬沙坦	应用时需每日监测血压情况并做好记录，警惕肾功能恶化、高钾血症，避免低血压
控制心室率，减轻心脏负荷（β受体阻滞剂）	美托洛尔、比索洛尔	应用时避免心率过缓，小于50次/分应询问医生是否调整剂量
改善心室重构（醛固酮受体阻滞剂）	螺内酯、依普利酮	应用时监测电解质，避免高血钾（≥5.5 mmol/L）
改善心室重构[钠-葡萄糖共转运蛋白2（SGLT-2）抑制剂]	达格列净、恩格列净	应用时保持外阴部清洁，避免泌尿系感染等
利尿剂	呋塞米、托拉塞米、布美他尼	应用时需要关注电解质的情况，避免低血钾、低血镁、低血压等
控制心率	伊伐布雷定	应用时需监测心率，不低于50次/分，避免心率过缓
增强心肌收缩力	地高辛	应用时如出现厌食、恶心、呕吐、视力改变和心律失常，需警惕是否地高辛中毒，应尽快就医

肾素-血管紧张素-醛固酮系统抑制剂、β受体阻滞剂、醛固酮受体阻滞剂、钠-葡萄糖共转运蛋白2（SGLT-2）抑制剂四大类统称为心衰治疗的"新四联"，所有心衰患者，除无法耐受药物外，均需要终生服用"新四联"药物治疗扩大的心脏，不可随意停药。

（2）非药物治疗：主要包括心脏同步化治疗（CRT）、植入型心律转复除颤器（ICD）、左室辅助装置、心脏移植等。如果需要，医生会与患者商讨。

8. 心衰患者如何做好自我监测？

（1）一般症状监测

1）每日进行血压、心率的测量并做好记录，建议每天早晚各测量血压1次，每次测量2~3次，将记录提供给医生作为治疗的参考。

2）每日监测运动耐量、呼吸、头晕或晕眩、水肿等变化（图2-2-3）。

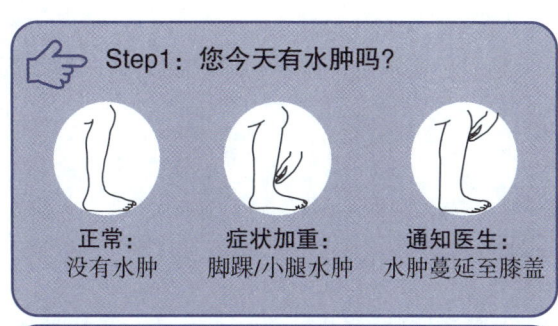

注意水肿情况并记录：没有水肿、脚踝/小腿水肿、水肿蔓延至膝盖等，如新出现水肿或现有水肿加重，及时就诊

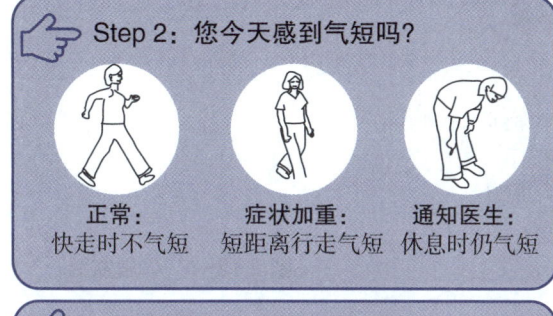

注意运动耐量并记录气短症状：没有气短、稍用力后气短、剧烈用力后气短、在平静状态下发生气短，如有耐量下降，及时就诊

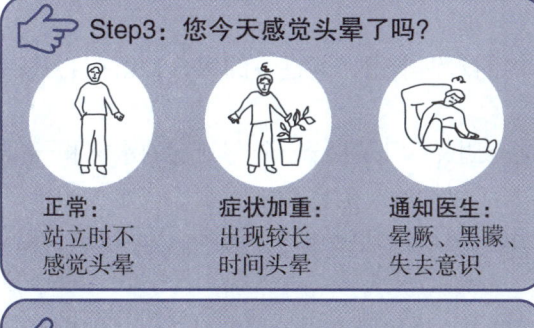

注意头晕：从不头晕、站立后头晕、几乎头晕/晕厥，注意监测有无低血压，警惕摔倒，及时就诊

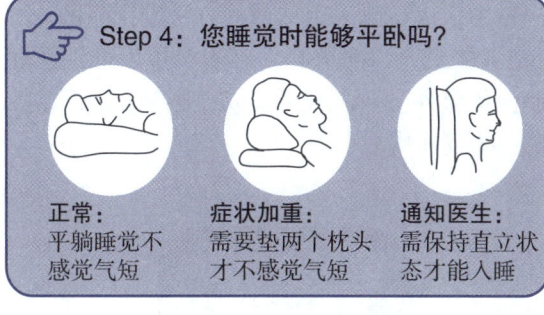

注意夜间呼吸情况并记录：能平卧、需要两个枕头或更多、端坐呼吸或被夜间的气短憋醒等，如不能平卧或出现夜间憋醒，及时就诊

图2-2-3 自我一般症状监测

（2）体重监测：水钠潴留（通俗讲即过多的水和钠积存在身体里）加重心衰患者的水肿、气短症状，体重监测能够直观地反映出患者水钠潴留的情况，心衰患者至少每3天测量一次体重，以便于及时知晓病情发展并对治疗方案提供依据。

1）要了解自己应保持的目标体重。
2）每天早上同一时间段（例如排尿之后、进食/进饮之前）测量体重。

3）穿相同数量的衣服或穿衣之前测量体重。

4）使用刻度清晰、易读数、易"归零"的秤（如电子秤）测量体重并做好记录（图2-2-4）。

注意：如3日内体重快速增长2 kg，提示心衰恶化，需要利尿或加大利尿剂的剂量，请立刻就医。

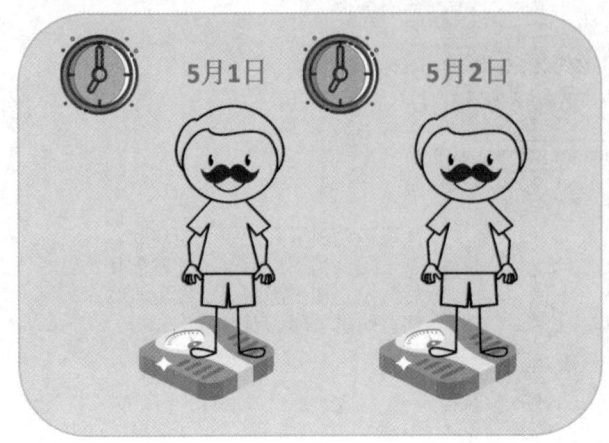

图2-2-4　体重监测

（3）出入量监测：心衰会导致身体内的水钠潴留，即过多的水分存留在心脏；反过来，水钠潴留又会促进心衰症状的出现。

在治疗初期监测出入量十分重要，心衰患者可以准备一个有刻度的水杯和一个量杯（图2-2-5），精确计量每天摄入的液体量（包括所有的食物中的水、饮水）和排出的水分（主要是尿量）。当食用固体食物时，我们可以借助电子秤（图2-2-5）进行称重，通过食物含水量表（表2-2-2）进行换算，准确记录入量。当出现大量呕吐、腹泻等情况时，呕吐物、腹泻物的量也要记录到排出量中，也可以采用称重的方法进行测量。

轻中度心力衰竭患者常规不需要限制液体摄入，严重心力衰竭、重度低钠血症、用利尿剂控制不佳的尿潴留或水肿患者限制液体摄入量＜2升/天或遵医嘱，需严格控制入量的患者喝水的时候要一口一口地慢慢咽，不渴不喝。

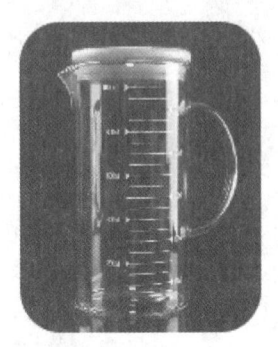

带刻度的水杯

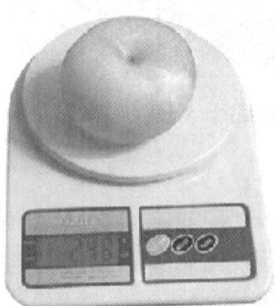

电子秤

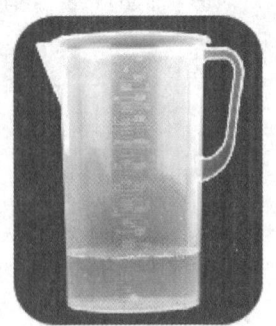

量杯

图2-2-5　测量的工具

需记录尿量时,要用量杯测量每次尿量,记下数值,计算 24 小时的总和,就是一天的液体排出量。

表 2-2-2　食物含水量表

食物	食物重量（g）	含水量（ml）	食物	食物重量（g）	含水量（ml）
米饭（蒸）	100	71	午餐肉	100	60
米粥（粳米）	100	89	火腿肠	100	57
小米粥	100	89	草鱼	100	45
鸡蛋	100	66	鳕鱼	100	35
面条（煮）	100	73	河虾	100	67
馒头	100	40	海蟹	100	42
花卷	100	46	黄瓜	100	83
油饼	100	25	胡萝卜	100	85
油条	100	22	大白菜	100	86
烧麦	100	51	菠菜	100	81
蛋糕	100	19	生菜	100	90
面包	100	27	西兰花	100	75
月饼（五仁）	100	11	冬瓜	100	77
豆腐脑	100	98	平菇（鲜）	100	86
豆腐	100	83	西瓜	100	54
牛乳	100	90	西红柿	100	92
豆浆	100	96	草莓	100	89
酸奶	100	85	橙子	100	65
饼干（苏打）	100	6	桔（芦柑）	100	68
牛肉（瘦）	100	75	梨	100	68
羊肉（肥瘦）	100	60	苹果	100	65
猪肉（肥瘦）	100	47	葡萄	100	76
鸡	100	46	桃子	100	74
鸭	100	43	香蕉	100	45

9. 心力衰竭患者饮食管理需要注意什么？

（1）限钠

1）限钠对控制 NYHA Ⅲ~Ⅳ级心衰患者的充血症状和体征有帮助。

2）心衰急性发作伴有容量负荷过重的患者，要限制钠的摄入＜2克/天。

3）轻度或稳定期的心衰患者一般不主张严格限制钠的摄入，如合并高血压、肾病等，应做好合并症、钠摄入的管理。

4）为您推荐控钠小窍门，做菜时使用2克限盐勺，5克食盐约含2克钠，学会看食物的配料表，含钠调味品也要计算在内，避免过多摄入隐形盐分（即酱料、调味料、罐装食品和速食热麦片类），减少腌制、熏制食品的摄入。

（2）限水

1）严重心衰患者，液体摄入量限制在1.5~2.0升/天或遵医嘱，有助于减轻症状。

2）严重低钠血症（血钠＜130 mmol/L）患者，液体摄入量应＜2升/天。

3）轻中度症状患者无需常规限制液体摄入，但避免短时间内快速摄入大量液体。

饮食原则：平衡饮食，清淡易消化，禁烟、酒，还应少食多餐，因为饱餐可诱发或加重心衰。

10. 心力衰竭患者如何做运动康复？

NYHA Ⅰ~Ⅲ级的稳定性心衰患者可以进行运动康复。有氧运动是慢性心衰患者运动康复的主要形式。有氧运动种类包括走路、踏车、游泳、骑自行车、爬楼梯、打太极拳等。

运动原则为：缓慢开始，以低强度起始，逐步增加运动强度。

起始每天运动10分钟，1周3次，如在家里来回走路；若可承受，即每天增加5分钟，即1次运动15分钟；若感觉良好，再增加5分钟；最后增加到每次运动时间为30~60分钟，包括热身运动、真正运动时间及整理运动时间。针对体力衰弱的慢性心衰患者，建议延长热身运动时间，通常为10~15分钟，真正运动时间为20~30分钟。运动频率为每周3~5次。运动强度可参照主观运动强度量表（RPE）（参见图2-1-5），以11~13为宜。

如在活动中出现血压异常、心率明显加快或减慢、大汗、面色苍白、心悸、运动中因呼吸急促而不能自由交谈时，需立即降低或中止活动，同时调整运动强度。

11. 出院后如何随访？

（1）随时就诊：如出现呼吸困难加重、不明原因的疲乏或活动耐量下降、晕厥、咳嗽不止、静息心率增加≥15次/分、水肿（尤其下肢）再现或加重、3天内体重增加超过2kg，随时就医。

（2）定期随访：初始为每1~2周1次，病情稳定后为每1~2个月1次；每次随访间隔时间不得超过6个月。就诊时带齐所有检查结果及记录情况，随访内容包括症状、生命体征、辅助检查、用药情况和心功能分级情况。

要点总结

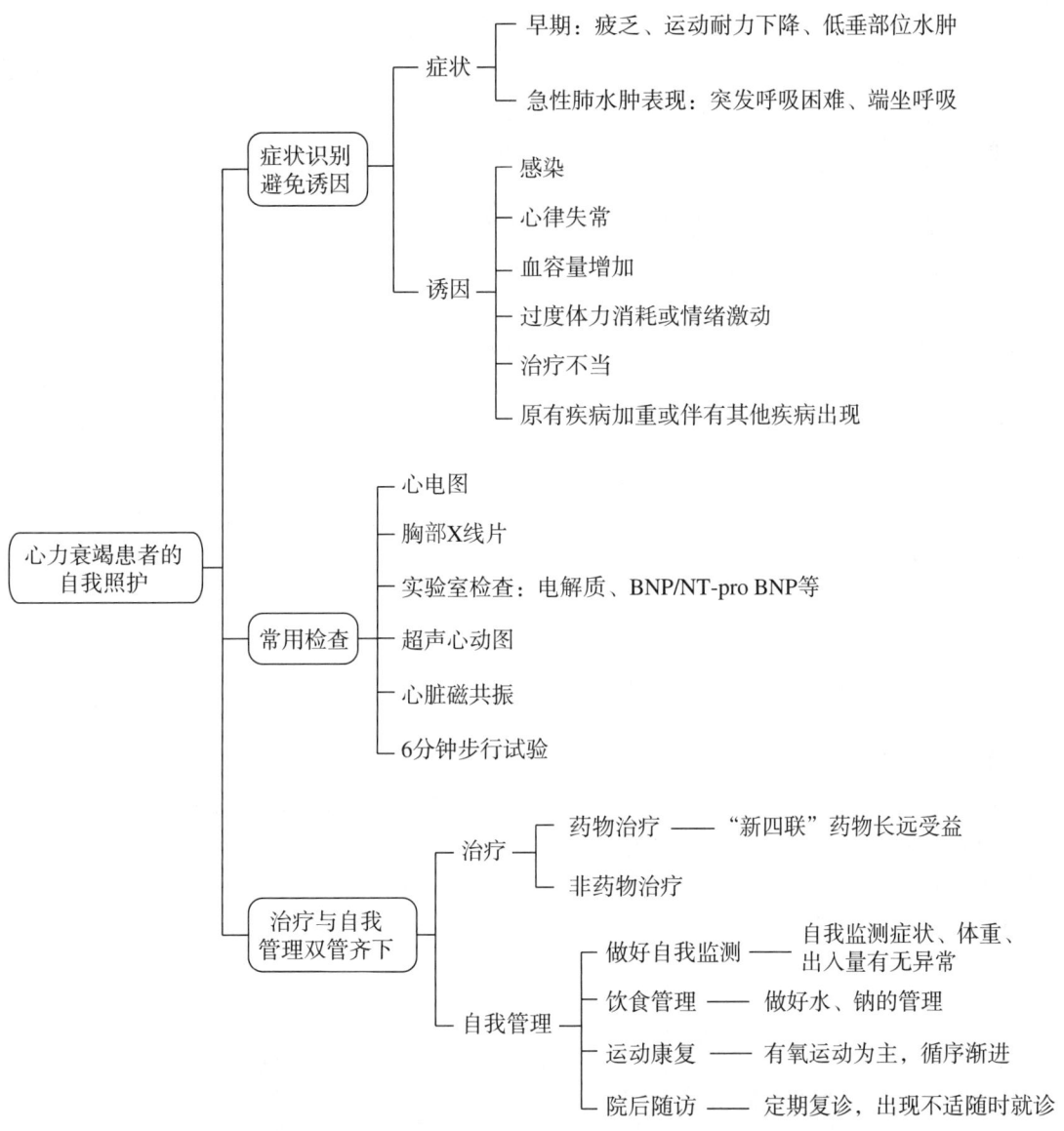

第三节 心房颤动

⊕ 案例

60岁的张爷爷退休后生活丰富多彩，抽抽烟，喝点儿小酒，还坚持每天晨练。近1年张爷爷晨练的时候感觉心慌、心跳得很快，持续大约2小时能自行缓解，也没当回事。但近1个月发作的频率比之前频繁了，还出现了胸闷、憋气、头晕、手麻的感觉，持续时间也延长到5~6小时才能缓解。这次张爷爷不放心了，立刻去了医院，挂上心内科的号就诊，医生了解了张爷爷的病情并测量生命体征，心率170次/分、血压98/52 mmHg，行心电图等检查后，确诊张爷爷为"阵发性房颤"。医生为张爷爷完善了抽血检查、超声心动检查、24小时动态心电图及血压监测等检查，根据检查结果为张爷爷开具了口服药物，并讲解服药注意事项，如何自我监测心率、心律，叮嘱张爷爷定期到医院就医复查。

⊕ 心房颤动患者的自我照护

1. 什么是心房颤动？

心脏就像一套结构精密的房子，主要由心房和心室构成，里面铺设的电路就像心脏产生的电活动。通常情况下，心房在电路正常工作时有规律地搏动，即正常心律。然而，心房电路产生故障时，就会异常放电，心房会发生无规则、不自觉的搏动，让人感觉心脏乱跳，心里发慌，即心率增快，这种情况就是我们常说的心房颤动，简称房颤（图2-3-1）。

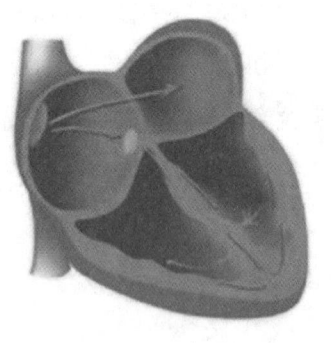 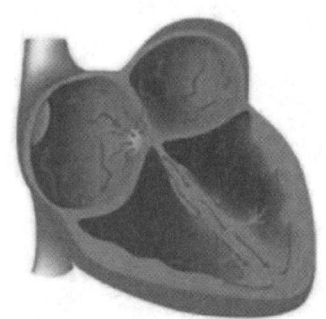

正常　　　　　　　　　　　　房颤

图2-3-1　正常心房电活动与房颤心房电活动

2. 房颤分为哪几种类型，分别具有哪些发作特点？

房颤发作时，心律及心率均为异常。心律是指心脏搏动的节奏，心率则是指心脏搏动的速度。房颤一般根据发作的频率和持续时间分为以下几种类型（表2-3-1）。

表2-3-1 房颤分型及发作特点

房颤分型	发作特点
阵发性房颤	持续时间一般小于48小时，可以自行终止，最长持续不超过7天
持续性房颤	持续时间超过7天，或不足7天但需紧急药物或直流电复律的房颤
长期持续性房颤	持续时间超过1年并拟采取节律转复治疗者
永久性房颤	持续时间超过1年，患者已习惯房颤状态，不准备转复者

3. 房颤的危险因素有哪些？会有哪些症状？

房颤的发病原因很多（图2-3-2），其中不可改变因素包括家庭遗传、年龄和性别，可改变因素包括缺乏锻炼、吸烟、肥胖及伴有基础性疾病，如高血压、心力衰竭、心肌梗死、糖尿病和睡眠呼吸暂停综合征等，这类患者房颤症状会随着基础病的控制和治疗而发生减轻或者消失。正常人在情绪激动、大量饮酒或运动时也可能发生房颤。

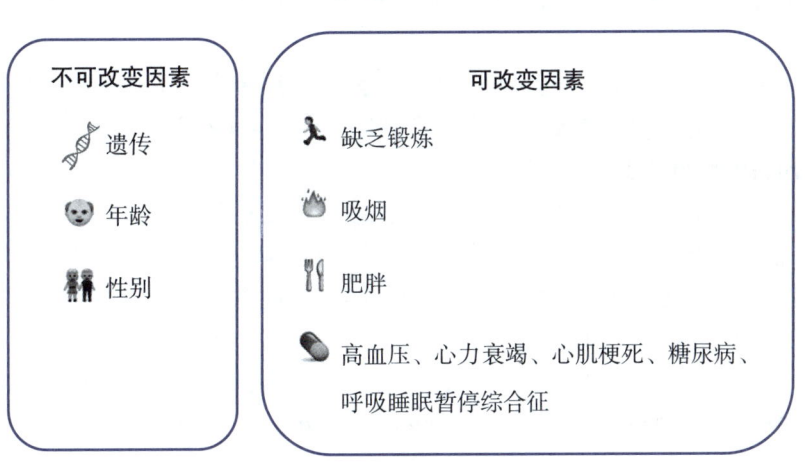

图2-3-2 房颤的危险因素

房颤发作时会有心悸（感觉心脏乱跳）、胸闷、气促（感觉胸口有压迫感，喘不上气）、头晕等症状。

4. 去医院要做哪些检查？

房颤患者需要做的常见检查见表2-3-2。

表2-3-2 房颤的常见检查

检查项目	作用
医生听诊	判断心律是否规律，心音强弱
心电图检查	明确心律及心率情况，判断是否存在房颤

续表

检查项目	作用
24小时动态心电图（Holter监测）	记录24小时心律及心率变化，判断是否存在房颤
超声心动图（心脏超声）	了解心脏结构和功能，发现可能引起房颤的原因
经食管超声心动图（需禁食水）	观察心脏内是否有血栓形成
采血化验检查	监测肝肾功能、凝血功能以制订合理、安全的用药方式

5．房颤有哪些治疗方式？

（1）药物控制：恢复并维持正常心律、减慢心搏速度。

（2）药物复律/同步电复律：药物复律可使50%的新发房颤患者转为窦性心律，即正常心律，而对持续性房颤疗效较差；使用药物复律无法恢复正常心律的房颤患者应首选电复律。

（3）导管消融术：导管消融术指经动、静脉将导管引入心脏的特定部位，利用消融技术消除心脏病灶，阻断心房组织异常放电，缓解心律失常症状。左心房内存在血栓是房颤导管消融的绝对禁忌证，应通过经食管超声检查来判断是否存在血栓，从而确定合适的治疗方案。

（4）抗凝治疗：房颤患者由于心律失常、血流停滞等容易形成血栓，血栓脱落会导致血栓栓塞，抗凝治疗能有效预防房颤患者血栓形成，降低栓塞发生率。

6．房颤有哪些危害？

（1）脑卒中及血栓栓塞：房颤增加缺血性脑卒中及动脉栓塞的风险，其缺血性脑卒中的风险是非房颤患者的4～5倍，且将导致近20%的致死率及近60%的致残率。

（2）心力衰竭：心衰和房颤常同时存在并形成恶性循环，二者有相同的危险因素如高血压、糖尿病及心脏瓣膜病等，房颤会使心衰的患病率增加3倍且加重心衰的症状。

（3）心肌梗死：房颤患者发生心肌梗死的风险是非房颤患者的2倍。

7．房颤患者需要使用哪类药物？有什么注意事项？（表2-3-3）

表2-3-3 常用药物的作用及注意事项

作用	药物	注意事项
控制心室率药物	酒石酸美托洛尔、琥珀酸美托洛尔、艾司洛尔、比索洛尔、卡维地洛、地高辛、去乙酰毛花苷	定期监测血压、心率，如心率小于60次/分，应询问医生是否继续服药；定期复查心电图、电解质（尤其钾离子、钙离子、镁离子等）及肝、肾功能；酒石酸美托洛尔可能会引起眩晕疲劳，所以在开车或操作机械时一定要小心
控制心脏节律药物	胺碘酮、普罗帕酮、伊布利特	定期监测血压、心率，定期监测肝、肾功能。使用胺碘酮时，有甲状腺功能亢进的患者应提前告知医生，并按医嘱服药，因为胺碘酮可能加重症状

续表

作用	药物	注意事项
抗凝药（预防血凝块形成和降低脑卒中风险）	达比加群、甲苯磺酸艾多沙班、利伐沙班、华法林	在固定的时间服药，请勿自行停药。如果发生漏服，患者应立即补服，并于次日继续按照每日一次服药。不应为了弥补漏服的剂量而在一日之内增加服用剂量。如果与下次服药时间间隔大于12小时，则应补服药物，若与下次服药时间间隔小于12小时，则应跳过。服用抗凝药期间应避免受到外伤，拔牙、做胃镜时，请向医生说明服用抗凝药情况，遵医嘱调整抗凝药剂量

8. 房颤患者的心脏康复

(1) 房颤患者居家能做哪些运动？

房颤患者在运动康复前需要进行细致的评估，确认无运动康复禁忌证后，方可在医生指导下进行运动康复。

运动康复的禁忌证：①存在心房血栓或血栓高风险未规律服用适量抗凝药物者；②发生不稳定型心绞痛；③引发症状或未控制的心律失常；④心动过缓或心动过速，静息心率＞120次/分（包括瞬时上升）；⑤静息状态下收缩压＞180 mmHg，舒张压＞100 mmHg；⑥复杂心律失常，如频发室性期前收缩（早搏）、短阵室性心动过速、Ⅲ度房室传导阻滞等；⑦严重瓣膜病。

如出现以下症状，应立即终止运动：①心绞痛发作，严重气喘、头晕、晕厥；②面色发白，口唇发紫，出虚汗；③收缩压＞180 mmHg，舒张压＞110 mmHg或收缩压随着运动增加而下降；④出现其他体力活动不耐受的症状。

一次心脏康复运动包括：

1）热身活动（5～10分钟）：运动前拉伸筋膜、活动关节，增加肌肉供血，不仅有利于增强运动效果，还能防止受伤。

2）运动（20～30分钟）：有氧训练，肌肉力量训练，神经控制类练习，包括八段锦、瑜伽、站桩等运动。

3）整理活动（5～10分钟）：筋膜放松、静态拉伸等。

(2) 房颤患者的营养支持

1）肥胖对房颤的影响：对于体重过重和肥胖的房颤患者，体重减轻至少10%或体重指数（BMI）＜27 kg/m²，计算公式为：BMI=体重（千克）÷身高（米）²。腰围控制在男性≤90 cm，女性≤85 cm，具体减重幅度尚需结合患者的个体化评估。

2）房颤患者的膳食营养：适量补充钙、镁、多种微量营养素和维生素，特别是维生素C及维生素B_1、B_6和B_{12}，适当增加叶酸摄入。服用华法林的患者进食葡萄柚、芒果、大蒜、鱼油等食物时会增加出血风险，进食富含维生素K的食物，如绿叶菜、蛋黄等会增加栓塞风险，所以服用华法林的患者应定期抽血检查，调整用药剂量。行导管消融术可能会引起食管黏膜的损伤，所以术后患者应避免进食辛辣、刺激和过硬的食物，避免饮酒，避免出现上腹部不适的症状。

（3）房颤患者的戒烟限酒处方

1）戒烟处方：烟草中的尼古丁在进入人体后会刺激心血管，造成心搏加快，进而诱发房颤。实用的戒烟方式（表2-3-4）可增加患者戒烟成功率，降低复吸发生率。

表2-3-4 实用的戒烟方式

戒烟应彻底：不要在戒烟后尝试吸烟，即使是一口烟	
戒烟经验：吸烟者回忆、总结之前戒烟尝试中的成功经验与失败原因。在过去戒烟经验的基础上进行本次戒烟	
制订戒烟计划：设定戒烟日，应在2周之内开始戒烟；告诉家人、朋友、同事自己已决定戒烟，取得他们的理解和支持；预见在戒烟中可能出现的问题，特别是在戒烟最初的几周内可能出现的问题或困难，如尼古丁戒断症状等；处理掉身边与吸烟有关的全部物品，在完全戒烟前使家中与办公室无烟	
控制吸烟欲望：改变与吸烟密切相关的生活行为习惯，如改变清晨的行为顺序，先洗漱、吃饭，再上卫生间等；建立一些补偿行为，可借用一些替代品，如饮水、咀嚼无糖口香糖等	
分析戒烟中可能遇到的问题：避免吸烟诱惑、改变生活习惯等	
处理阶段症状：针对症状采取相应措施，如： "我感觉紧张、烦躁"——做深呼吸、散步 "我不能集中精力"——减轻工作负担 "我感觉身体疲乏、总想睡觉"——保证充足睡眠 "我总想吃东西"——多吃一些蔬菜、水果进行代替，不要吃高热量零食	
限酒：在戒烟期间饮酒会降低戒烟成功率	
家庭中其他吸烟者：应鼓励家中其他吸烟者共同戒烟，至少要求他们不在戒烟者面前吸烟	

2）限酒处方：酒精摄入是发生房颤、血栓栓塞及导管消融术后复发的危险因素，所以要限制酒精的摄入，不饮酒者，不建议饮酒，如有饮酒习惯，建议男性一天的饮酒量不超过25 g酒精，相当于50度白酒50 ml（1两），或38度白酒75 ml，或葡萄酒250 ml（1杯），或啤酒750 ml（1瓶），女性应减半。

（4）房颤患者的心理干预和睡眠管理

1）心理干预：认知功能障碍、生活质量下降和焦虑、抑郁情绪常见于房颤患者。可选用运动疗法和减压疗法，如进行腹式呼吸（图2-3-3）、肌肉放松、冥想等。严重的焦虑、抑郁需到院就医，在医生指导下进行药物治疗。

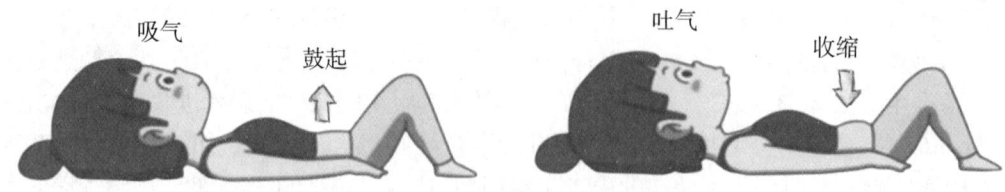

图2-3-3 腹式呼吸

2）睡眠管理：①夜间睡眠中断可使房颤发生风险增加33%，保证良好的睡眠可减少房颤的发生。首先要改变错误的睡眠认知（表2-3-5），部分失眠者对失眠后果的过度担忧产生的不良影响比失眠本身更大。严重睡眠障碍时可在医生指导下使用镇静催眠药物。②房颤的发病与睡眠呼吸暂停和打鼾的严重程度有关，推荐患有阻塞性睡眠呼吸暂停综合征的房颤患者到医院进行睡眠监测，优化治疗，减少房颤的发生。

表2-3-5　错误的睡眠观念及正确的认知

错误观念	正确认知
"我必须每天睡够8小时才行"	每个人的睡眠时间有长有短，每天只需要睡到第二天感觉精力恢复即可，并非按照8小时的标准
"我躺在床上的时间越多，睡觉的时间也越多，第二天我的感觉也会越好"	对于失眠者，延长卧床时间，增加的往往并非睡着的时间，而是辗转反侧、难以入睡的清醒时间，要尽可能缩短躺在床上的时间，以减少卧床时的清醒时间和烦躁情绪
"当我入睡困难或晚上睡着后醒来难以再入睡时，我应该一直躺在床上，努力入睡"	当睡不着时，应该起床、离开卧室，做一些温和的活动，待感到困倦时再上床睡觉
"临睡前喝酒是解决睡眠问题的好办法"	喝酒能帮助部分人提早入睡，但会显著增加夜间醒来的频率并引发早醒，反而会影响总睡眠时间

9．病情监测

（1）心率与脉率的监测：房颤患者会出现脉搏短绌（心率＞脉率），患者可自行数脉，感受脉搏的搏动是否规则，使用手环监测心率，对比心率与脉率是否相同。自我数脉方法：保持安静状态30分钟，避免剧烈活动和情绪激动，将手掌朝上，找到手腕外侧脉搏跳动明显部位，将示指和中指轻轻置于波动最强点，感受脉搏的跳动，并计数60秒即是每分钟脉搏的次数（图2-3-4）。

（2）服用抗凝药的出血监测（表2-3-6）

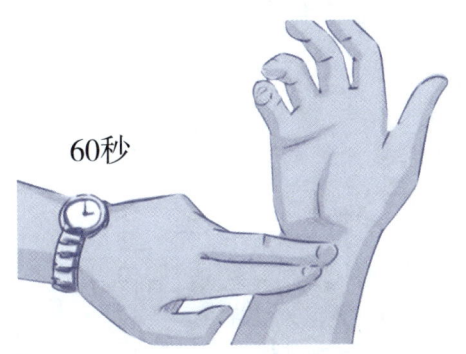

图2-3-4　自我数脉方法

表 2-3-6　常见出血部位的表现及注意事项

出血部位	出血表现及注意事项
颅内出血	患者出现头晕、头痛、肢体麻木、口齿不清、恶心、呕吐
注意事项	患者保持情绪稳定，勿用力排便，预防磕碰，出现上述症状，立即去医院就诊，途中避免剧烈颠簸与搬动
眼底出血	患者视物模糊或感觉眼前有黑影飘动，结膜充血
注意事项	平日勿用力揉搓眼睛，风沙天气出门佩戴眼镜
鼻出血	患者鼻腔出血
注意事项	空气干燥时增加室内湿度，勿用手挖鼻。若发生鼻出血，迅速用棉球填塞止血，并做前额部冷敷，若出血不止，就近就医
牙龈出血	患者牙龈肿胀、充血、出血
注意事项	患者勿用牙签剔牙，并用软毛牙刷刷牙，保持口腔清洁
口腔出血	患者口腔黏膜血斑、血疱或出血
注意事项	患者勿食用过硬、过烫的食物，注意口腔卫生
消化道出血	患者出现呕血、黑便、头晕、心悸、乏力、出汗等症状
注意事项	立即医院就诊，监测生命体征，根据出血情况决定是否需要禁食，观察大便颜色变化，并留取大便标本就医化验
皮下出血	患者皮肤出现皮下淤血及出血点，皮肤瘀青、青紫
注意事项	减少磕碰等不安全因素，避免用力揉搓或抓挠皮肤。采血或拔针后适当增加按压时间
血尿	患者小便颜色为洗肉水色或呈现血水的颜色
注意事项	立即留取尿标本就医化验

（3）"120"口诀——快速识别脑卒中

房颤患者发生脑卒中的风险是正常人的 5 倍，通过以下三步（图 2-3-5）观察患者是否可能发生脑卒中，如有可疑症状，应立即拨打急救电话 120。

"1"代表"看到 **1** 张不对称的脸"；

"2"代表"查**两**只手臂是否有单侧无力"；

"0"代表"**聆**听讲话是否清晰"。

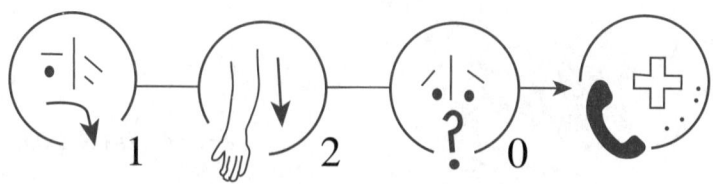

图 2-3-5　"120"口诀识别脑卒中

10. 在家房颤发作时应该怎么办？

（1）立即休息：突发房颤，伴有心悸、气短、胸闷的症状时，一定要立刻坐下休息、平稳情绪，如果家里有制氧设备，应立即吸氧。

（2）测量心率与脉率：在坐下休息后，应立即同时测量心率和脉率。

（3）及时就医：当休息后症状不缓解时，及时到医院就医。

⊕ 要点总结

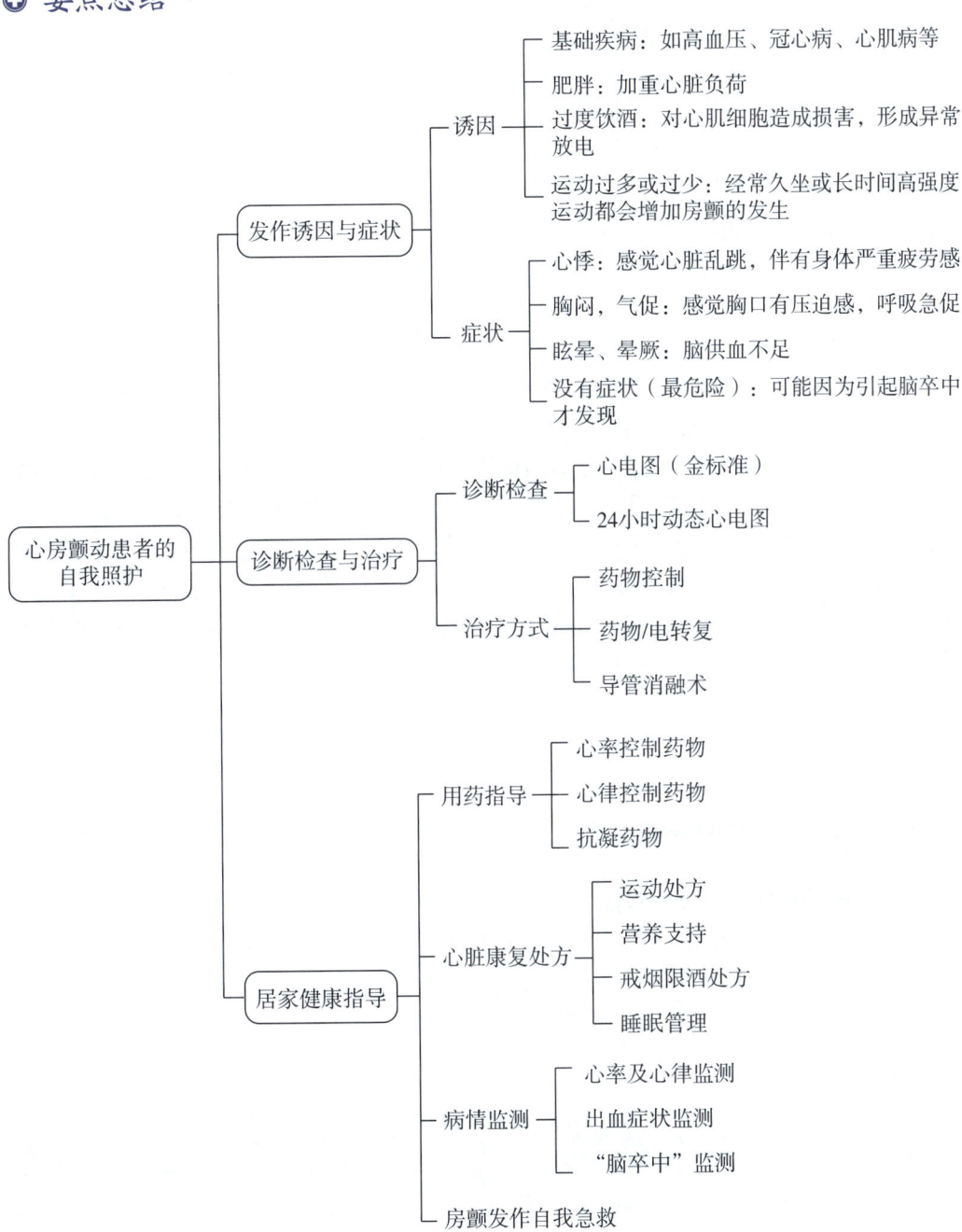

第四节 高血压

✚ 案例

易先生今年35岁了，平时除了吃饭口重些，并没有其他不良生活习惯。近几个月，易先生时常出现头晕的症状，眼睛也总是红红的，易先生也没多想，以为是工作压力大，没有休息好导致的。到了年底，单位组织体检时测量血压竟然为170/100 mmHg，易先生吓了一跳，下午请了假就去了最近的三甲医院，挂了心血管内科的号，再次测量血压时，竟达到了185/110 mmHg。易先生怎么也想不通，自己平时很注意，不吸烟不喝酒，怎么就得了高血压。医生问诊时，询问了易先生家里人有没有患高血压疾病，易先生回忆自己的父母和哥哥都是高血压患者。医生告诉易先生，这是典型的高血压家庭，加上平时吃得太咸，这才使得易先生出现了高血压的症状，最近出现的头晕、眼红都跟高血压有关。医生给易先生开了几种降压药，并嘱咐易先生要坚持按时吃药，改变饮食习惯，自己在家也要测量血压。

回家后，易先生谨遵医嘱，坚持吃药，每天都自测血压，饮食也清淡了不少。过了几天，易先生的邻居陈姐听说了易先生的情况，便赶紧告诉易先生，千万别吃药，这么年轻，一吃药就得吃一辈子。易先生确实感觉最近没有不舒服的症状了，便听信了陈姐的话，以为自己好了，又开始吃饭口重，也不吃药了。结果大半年后突然摔倒在地，送到医院，血压250/170 mmHg，脑梗死，住进了重症监护室。经过医院的全力救治，易先生2个月后出院了。医生告诉易先生，高血压千万不可以擅自停药，降压药并不会直接伤肝伤肾，不吃降压药，血压一直高，才会损害身体的各个器官。这次易先生选择听医生的话，再也不敢乱停药。经过努力调整不良饮食习惯及药物调整，易先生的血压一直控制在良好范围内，再也没有出现过这么惊险的一幕了。

✚ 高血压患者的自我照护

1. 高血压的诊断标准及危险因素

（1）高血压的诊断标准：医院测量血压达到140/90 mmHg或以上，动态血压监测日间平均值或者家庭血压检测平均值≥135/85 mmHg也可诊断为高血压。根据测量结果可将高血压分为1～3级，见表2-4-1。

表 2-4-1　高血压分级标准

分级	血压水平
1级高血压	诊室血压介于（140～159）/（90～99）mmHg，或者动态血压监测日间平均值或家庭血压监测平均值介于（135～149）/（85～94）mmHg
2级高血压	诊室血压介于（160～180）/（100～120）mmHg，或者动态血压监测日间平均值或家庭血压监测平均值≥ 150/95 mmHg
3级高血压	诊室收缩压≥ 180 mmHg，或诊室舒张压≥ 120 mmHg

（2）高血压的危险因素：引发高血压的危险因素有很多，其中可改变的因素包括高盐饮食、超重肥胖、长期过量饮酒、缺乏运动、吸烟和长期精神紧张等。如果不加干预，健康人就会逐渐发展为高血压患者，进而成为心血管病患者，在这一链条上逐步进展，健康状况越来越差。

2．高血压有什么症状？（图 2-4-1）

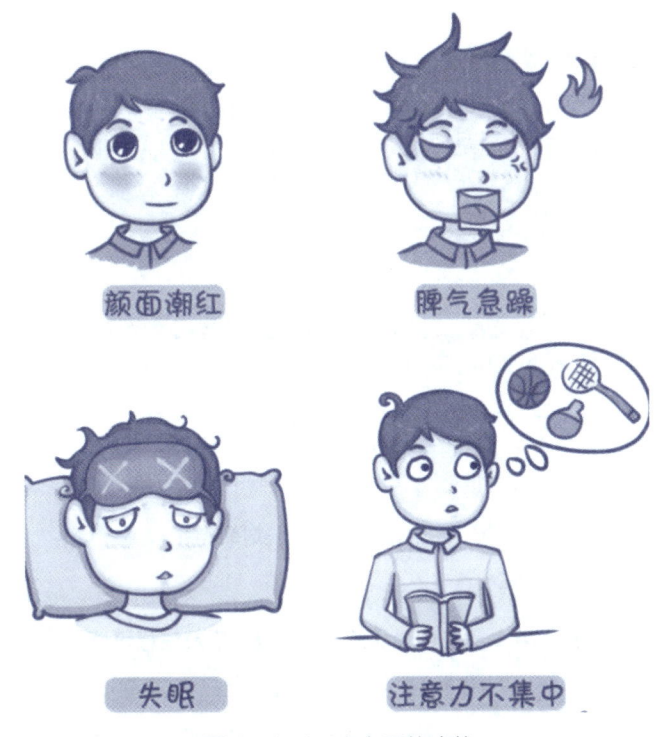

图 2-4-1　高血压的症状

（1）头痛、头晕

1）头痛：是高血压最常见的症状，出现头痛，应尽快测量血压，若是只比平时高出一点，头痛可能并不是高血压引起的；若是血压骤升达到 180/110 mmHg，则发生高血压急症的风险显著提高，需尽快就医。

2）头晕：出现剧烈的头晕一定要重视，这也是属于高血压的患病信号。早期出现头晕时，千万别认为忍一忍或吃点止痛药就过去了，应及时去医院治疗，以防血压过高，难以控制或出现严重并发症。

（2）精神症状：包括注意力下降、兴趣减低、脾气暴躁易怒、精神紧张、担心害怕等表现。出现此类症状，可先在家自测血压，若血压升高，则应到医院就诊，进行相关精神压力评估，确认是否为精神相关性高血压。

（3）眼红、面红

1）眼红：眼睛出现了充血、出血的表现，有可能是结膜下出血的症状，主要是由于高血压导致的血管硬化，在剧烈咳嗽或呕吐的情况下，有可能导致结膜下的毛细血管破裂，从而表现为结膜上的点状或片状出血。

2）面红：导致面红的原因有很多，例如日晒、吃辛辣刺激性食物、饮酒、精神压力过大、紧张、生气等，若是在没有诱因的情况下面部发红，可自测血压，若血压升高，则应到医院就诊。

（4）恶心、呕吐：由于患者血压升高导致颅内压增高，从而引起患者恶心、呕吐的症状。若患者平卧在床出现该症状，应立即将头偏向一侧，以免引起误吸。并立即测量血压，若血压升高，应立即送医。

3. 服用降压药物有什么不良反应？

常见的降压药物分为 5 类，它们分别是利尿剂、β 受体阻滞剂、血管紧张素转换酶抑制剂、血管紧张素 α 受体阻滞剂及钙通道阻滞（图 2-4-2）。具体不良反应及注意事项见表 2-4-2。

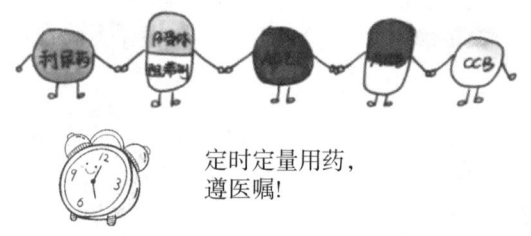

图 2-4-2　常用的 5 类降压药

表 2-4-2　常用降压药物的不良反应及注意事项

药物种类及名称	不良反应及注意事项
利尿剂（包括氢氯噻嗪、吲达帕胺等）	可能出现明显的肢软乏力症状，这通常是由于血钾排泄过多引起的，只要测一下血电解质就可明确诊断。因此，在单纯服用此类药物期间，应多吃香蕉、橘子、橙子、葡萄、苹果、土豆、冬瓜、山芋等含钾丰富的食物
β 受体阻滞剂（包括卡维地洛及洛尔类药物）	可能会使心率减慢，一般心率每分钟 50～60 次，尚属于正常阶段，须加以注意，若低于每分钟 40 次则会引起其他病症，须及时就医

续表

药物种类及名称	不良反应及注意事项
血管紧张素转换酶抑制剂（各类普利类药物）	可能会导致咽痒咳嗽，尤其是干咳无痰。有10%左右的患者会出现这种症状，有些症状轻微的会随着用药时间的增加而消失，有些则使患者无法忍受。应遵医嘱调整药物。另外，肾功能较差的患者服用这类药物时，应关注血钾水平，少吃香蕉等富含钾的食物或代盐产品
血管紧张素α受体阻滞剂（各类沙坦类药物）	可能会使下肢水肿，水肿主要发生在下肢的脚踝，很少出现在小腿，通常卧床休息后会消失。再次就诊时可检查肾功能和尿常规以排除是否是肾病
钙通道阻滞剂（各类地平类药物）	可能会使患者面红、头痛，有些患者服用药一段时间后，症状会减轻或消失，而有些患者则症状严重，难以继续用药，此时应及时就医，遵医嘱调整药物。此外，西柚汁、葡萄汁可使药效倍增，造成血压过度下降，因此不宜饮用

4. 高血压患者如何进行病情监测？出现特殊情况如何处理？

高血压患者最重要的监测就是血压的测量，如果测量结果过高，应注意高血压危象的发生；如测量结果过低，则应警惕出现直立性低血压。

（1）高血压危象怎样识别与处理？

1）怎样识别高血压危象？

高血压危象分为高血压急症和高血压亚急症。当血压在很短时间内急剧升高，一般超过180/120 mmHg，并且伴随高血压相关靶器官损害的发生时，称为高血压急症。若只是血压升高但并未伴靶器官损害，则被称为高血压亚急症。高血压危象相关临床表现见图2-4-3。

2）如何处理高血压危象？

家庭成员出现高血压危象时，应根据以下几种症状进行相应急救：

①患者突然心悸气促，呈端坐呼吸状态，口唇发绀，伴咳粉红泡沫样痰时，要考虑急性左心衰竭。应吩咐患者双腿下垂，采取坐位，如备有氧气袋，及时吸入氧气，并通知急救中心。

②患者出现恶心、呕吐、剧烈头痛、心悸、尿频、视物模糊等时，即已出现高血压脑病。要安慰患者别紧张，卧床休息，并及时服用降压药，通知急救中心。

③患者在劳累或兴奋后发生心前区疼痛、胸闷，并延伸至颈部、左肩背或上肢，面色苍白、出冷汗等时，可能为心绞痛发作。应让患者安静休息，舌下含服1片硝酸甘油并吸入氧气，通知急救中心，等待120救援。

④发生脑血管意外时，除头痛、呕吐外，甚至有意识障碍或肢体瘫痪，此时要让患者平卧，头偏向一侧，以免剧烈呕吐时将呕吐物吸入气道，然后通知急救中心。

⑤出现除以上几种情况的症状，如无尿、视觉障碍等，或收缩压不小于220 mmHg和（或）舒张压不小于140 mmHg，也应立即通知急救中心，等待救援。

（2）直立性低血压怎么处理？

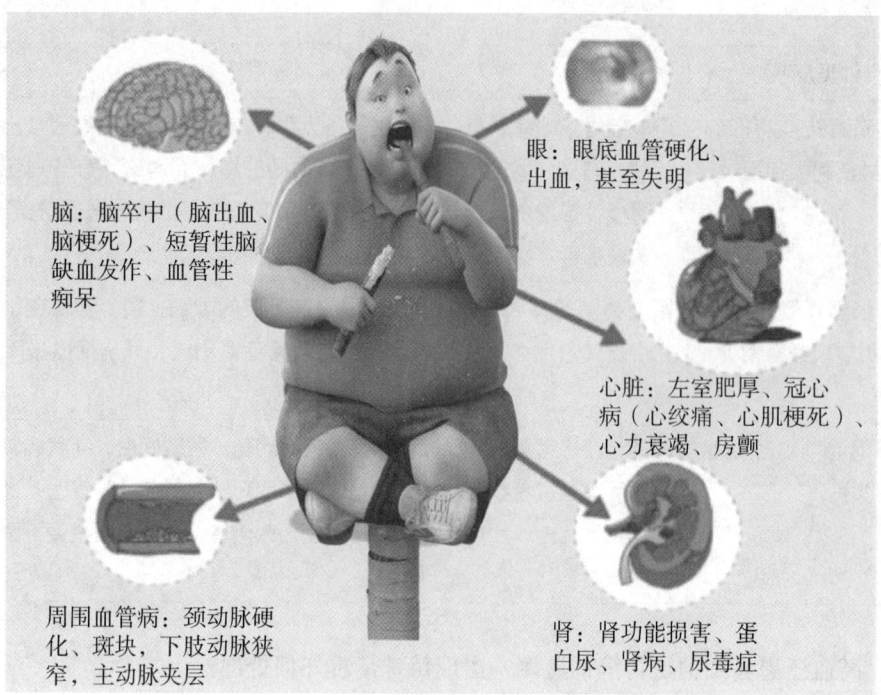

图 2-4-3　高血压危象靶器官损害的临床表现

直立性低血压是指从卧位、坐位或蹲位突然站立时,发生的血压突然过度下降的情况,同时伴有头晕等脑供血不足的症状。此时应首先防止摔伤,并迅速平躺,确定是否清醒有意识,测量血压、脉搏等生命体征,若无意识,及时送医;若清醒,待平稳后去医院及时检查。平时在站立前,应先伸展手脚,其次抬起上半身,然后慢慢站起,避免突然变换体位。

5．高血压患者如何进行自我管理?

(1) 高血压无合并症患者的饮食要点

1) 低盐饮食,每日食盐摄入量 < 5 g。应减少酱油、味精、腐乳等含盐量高的调味品的使用,选择葱、姜、蒜、花椒等调味品。

2) 平衡膳食,食物多样化,控制每日总能量摄入,多吃新鲜蔬菜、水果和豆类等富钾的食物,少吃肥肉、动物内脏、油炸等高脂肪食物,少吃咸肉、咸菜等腌制品,炒菜少放油。

3) 不吸烟,彻底戒烟,避免接触二手烟。

4) 高血压患者应不饮酒。高血压易患人群限制饮酒,以酒精量计算,成人每日最大摄入酒精量男性 < 25 g,女性 < 15 g。不同类型酒的酒精含量见表 2-4-3。

表 2-4-3　不同类型酒的酒精含量

种类	15 g 酒精	25 g 酒精
啤酒	450 ml	750 ml
葡萄酒	150 ml	250 ml
38% 酒精度的白酒	50 ml	75 ml
53% 酒精度的高度白酒	30 ml	50 ml

（2）定期监测自己的血压并做好记录（图 2-4-4）

1）刚刚确诊或者治疗早期血压尚未达标，或血压不稳定的患者：

①每天早晚测量血压时固定同一侧肢体且保持同一体位，取坐位或卧位。

②最好保证作息时间规律，每天选择固定时间测量血压，包括早上起床排尿后，并且在服降压药前和早餐前，以及晚上临睡前。

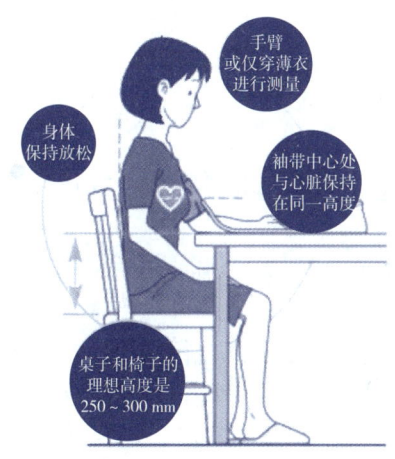

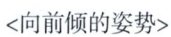

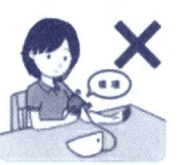
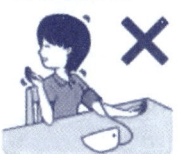
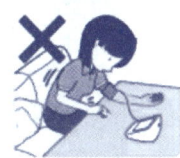

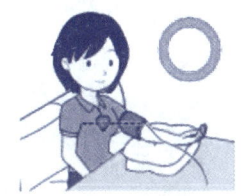

如果袖带位置低于心脏，请将靠垫或毛巾垫在下面

图 2-4-4　家庭测量血压

③每次测量2～3遍，间隔1～2分钟，最好能够连续测量7天，记录测得的血压值。

④每次测量血压应固定同一血压计。

2）血压达标且稳定者：

①每周固定1天测量血压，早晚保持同一体位（测量时间同上）。

②每次测量2～3遍，间隔1～2分钟，记录每次血压值。

（3）降压目标：患者应根据自身耐受情况及病情在医生指导下将血压逐步降至目标血压。

（4）高血压患者适合什么运动？

高血压患者运动前要充分考虑自身危险因素及伴发疾病的情况，并在医生、医疗保健师的指导下进行。具体可参考冠心病患者运动方案。

高血压患者运动时，需要重点强调运动安全，如果出现下列情况，需要立即终止运动，并寻求专业人士的帮助：

1）胸部、颈部、肩部或手臂有疼痛和压迫感。

2）出现面色苍白、大汗，感到头晕、恶心。

3）肌肉痉挛，关节、足踝和下肢发生急性疼痛。

4）严重疲劳、严重下肢痛或间歇性跛行。

5）严重呼吸困难、发绀。

（5）定期随访：定期随访可使医生了解患者病情变化和对治疗方案的遵从程度，以便根据需要调整治疗方案。

（6）长期坚持健康生活方式：践行"健康生活方式六部曲"，限盐减重多运动，戒烟限酒心态平。

（7）长期坚持遵医嘱服药：不要随意自行减药、停药或换药。

（8）学习高血压相关科普知识：要经常学习了解权威机构发布的高血压及心血管病相关的科普知识，保持头脑清醒，识别伪科学，避免上当受骗而延误正规治疗。

要点总结

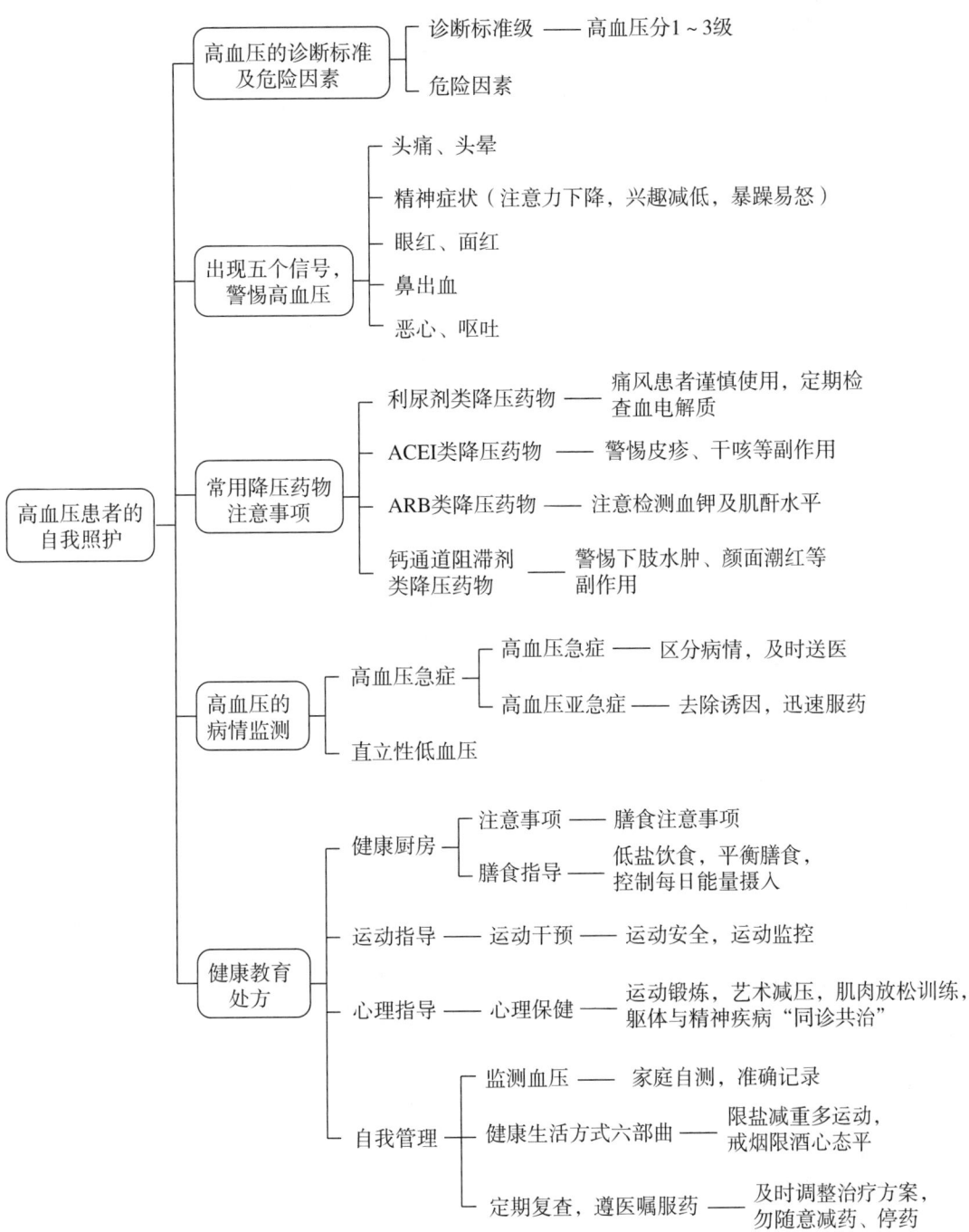

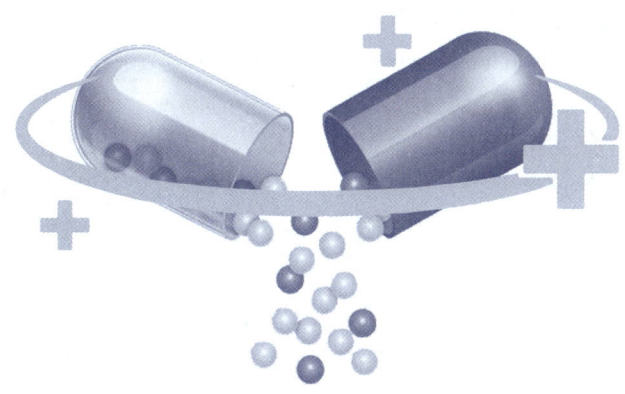

第三章

血液系统疾病

第一节 白血病

案例

60岁的李大爷每天遛弯儿、买菜,回家要爬5层楼梯。近一段时间爬楼后感到心慌、喘不过气,但休息一会就没事了,自以为"岁数大了,爬不动了"也就没有在意。近几日刚上到2楼就开始喘,到家中间要歇2次脚。回家后感觉发冷,测体温38.6 ℃,自行服用一片退热药,体温能恢复正常。第二天早晨刷牙时出现牙龈出血,以为"自己刷牙太用力了",就没有在意。当天下午又开始发热,以为是"最近累着了,可能有点儿着凉",依然自己服药退热。就这样反复发热5天,大妈觉得不太对劲儿,陪着李大爷来到了医院,化验血常规结果明显异常,医生安排做了骨髓穿刺,结果出来后告知李大爷确诊了急性髓系白血病。一听到自己得了白血病,李大爷吓得够呛,但是经过大夫对白血病的讲解,李大爷开始配合住院化疗。化疗期间出现恶心呕吐,几乎每天抽血化验血常规,但是指标却持续下降,李大爷开始疑虑,我这指标怎么越输液越低呀?经过医护人员的讲解,李大爷对化疗过程有了新的认识,经过一系列的治疗,本次化疗顺利完成,病情平稳出院。

白血病患者的自我照护

1. 什么是白血病?

白血病,老百姓俗称"血癌",顾名思义,也就是血液的肿瘤。它是一类造血干细胞的恶性克隆性疾病,骨髓中的白血病细胞无限制增生和积聚,逐渐取代了正常的骨髓造血,使红细胞、白细胞、血小板等无法正常地产生和发挥作用,从而引起一系列的症状,比如发热、感染、出血、贫血等,同时白血病细胞也会侵犯人体的各个脏器导致多器官功能障碍,甚至死亡。

2. 白血病都有什么症状?

(1)发热:反复发热是急性白血病最常见的症状,50%以上的患者以发热起病。

(2)贫血:呈进行性加重,半数患者就诊时已有非常严重的贫血。主要表现为面色、睑结膜苍白,活动后头晕、心悸、气促,日常感到乏力、困倦等。

(3)出血:皮肤容易发生青肿,轻微划伤即出血不止;碰撞挤压,皮下即见大片青紫瘀斑;经常鼻出血、牙龈出血;女性月经量增多、经期延长等。

(4)器官和组织浸润的表现

1)肝、脾、淋巴结肿大。

2)骨及关节表现:骨关节疼痛为常见表现,胸骨压痛对白血病诊断有一定价值。

3)中枢神经系统白血病:化疗药物难以通过血脑屏障,隐藏在中枢神经系统中的白血病细胞不能被有效杀灭,因而引起中枢神经系统白血病。轻者表现为头痛、头晕,重者可有呕吐、视盘水肿、视物模糊、颈项强直、抽搐、昏迷等。

3. 白血病需要做哪些检查来确诊？

（1）体格检查：医生会全面查看有无口腔、牙龈、眼底及皮肤黏膜出血，有无贫血的体征，检查胸骨有无压痛，触诊浅表淋巴结有无肿大，触摸肝脾有无肿大及包块等。

（2）血液化验：最基本的是血常规检查，如果发现血小板、白细胞、红细胞数目明显异常，一般表现为血红蛋白和血小板数量减少，部分患者白细胞数量明显增多，则可以初步怀疑白血病。其次还包括血生化（包括肝肾功能、乳酸脱氢酶等）、红细胞沉降率（血沉）、免疫学等检查。

（3）骨髓检查：是诊断白血病的"金标准"。包括骨髓穿刺涂片、组织活检、流式免疫分型检查、染色体和分子生物学检查。

4. 血常规化验单重点关注哪几个指标？

血常规是化疗期间及化疗间歇期间经常检查的项目，需要重点关注 4 个指标：白细胞正常值为 $(4.0 \sim 10.0) \times 10^9/L$，中性粒细胞正常值为 $(2.0 \sim 7.0) \times 10^9/L$，白细胞 $< 2.0 \times 10^9/L$ 或中性粒细胞 $< 1.0 \times 10^9/L$ 时极易出现感染。血小板正常值为 $(100 \sim 300) \times 10^9/L$，血小板低于正常值时容易出血。血红蛋白（俗称"血色素"）正常值女性为 $110 \sim 150 \, g/L$，男性为 $120 \sim 160 \, g/L$，血红蛋白低于正常值下限时即出现贫血。

5. 白血病诊疗过程中为什么要经常做骨髓穿刺？

骨髓是各类血细胞的"造血工厂"，是人体内最大、最重要的造血组织。骨髓穿刺术简称"骨穿"，是一种通过抽取患者骨髓进行化验的检查手段，检查的目的是看看骨髓这个"造血工厂"到底出现了什么问题。

通过骨髓穿刺进行细胞学检查可以了解骨髓内各种细胞的生成情况，形态、成分的改变，通过对骨髓液进行染色体、分子生物学、免疫学等检查以及骨髓活检病理诊断以明确白血病诊断及分型、指导治疗、评估疗效、判断预后等，意义重大，因此，不论是在白血病明确诊断时，还是每个疗程化疗前后，都有可能行骨髓穿刺术。

6. 骨髓穿刺术会伤害身体吗？

在临床工作中，很多患者听到"骨髓穿刺"检查，就会感到非常恐惧。他们会想：用很粗的针扎到骨头里是不是很疼？会不会留下后遗症？会不会瘫痪？也有患者会担心骨穿是抽骨髓，抽掉的是人体精华，会不会大伤元气，对身体产生不良影响。出于种种疑惑，部分患者会拒绝接受此项检查，从而影响疾病的诊断与治疗。

其实，骨髓穿刺术是在麻醉状态下用穿刺针穿入骨髓腔，抽取极少量骨髓液进行检查，一般约 0.2 g，而人体正常骨髓量平均约为 2600 g，且骨髓是人体造血的重要部位，每天都在不断更新，因此，抽取 0.2 g 骨髓液对人体不会产生任何影响。而且由于骨头本身没有神经分布，同时穿刺前会进行局部麻醉，患者所承受的疼痛感其实与肌内注射差不多。再者，骨髓穿刺术听起来恐怖，然而对一名经验丰富的医生来说是一个非常简单的操作，全程不过 10 ~ 15 分钟，并发症发生率极低。

7. 如何治疗白血病？

由于白血病的病理分类非常多，每一类的治疗方式和预后完全不同，因此需要采取不同的治疗策略，一般有化疗、放疗、免疫治疗、靶向治疗、造血干细胞移植和支持治疗等。其中，化疗是白血病患者首选的治疗方式。

8. 什么是化疗？

化疗是化学药物治疗的简称，是利用化学药物阻止癌细胞的增殖、浸润、转移，直至最终杀灭癌细胞的一种治疗方式。常用的给药途径包括静脉给药、肌内注射、皮下注射、口服等。化疗药物常见不良反应包括骨髓抑制、恶心、呕吐、腹泻、便秘、发热、感染、出血、脱发等。

9. 化疗后血常规的各项指标为什么反而会降得更低呢？

很多患者化疗后的1~2周内化验血常规，如白细胞、血小板都会逐渐下降，甚至会降为0，比化疗前还要低很多，血红蛋白也会一定程度地降低，所以，总有一些患者或家属会感到困惑，甚至怀疑化疗是不是没有起到效果。其实并不然。这是因为患者出现了化疗后的骨髓抑制。

骨髓抑制是指骨髓中的血细胞前体的活性下降，可以理解为骨髓这个"造血工厂"生产血细胞的工作效率降低了。那为什么会出现骨髓抑制呢？化疗药物通过杀灭体内快速增长的细胞发挥抗肿瘤作用，但化疗药物在发挥作用的时候没有靶向性，不能准确地识别哪些是癌细胞、哪些是快速增长的正常细胞，所以为了杀灭癌细胞，只能将所有快速增长细胞都杀死。而骨髓中的造血干细胞属于增长速度较快的细胞，骨髓之所以被称为"造血工厂"，也正是由于造血干细胞这些"原材料"能够不断地分化生成成熟的白细胞、红细胞和血小板，"原材料"被"杀死"了，所以体内的白细胞、红细胞和血小板也就造不出来了，在血常规化验中就体现为白细胞、血小板，甚至血红蛋白的下降。

一般认为，白细胞的减少通常开始于化疗停药后1周，至停药10~14日达到最低点，在低水平维持2~3天后缓慢回升，至第21~28天恢复正常，呈"U"型过程。血小板降低比白细胞降低出现稍晚，也在2周左右下降到最低值，其下降迅速，在谷底停留时间较短即迅速回升，呈"V"型过程。红细胞下降出现的时间更晚，减少多见于长期化疗。由于白细胞降低时极易发生感染，血小板降低时容易发生出血，血红蛋白低于正常值下限即为贫血，因此，骨髓抑制期间需要做好预防感染、出血及贫血的护理。

10. 如何预防感染？

白血病患者化疗后会出现骨髓抑制，最先造成的就是白细胞减少，白细胞或中性粒细胞低于正常值范围时，容易发生感染。当中性粒细胞<$0.5×10^9$/L时称为粒细胞缺乏期，是白血病患者最容易发生感染的时期。白血病患者最常发生的感染有口腔感染、肛周感染以及肺部（呼吸道）感染，如发热、口腔溃疡、肛周脓肿、痔疮、咳嗽、咳痰等，患者需要做好预防感染的相关措施。

（1）出现发热怎么办？

白血病患者发热后需要及时就医，可选用冰袋进行物理降温，将冰袋置于大血管流经处，如颈部、腋窝、腘窝、腹股沟等，禁止使用酒精擦浴。出汗多时要及时更换衣物，保持皮肤清洁、干燥，患者宜穿棉质、透气衣服，同时注意保暖防止受凉。患者可以进食高热量、高维生素、营养丰富的半流质或软食，每日饮水2000 ml以上，防止脱水。高热患者应卧床休息，减少机体消耗。

（2）如何预防口腔溃疡？

由于药物毒性对口腔黏膜细胞的破坏以及患者免疫力低下、营养不良等原因，白血病患者容易发生口腔溃疡，可每日进行口腔评估，观察有无红肿、红斑、溃疡、疼痛等。

根据病情、口腔 pH 选择适当的漱口液，或者选择冰水、冷开水含漱，每天至少 5 次，包括晨起、三餐后及睡前，每次含漱 5 分钟（漱口的方法：将漱口水充满口腔，含漱 1 分钟→鼓腮漱口→漱嗓子→吐出），漱口后的半小时内避免吃喝。还可以将蜂蜜涂抹在口腔黏膜上，至少保留 1 分钟，之后可吞下或吐出，每日涂抹 4 次。经常做张口、鼓腮，使口腔黏膜皱襞处充分进行气体交换，破坏厌氧菌的生存环境。避免吸烟、饮酒，少食某些破坏口腔微生态平衡的酸性食物如西红柿、柑橘类水果及过热、辛辣、生硬食物等。

（3）如何预防肛周感染？

肛门周围是患者化疗后及外周血象低时感染好发的部位，通常与排便不畅有关。应保持排便通畅，便后用清水擦洗干净，保持肛门部位的清洁干燥，便后及睡前进行坐浴。

坐浴的方法：一般选用较深的盆具，取 30 ml 浓度为 0.5% 的聚维酮碘（碘伏）消毒液和 3000 ml 的 45 ℃ 左右温开水，均匀混合为碘伏稀释液（碘伏消毒液与水的比例为 1∶100），将肛门及会阴全部浸泡在碘伏稀释液中，水温下降后补充热水加温，维持坐浴时间为 15～20 分钟。卧床的患者可使用碘伏纱布湿敷 15～20 分钟。

（4）如何预防肺部感染？

1）保持室内适宜的温度（18～22 ℃）、湿度（50%～60%）。

2）勤通风：每日开窗通风 2 次，每次 30 分钟，通风时注意保暖。

3）手卫生：患者及家属均要养成良好的卫生习惯，饭前、便后、接触外来物品后等均需使用免洗手消毒剂或肥皂水洗手。

4）减少外出：避免去人多密集的地方，尽量避免与上呼吸道感染者接触，防止交叉感染。

5）戴口罩：外出时要正确佩戴口罩，口罩要完全遮住口鼻。

6）避免养花弄草，饲养宠物，防止花粉、真菌、寄生菌等过敏或感染。

11．如何预防出血？

血小板 $< 100 \times 10^9$/L 时称为血小板低下，容易引发出血，低于 50×10^9/L 时，极易引发出血，低于 20×10^9/L 时，容易诱发颅内出血，危及生命。血小板低下时，需要做到以下措施：

（1）保持情绪稳定，不要激动。

（2）穿宽松纯棉衣服，不留长指甲，不要搔抓皮肤，皮肤干燥可涂润肤油。

（3）不要用力揉眼睛、抠鼻子、挖耳朵，禁止用力擤鼻，鼻腔干燥时可用液状石蜡滴鼻。

（4）使用软毛牙刷刷牙，不要剔牙；若血小板 $< 20 \times 10^9$/L，禁止刷牙，只能使用漱口水漱口。

（5）进食易消化软食，细嚼慢咽，忌生、冷、硬、烫、带刺的食物，如排骨、鱼肉、甘蔗等，防止划破消化道黏膜导致消化道出血。

（6）保持排便通畅，不要用力排便，便秘时遵医嘱使用杜密克、麻仁胶囊、开塞露等通便药物，防止用力使颅内压升高而导致颅内出血。

（7）咳嗽、打喷嚏时用手按压腹部，以防腹部压力增高引发出血。

（8）血小板 $< 50 \times 10^9$/L 时减少活动，血小板 $< 20 \times 10^9$/L 时严格卧床休息。

（9）医护人员操作完毕拔针后，延长按压针眼的时间，至少按压 10～15 分钟，直到不出血为止，避免局部出现血肿。

（10）血小板 < 20×10^9/L，考虑输注血小板。

12．发生出血了怎么办？

（1）鼻腔出血了怎么办？

白血病患者因凝血功能障碍或血小板减少容易发生鼻腔出血，当鼻腔少量出血时可使用棉球填塞，局部冷敷，若出血严重应及时就医。

（2）牙龈、口腔出血了怎么办？

少量出血时可用棉球局部压迫止血，止血后及时清除口腔陈旧血块，以免引细菌感染。出血量较大时应及时就医。

13．发生贫血怎么办？

血红蛋白浓度（Hb）低于正常值即为贫血。贫血时会出现眼睑、口唇、指甲、面色苍白，同时可能会感到头晕、乏力、困倦、心悸、耳鸣、失眠、多梦、记忆减退、注意力不集中等表现。贫血分级如下：轻度贫血时，Hb < 正常值，且 > 90 g/L；中度贫血时，Hb 介于 60 ~ 90 g/L；重度贫血时，Hb < 60 g/L。

贫血的护理：

（1）贫血时会引起体内供氧不足，如患者感到胸闷、憋气时要及时给予吸氧。

（2）头晕、乏力时请卧床休息，不要剧烈活动，防止跌倒、坠床等不良事件。

（3）进食补血的食物，如大枣、阿胶、桂圆、木耳、黑芝麻等。

（4）当 HB < 60 g/L 或临床急需纠正缺氧状态时，遵医嘱及时输注红细胞。

14．出现恶心、呕吐怎么办？

恶心、呕吐是化疗后常见的不良反应，患者可以选择一个安静、舒适、通风良好的进餐环境；合理搭配饮食，适当清淡饮食，可食用带酸味的水果、生姜及生姜提取物，避免油炸、辛辣的食物，可少食多餐，每日进食 5 ~ 6 次，可选择在恶心症状减轻的时间段进食（多在清晨），进食前和进食后尽量少饮水并清水漱口，保持口腔清洁。若呕吐频繁，应暂缓或停止饮食，及时清除呕吐物，保持口腔清洁，剧烈呕吐会丢失大量水分，导致电解质紊乱，必要时应及时就医。

15．出现便秘怎么办？

便秘时不可过度用力排便，以免损伤肛周黏膜。患者可以采取正确的排便姿势：取半蹲位，膝盖高于臀部，可通过使用小脚凳实现。顺时针腹部环形按摩，每日三餐后 1 小时各做 1 次，每次 10 ~ 15 分钟，以促进肠蠕动。摄入富含膳食纤维的食物如红薯、韭菜等，保证每日饮水量达 3000 ml。必要时使用通便药物。

16．出现腹泻怎么办？

腹泻患者推荐选取加盐的淀粉类食物，如咸味饼干等，选择高钠、高钾食物，如香蕉、土豆、橘子等，以补充因腹泻丢失掉的电解质；减少富含脂肪、乳糖、膳食纤维食物的摄入；避免饮用牛奶或含咖啡或酒精的饮品；避免摄入生冷、辛辣食物。每次便后及时清洗肛周，避免感染。必要时服用止泻药物，及时就医。

17．化疗后出现脱发、皮肤变黑怎么办？

大部分患者化疗后会出现脱发，脱发是正常化疗反应，治疗完成后头发还能再生，其间可佩戴假发或帽子。此外，化疗还可能会引起皮肤色素沉着、皮疹、指甲变形等，这些症状也是化疗后的正常反应，在化疗结束后可以恢复正常，患者可以进行一些自己喜欢的活动来分散注意力，缓解自己的焦虑情绪。

18. 白血病患者化疗期间，饮食的注意事项有哪些？

饮食原则是要保证食物的新鲜和卫生，最好在家制作，住院期间在医院营养食堂订餐，不能去小餐馆和小摊进食及购买食物，不能订外卖，以免发生各类肠道感染。食物必须新鲜，不能食用隔夜的剩菜剩饭，最好使用应季蔬菜、水果，水果必须去皮吃，打开半小时后不能再食用。饮食应清淡、易消化，避免油腻、粗糙、带刺、辛辣刺激性食物。化疗期间进食可少食多餐，应细嚼慢咽，进食前后必须使用清水或漱口水漱口。不建议食用腌制类、发酵类、罐头类、酱类（尤其是辣酱）、烧烤类、油炸类食物，如咸菜、炸鸡、方便面、八宝粥等。

19. 白血病能治愈吗？

在人们的印象中，白血病被认为是"不治之症"。但实际上因疾病分型不同，患者的预后也不同，而且由于目前科学技术的发展，白血病的治疗有了重大的突破，新的治疗方法，如免疫治疗、靶向治疗、骨髓移植等，再加上营养、卫生条件的改善，不仅能延长白血病患者的生存期，并且部分疾病如急性早幼粒细胞白血病还能得到根治。

⊕ 要点总结

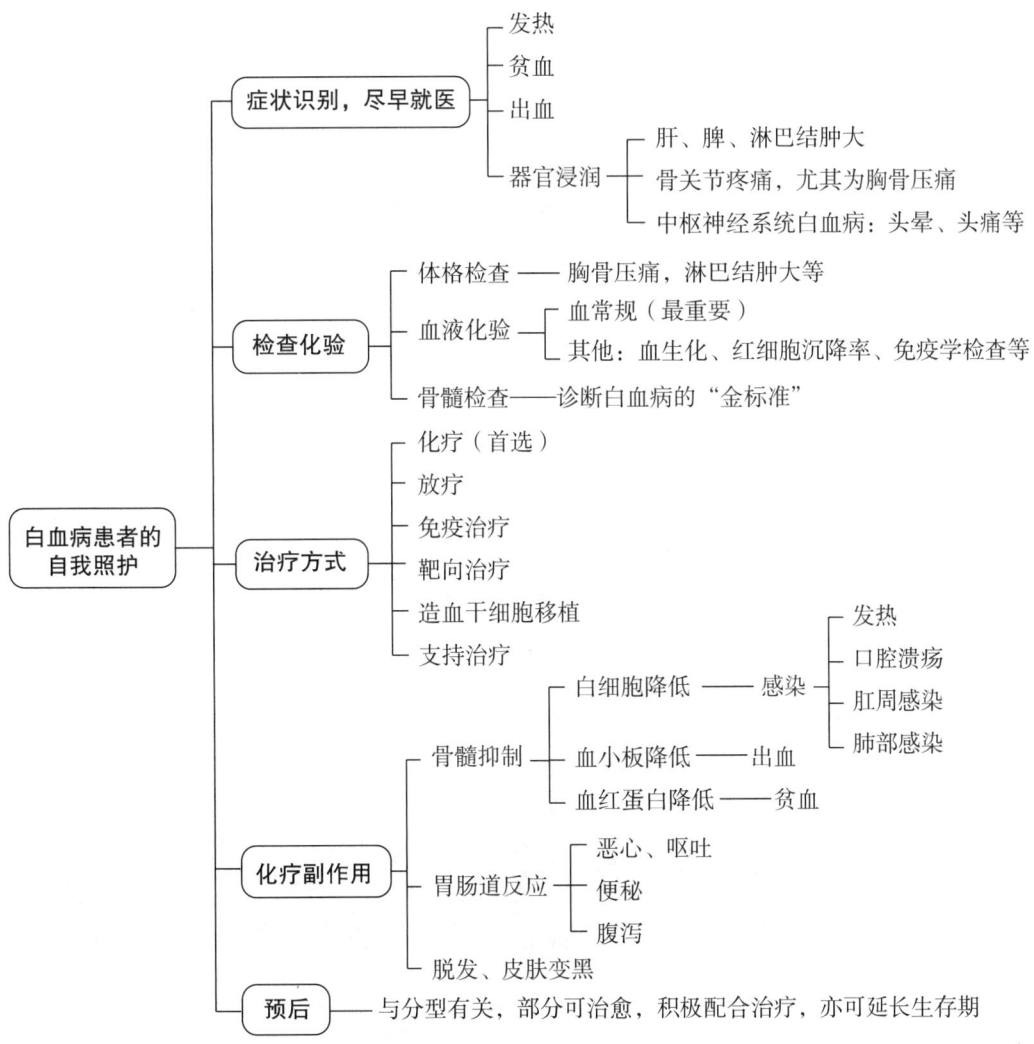

第二节　多发性骨髓瘤

⊕ 案例

56岁的王大爷右侧肋骨疼，自己按摩后疼痛反而加重，陆续出现右肩膀、右臀部疼痛，在社区医院做理疗效果也不明显，又去中医科扎针灸还是未见好转，自行服用"止疼药"，并外贴止痛膏药，疼痛虽然略有减轻，但还是一直不能完全缓解。大爷判定自己可能是骨质疏松，开始服用钙片，但近期又开始出现腰痛等情况，于是在儿女的建议下去骨科拍了CT发现骨质破坏，后又进行了血尿标本检查、PET-CT、骨髓穿刺，最终确诊为多发性骨髓瘤，需要住院治疗。大爷心情变得沉闷起来，觉得自己可能时日不多了。经过医生、护士开导和住院化疗后，大爷的病情逐渐稳定，情绪也比之前好了许多，但是仍然担心自己回家后该怎么办。于是医生给大爷与家属详细讲解了居家注意事项并建议大爷定期随访。

⊕ 多发性骨髓瘤患者的自我照护

1. 什么是多发性骨髓瘤？

多发性骨髓瘤是一种起源于浆细胞的恶性增殖性疾病，是一种存在于血液系统中的恶性肿瘤。正常浆细胞生成的免疫球蛋白，也就是人们常说的抗体，可起到预防感染、保护机体的作用，而癌变浆细胞产生的异常免疫球蛋白（M蛋白）则会影响血液系统正常功能，造成全身多脏器损伤。多发性骨髓瘤好发于中老年人，男性多于女性，但目前有年轻化的趋势。

2. 多发性骨髓瘤有哪些症状？

多发性骨髓瘤起病缓慢，早期无明显症状，容易被误诊。随着疾病的进展，可出现多种器官功能的损伤，主要为四大核心症状，简称"CRAB"症状，也就是"螃蟹"症状，形容多发性骨髓瘤如螃蟹般"横行霸道"。

C：即高钙血症。由于骨质破坏，受损骨骼中的钙释放到血液中，导致血钙水平升高，可表现为食欲缺乏、恶心、多尿、失眠、注意力不集中等。

R：即肾功能损害。骨髓瘤细胞产生的异常M蛋白被释放到血液中，可进入尿液造成肾损伤。以蛋白尿最为常见，可表现为急性肾损伤或慢性肾病。

A：即贫血。骨髓中产生红细胞的数量和活性降低，导致贫血，可表现为疲劳、虚弱、头晕、运动耐量下降。

B：即骨病。骨髓瘤细胞分泌破骨细胞活性因子激活破骨细胞，使骨质溶解、破坏，引起骨质疏松。骨骼疼痛是最常见的症状，多为腰骶骨、胸骨、肋骨、颅骨疼痛。由于瘤细胞破坏骨质，易引起病理性骨折，严重者翻身、提重物、打喷嚏都会导致骨折，多处骨折可同时并存。

3. 诊断多发性骨髓瘤需要做哪些检查？

（1）血液检查：包括血常规、肝肾功能、电解质、血清蛋白电泳、免疫固定电泳、血清免疫球蛋白定量、β_2-MG等。

（2）尿液检查：包括尿常规、尿蛋白电泳、尿免疫固定电泳、24 h尿蛋白定量及尿轻链。

（3）影像学检查：包括X线平片、CT检查，必要时可做MRI或PET-CT检查帮助发现骨质疏松、溶骨性破坏及病理性骨折。

（4）骨髓检查：包括骨髓细胞学涂片、骨髓活检+免疫组化，骨髓检查有助于了解骨髓瘤的侵犯范围，是分期检查的一部分。

4. 如何治疗多发性骨髓瘤？

多发性骨髓瘤尚不能治愈，但是随着医学的进步，近些年，治疗多发性骨髓瘤的新药物不断涌现，骨髓瘤患者的生存期逐渐延长。目前常用的治疗方式包括：

（1）联合化疗：多以蛋白酶体抑制剂（硼替佐米或者卡非佐米）联合免疫调节剂（来那度胺、沙利度胺等）及地塞米松的三药联合方案为主。

（2）靶向治疗：单克隆抗体如达雷妥尤单抗（CD38单抗）。

（3）造血干细胞移植：对于适合造血干细胞移植的患者，造血干细胞移植仍然是现在最好的方案。如年龄≤70岁，体能状况好，或虽>70岁，但经全身体能状态评分良好的患者，经有效的诱导治疗后应行自体造血干细胞移植。

（4）细胞免疫治疗：如嵌合抗原受体T细胞（CAR-T）治疗。

5. 皮下注射硼替佐米后局部皮肤发红怎么办？

皮下注射硼替佐米可降低周围神经病变的发生，提高患者生活质量，但很多患者注射后会出现局部皮肤发红的反应。应注意保持注射部位局部清洁，沐浴或清洗时避免水温过高和过于用力擦洗皮肤，不用刺激性的肥皂，局部禁热敷，发红的皮肤会逐渐变暗、变淡。

6. 骨髓瘤患者治疗过程中为什么容易出现手脚麻木的症状？

骨髓瘤患者常出现药物相关的周围神经病变，主要表现为手、足末端感觉减退、感觉异常、麻木、烧灼感等，脚部症状最早出现，从远端向近端扩散，呈手套和长袜样分布，症状通常较温和，但少数情况下可致残。使用硼替佐米或沙利度胺的患者出现四肢麻木的概率最高可达75%。日常生活中应注意穿着宽松衣服、鞋袜，温水洗浴、泡脚，防止烫伤，可轻揉麻木部位，减轻麻木症状，必要时可选择针灸等辅助治疗。多数硼替佐米相关的症状具有可逆性，停止用药一段时间后症状会逐渐消失。

7. 骨髓瘤患者为什么要定期到院输注双膦酸盐和（或）地舒单抗？

骨髓瘤细胞激活破骨细胞，使骨质溶解、破坏，极易导致骨痛、骨折等（统称为骨病）症状，严重影响患者生活质量和生存期，而双膦酸盐和（或）地舒单抗有抑制骨细胞破坏的作用。因此，无论患者是否存在骨病的影像学证据，均建议使用双膦酸盐和（或）地舒单抗积极预防骨病的发生。输注双膦酸盐前后需监测肾功能，根据个体情况和治疗反应建议每个月或每3个月用药1次，总使用时间宜持续2年，骨痛缓解、病情稳定时可停用，治疗2年以上时，应根据临床症状判断是否继续用药。

8. 骨髓瘤患者发生病理性骨折后应注意什么？

（1）轻度骨折的患者，以静养为主，但可鼓励患者适当活动，活动时确保居家环境安全，室内光线适宜，锻炼时清除障碍物，并有照顾者在旁陪同。

（2）严重骨折的患者，应限制活动并配备矫正性支架加以保护，如腰托、颈托等，床的高度适宜，必要时加床档固定，防止坠床。移动患者身体时动作要缓慢，顺应患者的移动方向，避免扭曲身体。上厕所最好使用床旁坐便器。

（3）疼痛剧烈的骨折患者可遵医嘱服用镇痛药。

9. 镇痛药是疼得厉害时才吃吗？长时间服用会上瘾吗？

镇痛药应遵医嘱按时服用，口服镇痛药的起效时间较长，切勿只在疼痛剧烈时才服用。按时服药有助于体内维持有效的血药浓度，有效控制疼痛。服用缓释片类镇痛药时应整片吞服，不得研碎或咀嚼。在医生指导下服用的镇痛药是安全有效的，成瘾者极为罕见。

10. 居家治疗时，口服药漏服怎么办？

多发性骨髓瘤已逐渐趋于慢病管理的模式，诱导治疗结束后还需长期维持治疗以延长无进展生存时间，而维持治疗以居家口服靶向药/免疫调节剂和激素药为主。靶向药/免疫调节剂若漏服时间 < 12 小时，需立即补服本次药物；若漏服时间 > 12 小时，则本次药物无需补服，下次按规定时间服用即可。激素药漏服应立即补服。

11. 多发性骨髓瘤患者居家生活应该注意什么？

（1）预防感染：勤洗手、做好个人卫生，保持室内空气清新，不去人多聚集的地方。

（2）调整心态：保持轻松、愉快的稳定情绪，在疾病稳定期可参与日常家务劳作，亦可选择轻松的工作，或培养自己的兴趣爱好。家庭成员给予理解和支持，营造良好的家庭氛围。

（3）保证足够的休息与睡眠：使用铺有薄软垫的木板硬床，避免席梦思床垫，预防脊柱病理性骨折。

（4）适当参加室外锻炼，提高肌肉对骨骼的保护力，提高免疫力，如步行、打太极拳和八段锦等，可先室内后室外，循序渐进，避免剧烈运动，同时活动过程中要注意安全，避免发生跌倒；卧床患者可保持适度的床上活动，如进行肢体按摩，改善供血，减少肌肉萎缩，但要避免用力过度，防止病理性骨折。

12. 骨髓瘤患者如何预防跌倒？

骨髓瘤患者多为老年人，多存在骨质疏松及骨病，如发生跌倒，可致新发骨折或局部骨折加重，严重者可致瘫痪甚至死亡，因此预防跌倒十分最重要。

（1）"跌倒三高"

1）跌倒发生率最高的活动：上卫生间时和往返途中。

2）跌倒发生率最高的地点：床旁、卫生间和走廊。

3）跌倒发生率最高的时间：夜间或清晨起床时。

（2）预防跌倒的方法

1）"下床三部曲"

第一步：摇起床头或妥善衬垫枕头，使患者靠坐在床上 3 分钟。

第二步：将患者双下肢垂在床旁，扶助患者坐在床沿休息 3 分钟。

第三步：搀扶患者站立于床旁扶稳，站立并适当活动下肢3分钟，再起床活动。

2）确保居家环境安全，地面保持清洁干燥，室内光线适宜，家中不乱放物品，保证通道畅通，常用所需物品放在伸手可及处。

3）穿具有防滑功能的鞋，衣裤合适，裤脚不宜过长，防止绊倒。如厕时需有人陪同，可使用辅助工具（助行器、拐杖等）。

（3）一旦发生跌到，尽量不要用手腕支撑，容易导致手臂骨折，感觉头晕、无力、黑矇等时，顺势就地坐下来，不要连忙爬起，不必寻找床或者座椅，尽量保护头部。如果神志清楚，检查身体没有明显的部位疼痛，活动如常，可原地休息后依靠墙体或由他人扶起；若感到活动受限，疼痛加重，有可能发生骨折，则立即就医。

13．骨髓瘤患者居家饮食应注意什么？

（1）应进食高热量、高蛋白、富含维生素、清淡、易消化食物。多食新鲜蔬菜、水果，避免粗糙、生硬、油腻、生冷以及有刺激性的食物。

（2）注意饮食卫生，保证食物新鲜、干净，水果削皮后食用。

（3）每天饮水2000～3000 ml，多摄取粗纤维食物，如芹菜、玉米等，保持排便通畅。

（4）肾功能受损者，可采用低盐、优质蛋白饮食，如牛奶、鸡蛋等，以减轻肾负担。

（5）如有高尿酸血症及高钙血症时，禁食含嘌呤高的食物，如动物肝、肾、心、鱼卵等，多饮水，每日尿量保持在1500 ml以上，以预防或减轻高钙血症和高尿酸血症，多食含钾食物（香蕉、橘子）可减少尿酸沉积，有利于尿酸排泄。

14．多发性骨髓瘤患者为什么要进行定期随访？

多发性骨髓瘤尚不能治愈，病程长、易复发，治疗的主要目标是尽可能地延长生存期及改善生存质量，因此遵从医生建议，定期检查治疗，控制疾病进展是关键。此外，定期随访并与医护全程交流，有助于掌握自我评估的知识与技能，减轻焦虑情绪，因此请遵医嘱规律服药，按时就医。

要点总结

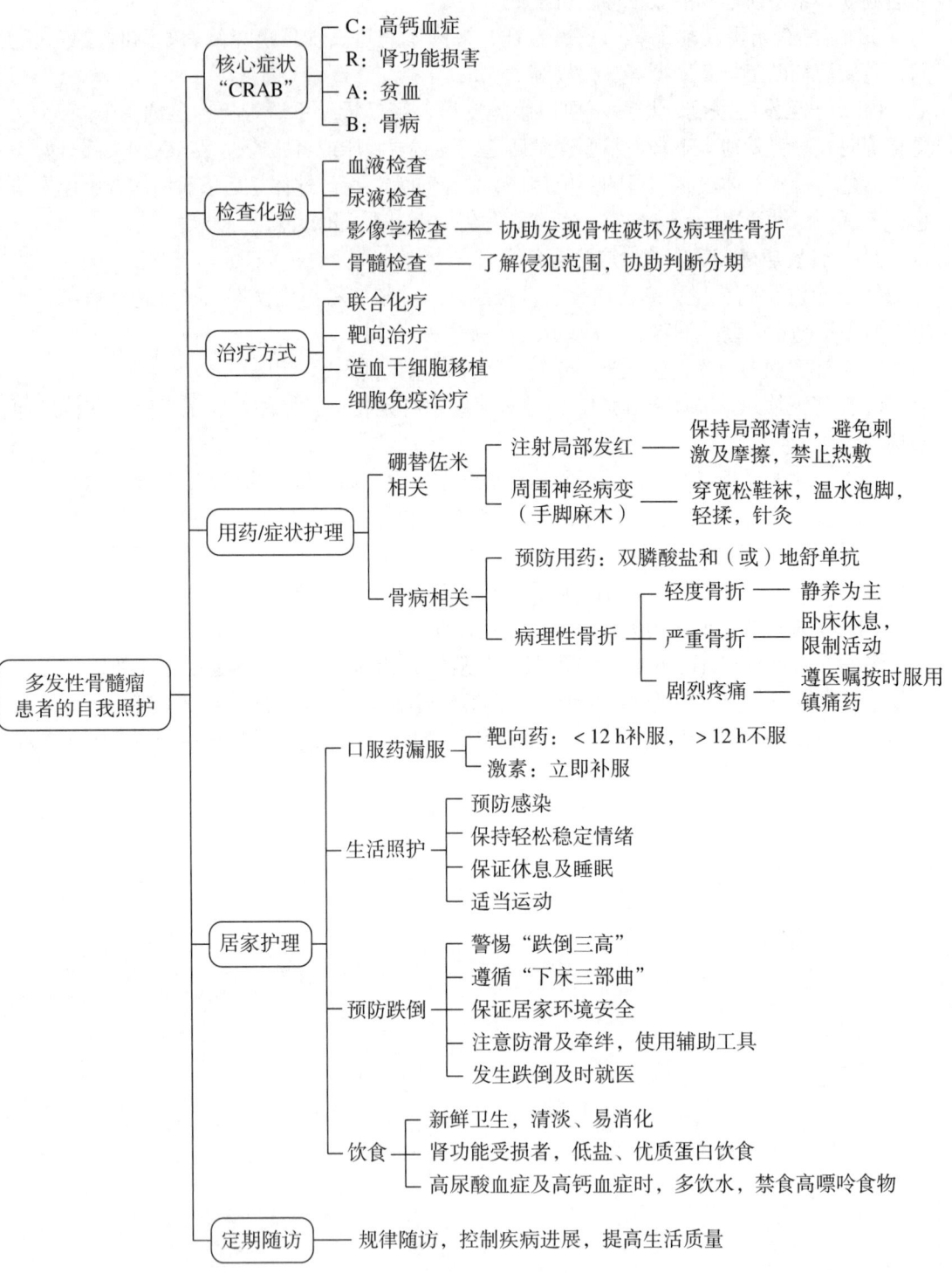

第三节 淋 巴 瘤

✚ 案例

32岁的张女士工作很忙，经常加班熬夜，半年来断断续续发热，一般不超过38 ℃，最高一次为38.3 ℃，每次自行服用感冒药、退热药后就能缓解。最近几天夜间睡觉时总是出很多汗，醒后出汗就会停止，感觉很累，没有精神。前两天在洗脸时无意间发现脖子处长了一个小疙瘩，摸着不疼，就觉得问题不大。工作之余聊天，同事们说半年多了总是发热，是不是有炎症啊，还是去看看吧。于是张女士前往医院就诊，抽血化验未见异常，医生考虑炎症，但吃了1周抗炎药后未见好转，再次就诊。这次完善了颈部、腹股沟和腋窝B超，B超结果出来后医生建议做淋巴结活检，最终活检确诊为弥漫大B细胞淋巴瘤。张女士"闻瘤色变"，原来我的发热和小疙瘩都是因为淋巴瘤！淋巴瘤是恶性肿瘤吗？我还这么年轻，以后的生活该怎么办？我是不是什么都不能做了？经过大夫的耐心讲解，张女士对疾病有了大致的了解，原来淋巴瘤并没有想象中的那么可怕，于是开始安心住院治疗。经过一段时间的治疗，病情稳定出院，开始居家休息。

✚ 淋巴瘤患者的自我照护

1. 什么是淋巴瘤？

淋巴瘤就是老百姓通常所说的淋巴癌，是一种原发于淋巴系统和免疫系统（例如淋巴细胞和淋巴结组织）的恶性肿瘤，如果淋巴系统出了问题，即淋巴细胞发生了恶性病变，不受控制地生长，就会得淋巴瘤。根据肿瘤细胞分类，可分为霍奇金淋巴瘤和非霍奇金淋巴瘤，后者恶性程度更高。

淋巴系统由以下结构组成。

淋巴管：像血管一样遍布全身，内含淋巴液。

淋巴液：是淋巴管内的透明液体成分。淋巴液内含有大量白细胞，其中最主要的一种白细胞称为淋巴细胞。

淋巴结：由淋巴管与淋巴组织构成的小结节相连，这些小结节称为淋巴结，主要位于颈部、腋下、胸部、腹部和腹股沟。淋巴结内也贮存淋巴细胞，当出现炎症时，淋巴结就会变得肿胀，容易被医生触诊。

淋巴系统的其他组成：包括扁桃体、胸腺和脾。

由于身体的很多部位都存在淋巴组织，因此淋巴瘤几乎可以起源于身体任何部位。

2. 如何早期发现淋巴瘤？

淋巴瘤早期症状不典型，不容易察觉，比如发热、乏力、盗汗（夜间出汗，睡醒后出汗停止）等，部分患者会出现无痛性、进行性淋巴结肿大（2 cm以上，颈部最多见）。

但因为肿块不痛不痒,经常会被人忽视,也因此失去了最佳治疗时机。有些患者虽伴有发热,就诊后由于症状没有特异性,医生也容易被蒙蔽,会首先考虑抗炎治疗,多数患者因抗炎效果不好,进一步检查后才能确诊。因此当出现以下情况时需警惕是否为淋巴瘤:

(1)无明确原因的进行性淋巴结肿大,尤其是脖颈、锁骨区域、腋窝、腹股沟部位。

(2)经一般抗炎治疗无效的"淋巴结结核"和"慢性淋巴结炎"。

(3)长期低热、周期性不规则发热,特别是伴有盗汗、消瘦、食欲缺乏、皮肤瘙痒、咳嗽、胸闷、腹胀、腹痛等情况。

3．诊断淋巴瘤需要做哪些检查?

(1)体格检查:医生会通过全面的体格检查,观察患者颈部、腋窝、腹股沟等部位是否存在淋巴结的肿大以及是否有肝脾大。

(2)血液化验:通过血常规检查白细胞计数、血红蛋白浓度等;血生化,如乳酸脱氢酶 LDH、β_2 微球蛋白等是淋巴瘤的辅助化验指标,但是在淋巴瘤早期,这些指标可能是正常的。

(3)影像学检查:包括颈部、胸部、腹部 CT、B 超等。PET-CT 是近年来用于淋巴瘤诊断、分期、判断疗效和预后的新技术,可以很好地判断全身淋巴结肿大的情况,以及分辨肿大的淋巴结是恶性还是炎症。

(4)病理检查:即淋巴结活检或其他受累部位的病理活检,这是确诊分型最关键的环节,也是诊断淋巴瘤的金标准。

(5)骨髓检查:淋巴瘤侵犯骨髓时,可在骨髓涂片中查见淋巴瘤细胞。骨髓检查有助于了解淋巴瘤的侵犯范围,是分期检查的一部分。

4．如何治疗淋巴瘤?

淋巴瘤的治疗方法包括化疗、放疗、生物学治疗、手术、造血干细胞移植以及靶向抗肿瘤细胞(CAR-T)技术等。由于淋巴瘤的病理分类非常多,每一类的治疗方式和预后完全不同,因此需要采取不同的治疗策略。但多数淋巴瘤对化疗药物敏感,且生物学治疗(如利妥昔单抗等)在淋巴瘤的治疗中愈来愈受到人们重视,目前往往首选化疗联合相关生物制剂的综合治疗。化疗后患者会出现一些不良反应,如脱发、口腔黏膜炎、恶心、呕吐等,但无需过分担心和焦虑,这些反应会在化疗结束后陆续消失。

5．化疗期间为什么要留置 PICC 导管?

(1)什么是 PICC？

PICC(经外周静脉穿刺置入的中心静脉导管)是一根细细的、柔软可弯曲的导管,它从肘部或者上臂静脉置入,最终到达心脏附近的大血管——上腔静脉内。

(2)PICC 的优点:避免各类药物对血管内膜的刺激;减少反复静脉穿刺带来的痛苦;保护血管,保证输液安全,帮助患者轻松完成各项静脉输液治疗,适合需要长期输液以及进行化疗、营养支持、血制品输注等治疗的患者。

(3)淋巴瘤患者为什么要留置 PICC？

淋巴瘤患者需要反复输注化疗药物,对血管刺激性很大,易造成一定损伤,如静脉炎、渗出及组织坏死等,给患者带来痛苦,甚至是不可逆的生理功能丧失。而且化疗一般需要进行 6～8 个疗程,时间较长,如能较好地维护 PICC,导管可使用长达 1 年的时间,足够维持到化疗结束,可减少反复穿刺的痛苦。

（4）PICC 留置期间，如何做好日常维护？

置管期间宜穿宽松棉质的衣服，导管外露接头可以用干净棉质网套/袜套固定，松紧适宜。穿衣时，先穿带管侧衣袖；脱衣时，先脱不带管侧衣袖，衣服袖口不宜过紧。睡觉时避免压迫带管侧手臂。另外，不要用带管侧手臂支撑着起床，也不可以在置管侧手臂测血压。PICC 维护间隔周期不要超过 7 天，一定要到正规医院找专业的护士对导管进行消毒、冲管、更换贴膜及输液接头。居家期间要对导管密切观察。出现以下情况如穿刺点渗血、渗液，置管侧肢体肿胀、发红、肿痛、发热等，贴膜潮湿、卷边或脱落，导管脱出、打折或断裂等，输液接头脱落、破损等情况，应尽快到医院找专业人员进行处理。

（5）PICC 留置期间，可以从事日常活动吗？

可以从事一般性的日常活动及工作，如洗碗、煮饭、扫地、写字、使用电脑等。但不可以提 5 kg 以上的重物，不可以抱小孩儿、拖地板、挂拐杖。

（6）PICC 留置期间，可以参加体育锻炼吗？

可以做适当的体育锻炼，如散步、打太极拳等，也可以进行握拳、伸展等柔和的运动，建议每分钟握拳 20 次，每天至少 3 次，可以促进血液循环，预防血栓发生。但是要避免进行打球、游泳、引体向上、托举哑铃、仰卧起坐、俯卧撑等剧烈运动。

（7）PICC 留置期间，可以洗澡吗？

可以短时间淋浴，但不能泡澡、蒸桑拿等。置管周围皮肤应尽量避免直接碰到水，可以使用防水保护套或保鲜膜保护导管。具体方法：淋浴前可先用保鲜膜在置管处缠绕 2~3 周，并用胶带封闭上下边缘，再用干毛巾包裹，毛巾外再用保鲜膜缠绕 2~3 周。淋浴后第一时间解开保鲜膜和胶带，检查透明敷贴是否有进水或卷边、松动，如有应及时更换，以确保穿刺部位干燥。

6. 淋巴瘤治疗居家期间，日常生活应该注意什么？

（1）预防感染

1）开窗通风：每日上、下午各开窗通风 30 分钟，保持空气清新，发热患者的房间尤其注意开窗通风，开窗时应请患者回避，注意防寒保暖，避免凉风直吹，预防感冒。

2）做好个人卫生：维持良好的卫生习惯，饭前便后勤洗手，为预防口腔溃疡的发生，应注意早晚刷牙、三餐后漱口。部分淋巴瘤患者伴有皮肤瘙痒，为避免皮肤感染，应剪短指甲，勤洗手，保持皮肤清洁。出门要戴好口罩，避免去人多聚集的地方。

（2）保证充足休息及睡眠，适当参加室外锻炼提高机体免疫力。建议患者每日运动时间总计在 30 分钟以上，可以一次完成，也可以分次完成，每次 5~10 分钟。散步、打太极拳、瑜伽、慢跑等均可，患者可以根据自己的喜好以及身体状况选择合适的运动方式，以不感到劳累为宜。

（3）保持良好的情绪状态，避免压力。

7. 淋巴瘤治疗居家期间，饮食需要注意什么？

淋巴瘤化疗患者饮食原则应为：少食多餐，清淡饮食，食物新鲜、卫生、多样化。避免辛辣刺激、不易消化的食物。避免摄入过多脂肪和蛋白质，以免增加肝、肾代谢负担。食物加工以煮、炖、蒸为主，少油煎炸。当出现白细胞降低后，尤其应注意饮食卫生，尽量食用新鲜食物，肉蛋类要确保做熟后再食用，避免外卖的成品、半成品食品、熟食等。水果切开时间超过 4 小时应避免食用，以免出现胃肠道感染。有口腔溃疡者可进食牛奶、麦片粥及淡味食物。日常生活可适量饮水，以温热白开水为主，有利于促进体内代谢废物的排出。淋巴瘤化疗患者出院后可能出现恶心、食欲缺乏等，如连续 3～5 天进食量减少至平时的 1/3，应寻求医生的帮助。

8. 治疗结束后还需定期随访吗？

淋巴瘤在治疗后仍然存在复发和转移的可能，90% 的复发和转移发生在 5 年内。因此，定期随访非常重要，可以评价治疗效果、了解远期毒副作用，还可及时发现肿瘤复发。

随访频次：治疗结束前 2 年，每 3 个月随访 1 次；治疗结束 3～5 年，每半年随访 1 次；治疗结束 5 年后，每年随访 1 次。

9. 淋巴瘤治疗结束后可以生育吗？

化疗不仅能杀死肿瘤细胞，也会损伤正常细胞，甚至影响性功能，孕育最好在化疗结束后、病情稳定时再考虑。部分化疗药对生殖系统有明确的损伤，对胎儿和母体都是有损害的，如果考虑生育，要提前咨询血液科、妇产科及生殖科医生。

10. 淋巴瘤治疗结束后还能重返工作岗位吗？

重返工作岗位是患者向康复迈出的第一步，大部分患者康复后仍愿意参加工作，做一些力所能及的事情。淋巴瘤治愈后可以上班，具体上班时间视身体恢复情况而定。不建议从事过度疲劳和超负荷的工作，因为过度疲劳会影响患者的免疫力，不利于身体康复，甚至还会引起肿瘤复发。注意劳逸结合，生活作息要规律，避免熬夜、加班，适当锻炼，增加免疫力。还可做自信心训练，每天对自己微笑，重复积极的词语，学习应对压力的技巧，正确面对和排解压力。

要点总结

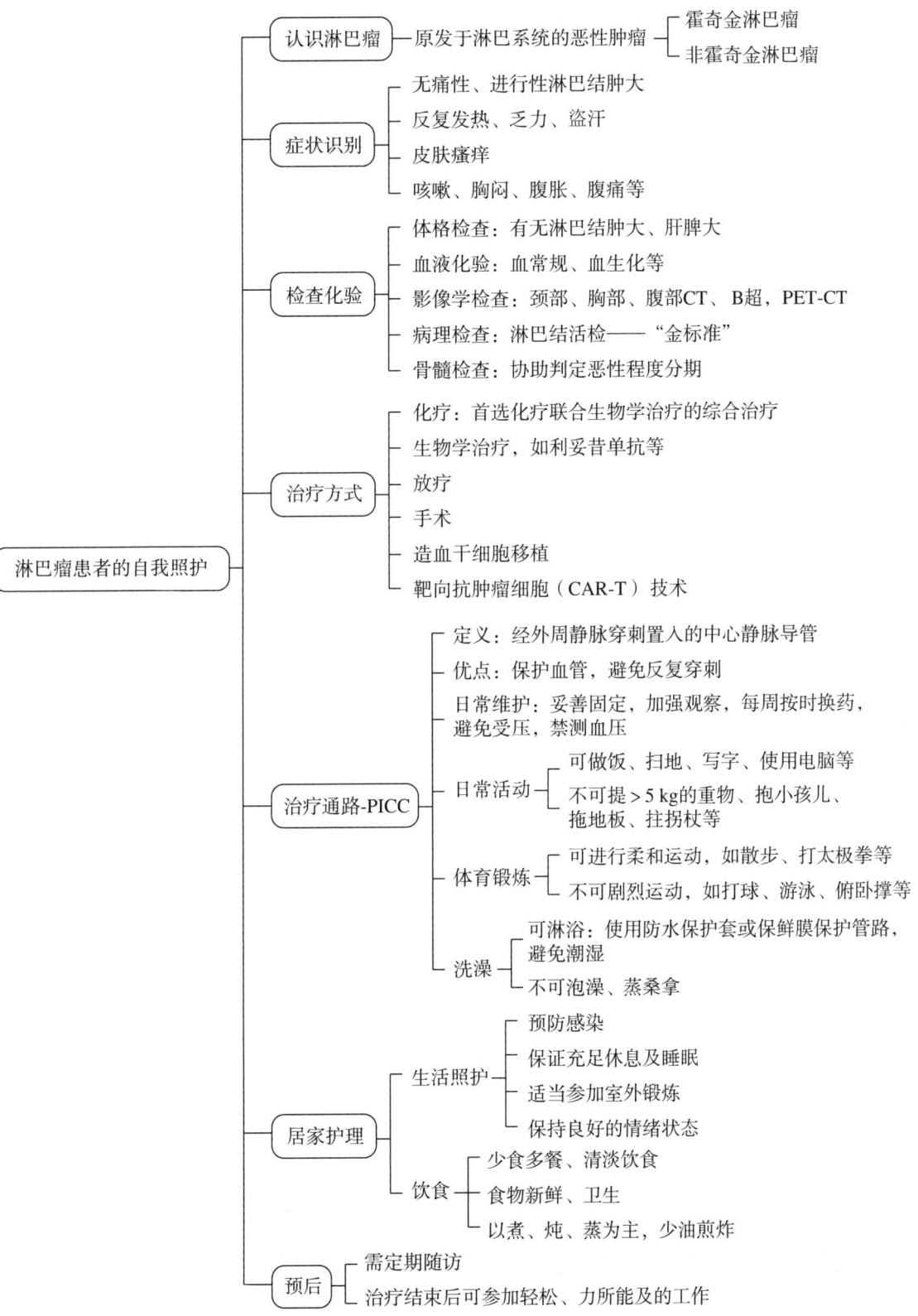

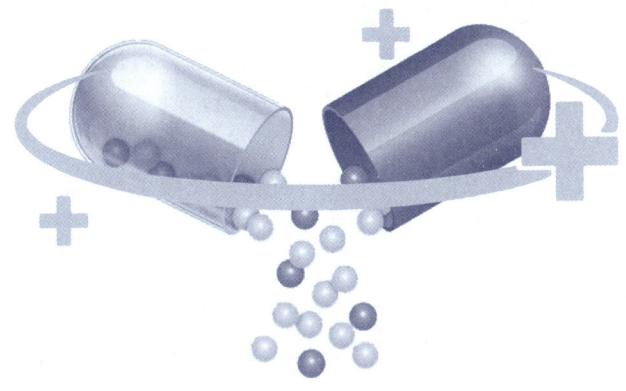

第四章

消化系统疾病

第一节 胃食管反流病

⊕ 案例

38岁胖胖的陈先生平素饮食偏油腻、爱抽烟，间断还会喝喝咖啡、饮饮酒，饱餐困倦后就"卧倒"睡觉。近几个月开始间断出现胸骨后疼痛，有时候睡觉时感到呼吸困难、咳嗽，偶尔感觉吃的东西反流到了嘴里。起初没太在意，后来犯得频繁了，"上有老、下有小"的陈先生非常紧张，怕自己心脏、肺出了毛病，赶紧去看心内科、呼吸内科门诊，但做了不少检查，发现并不是心脏和肺的问题。那这是怎么回事呢？刚好在消化内科当医生的朋友听说他的情况后，建议他来消化内科看看，在做了食管24 h的胃酸监测、食管24 h阻抗测定及胃镜检查后，明确了他这是胃食管反流病，有轻度的反流性食管炎。

在知道自己是胃食管反流病后，陈先生开始遵医嘱戒烟、戒酒、努力减肥，饮食也清淡了不少，不困就不喝咖啡，饭后2 h内坚决不睡觉，晚上睡觉床头会垫高些，同时也服用了质子泵抑制剂（PPI）。经过努力调整不良的生活方式及药物治疗后，陈先生胸痛、呼吸困难等症状明显好转，复查食管黏膜损伤也愈合了。

⊕ 胃食管反流病患者的自我照护要点

1. 什么是胃食管反流病？

在正常的情况下，人们食管内的压力要比胃内压高，所以不会发生胃内容物反流。而且在人体食管同胃部的交界处存在着括约肌，就像单向阀门一样，只允许食物经食管进入胃部，阻碍胃内容物向食管反流。但是当括约肌松弛后，亦或胃内压力超过食管压力时，就会发生胃内容物反流，也就是进入食管中，甚至是咽喉部，这种情况称为胃食管反流病（gastroesophageal reflux disease，GERD）（图4-1-1）。此时，反流食物中含有

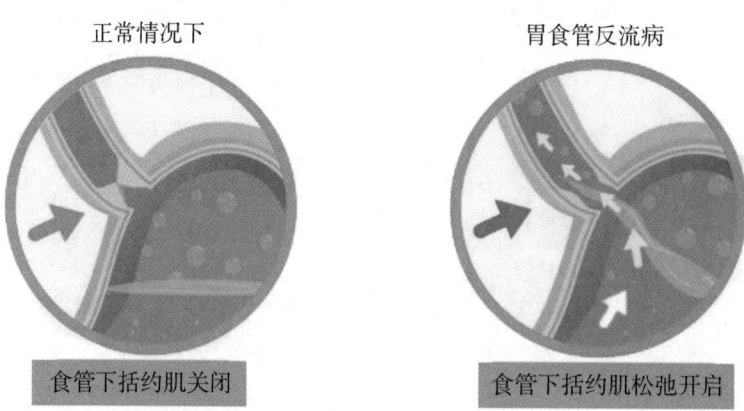

图4-1-1 胃食管反流病

的胃酸以及胆汁等就会刺激食管黏膜，而导致食管黏膜发生糜烂、溃疡，最终可能进展成食管癌。根据是否导致食管黏膜糜烂、溃疡，分为反流性食管炎和非糜烂性反流病。

2. 胃食管反流的症状有哪些？

（1）典型症状：反流、胃灼热（俗称"烧心"）。

（2）非典型症状：胸痛、吞咽困难。

（3）食管外症状：慢性咳嗽，咽喉不适，哮喘，耳鼻喉症状如鼻塞、流涕、耳痒、耳鸣和牙蚀症等（图4-1-2）。

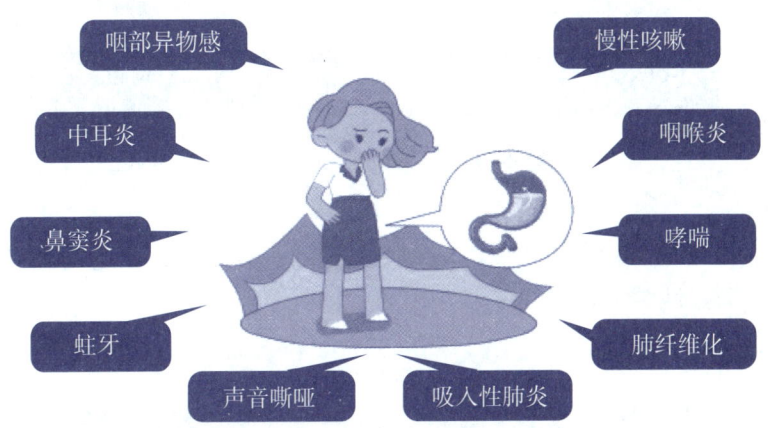

图4-1-2 胃食管反流病的食管外症状

（4）并发症：上消化道出血、食管狭窄、巴雷特食管（巴雷特食管有发展成为食管腺癌的风险）。

3. 胃食管反流病引起的胸痛与心源性胸痛如何区别？

胃食管反流病引起的胸痛其特点为多呈烧灼样痛，也可呈针刺样痛或钝痛，疼痛多于餐后1小时发生，平卧时疼痛加重，发作时限为4～5分钟，起立、饮水或服用抑酸药后能使胸痛逐渐缓解。

心源性胸痛，顾名思义即由于心脏疾病引起的胸痛。胸痛部位多在胸骨后方或心前区、剑突下，可放射到左肩或左臂内侧，甚至大小指和环指，也可放射到面颊。典型症状是突然发作，疼痛剧烈，压榨样、撕裂样、刀割样、濒死感，还可能出现烦躁、大汗、晕厥、呼吸困难、口唇发绀等。常在劳累后、情绪激动、寒冷刺激、便秘等情况下发生。患有高血压、糖尿病、高脂血症、冠心病等疾病者更应引起注意。

4. 胃食管反流病的诱发因素及易感人群有哪些？

（1）诱发因素

1）年龄：中年以后，机体抗反流结构和功能随着年龄增长而减退。

2）肥胖：肥胖容易导致反流，肥胖患者减肥则可以减少反流。

3）胃部疾病：贲门松弛和食管裂孔疝使得胃酸更容易流至食管（图4-1-3）。

4）饮食：酒精、碳酸饮料、脂肪食物、酸性食物都可能导致胃酸反流。

5）其他危险因素：许多胃食管反流病相关症状与精神心理因素相关，如慢性应激状态、焦虑、抑郁等。有些药物也与胃食管反流发生相关，如非甾体抗炎药（阿司匹林、对

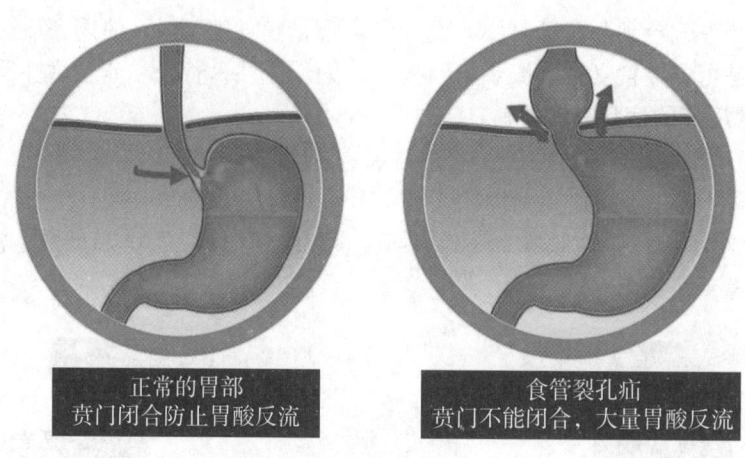

图 4-1-3　食管裂孔疝

乙酰氨基酚等)、硝酸甘油、抗胆碱能药物（阿托品、颠茄等)、钙通道阻滞剂（硝苯地平、氨氯地平等)、地西泮等。

（2）易感人群（图 4-1-4）

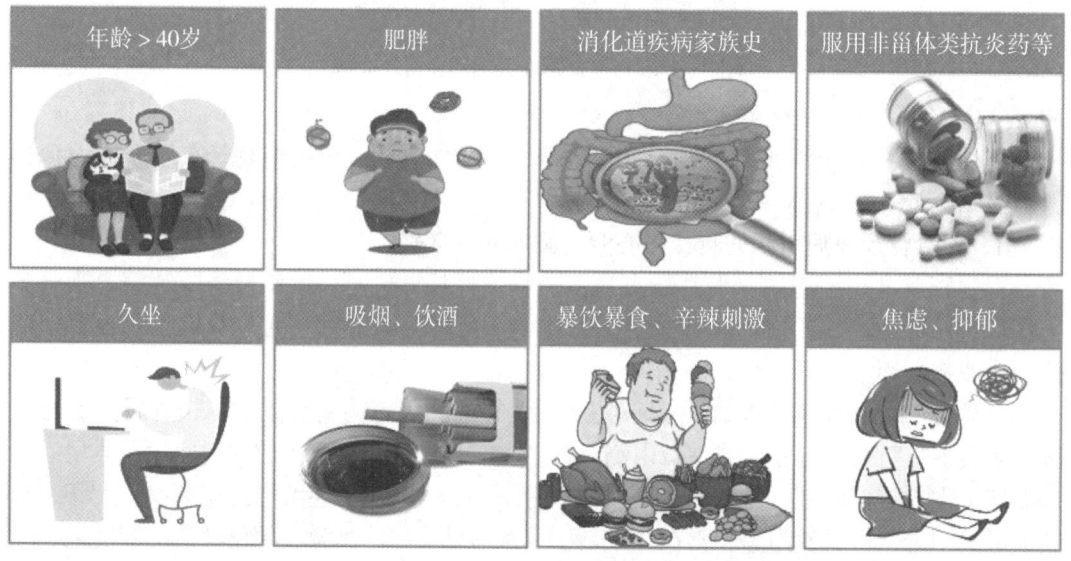

图 4-1-4　胃食管反流病易感人群

5. 诊断胃食管反流病的检查项目有哪些？

目前并没有全球公认的关于胃食管反流病诊断的金标准，该病仍然是基于症状表现、内镜下食管黏膜评估以及反流监测等方法进行综合诊断。

（1）胃镜检查：是诊断反流性食管炎最准确的方法，并能判断反流性食管炎的严重程度和有无并发症。胃镜下无反流性食管炎不能排除胃食管反流病。

（2）动态 24 h 食管 pH 监测：是诊断胃食管反流病的重要检查方法，可提供食管是否存在过度酸反流的客观证据,并了解酸反流的程度及其与症状发生的关系。

(3)食管测压:是诊断食管动力障碍性疾病及食管生理的重要方法。特别是存在食管裂孔疝的反酸、胃灼热的患者,高分辨率食管测压的检出率及准确率极高。同时食管测压,还是抗反流内镜下治疗和外科手术前的常规评估手段。

(4)食管钡剂造影检查:不推荐作为胃食管反流的常规检查,但可用于食管裂孔疝的检查。对于存在胸痛、吞咽困难等不典型反流症状的患者,为判断是否存在胃食管结合部流出道梗阻,也可行食管钡剂造影检查。

6. 胃食管反流病应怎么治疗?

(1)胃食管反流病是需要长期治疗的慢性疾病。

(2)首先应改变生活方式,避免一切诱发和加重反流的因素。

(3)西医治疗用药主要有抑酸剂、胃肠动力药和黏膜保护剂。

(4)内镜治疗包括胃镜下操作的缝合、胃镜下胃底折叠术、胃镜下射频消融术(Stretta手术)等。

7. 胃食管反流病患者如何进行自我保健?

为了方便患者掌握自我保健的要点,我们将其总结为三调整、一坚持、一注意。

(1)调整生活方式

1)戒烟:吸烟能松弛食管下括约肌的压力,减弱食管顺蠕动,减少唾液的分泌,使食管酸的清除时间延长,并增加食管对酸的敏感性,诱发或加重胃食管反流的症状,加重胃酸对食管的损伤,并降低药物治疗的效果。

2)戒酒及含酒精的饮料:研究证明酒精也会导致食管括约肌松弛,尤其低度酒精(啤酒、葡萄酒等)会刺激胃酸分泌、促胃液素释放,从而增加反酸、反流症状。酒精本身也会对食管和胃黏膜造成直接伤害,使人体对胃酸的敏感度升高,从而加重胃食管反流的症状。所以,对于有胃食管反流的人来说,最好戒酒。

3)忌餐后立即躺下或久坐:胃的排空时间一般在2~3小时,所以临睡前3小时内不要吃东西,最好也不要喝水。餐后2小时内别躺下,平躺姿势会使胃液反流到食管。最好餐后要有30分钟活动时间,例如洗碗或散步。若需久坐,可轻抚患者上腹部,帮助胃内食物下行和排空。睡觉时可采取抬高床头15~20 cm的方式减轻夜间胃液反流,值得注意的是应该抬高床头,而不是垫高枕头。

4)控制体重:过重和肥胖的人腹压会增加,并使食管下括约肌紧张度降低,容易发生胃食管反流。

5)量力而为的运动:胃食管反流病患者可以适当运动,但是不建议做剧烈运动,比如可以散步、打太极拳、慢跑、练瑜伽等,以不觉得吃力为宜,这样可以促进胃肠道蠕动,加速胃排空,从而减少反流症状。运动的时机要选择在餐前1小时或餐后1小时以后开始。

(2)调整饮食

1)适当增加蛋白质摄入:膳食中的蛋白质虽会刺激胃酸分泌,但也能刺激促胃液素分泌,而促胃液素可增强食管下端括约肌张力,抑制胃食管反流。故在饮食中可适当增加蛋白质,例如瘦肉、鱼虾、蛋清、脱脂牛奶等。

2)适当增加膳食纤维的摄入:膳食纤维可以促进胃肠蠕动,帮助减少消化道疾病,包括胃食管反流。膳食纤维丰富的食物，包括谷物，尤其是一些粗粮，比如小米、玉米、荞麦、大麦、燕麦，其麸皮和全谷粒当中含有的膳食纤维的量会更加丰富一些。蔬菜，比如芹菜、韭菜、菠菜、白菜也往往是膳食纤维的重要来源。水果，比如苹果、香蕉、橘子、桃里面含有的膳食纤维也会更加丰富一些。一般情况下，蔬菜、水果不会导致或加重胃液反流，但患者在食用水果时不宜过杂、过冷或过甜，而柑橘类水果和果汁、番茄和番茄汁等水果尽量避免食用。

3）忌生冷辛辣食物、甜食、浓茶、浓咖啡、巧克力、碳酸饮料和油腻食物。

4）以小餐取代大餐，少食多餐，进食八分饱，尤其汤水要分次喝，一次不宜过多，以减轻胃内压力，减少反流（图4-1-5）。

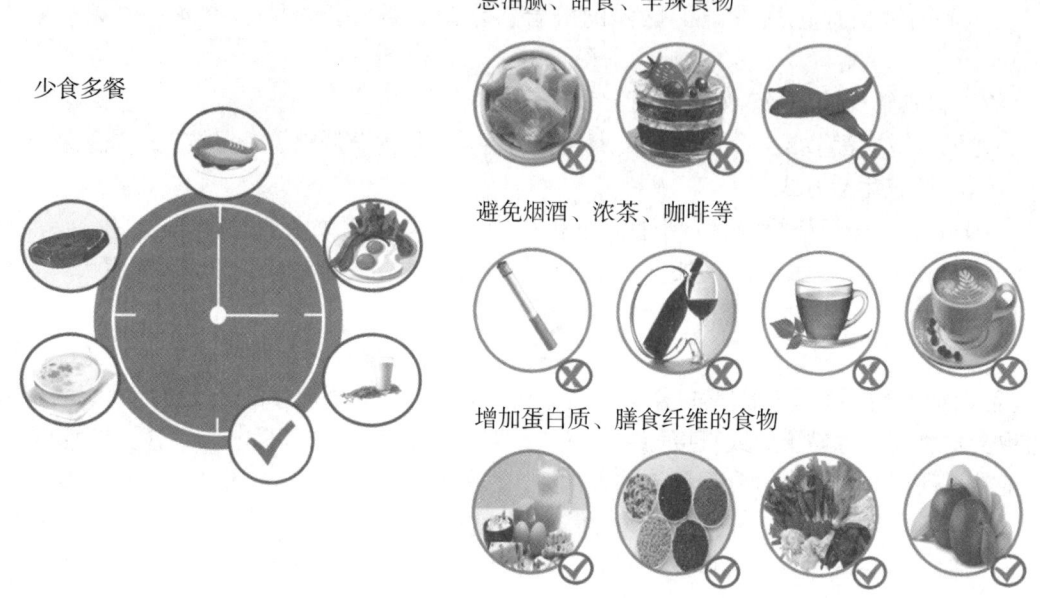

图4-1-5 饮食调整

（3）调整心态：长期的不良心情会造成胃食管括约肌松弛，关闭不良就会引起反流。因此，患者要调节心理平衡，避免压力过大。

（4）坚持药物治疗：胃食管反流病具有慢性复发倾向，为减少复发，防止食管炎反复发作引起的并发症，应进行药物维持治疗。质子泵抑制剂是治疗胃食管反流病的首选药物，一般疗程为4～8周，但对中重度症状、有食管外症状或存在并发症患者，只有足量、规律服药，才能保证治疗效果。餐前30～60分钟服药，有利于最大限度降低胃酸分泌量，对于提高治疗效果十分重要。虽然证据显示该药物具有较好的安全性，但长期服用可能出现骨质疏松、骨折、感染、低镁血症、维生素 B_{12} 缺乏等不良反应，因此患者应定期随访。

（5）注意防止腹部压力过高：穿着要宽松，忌紧身裤，以防腹压过高、挤压胃部，加重反流。用力咳嗽、用力排便、闭气提重物等均可使腹内压力骤增，应予避免。

⊕ 要点总结

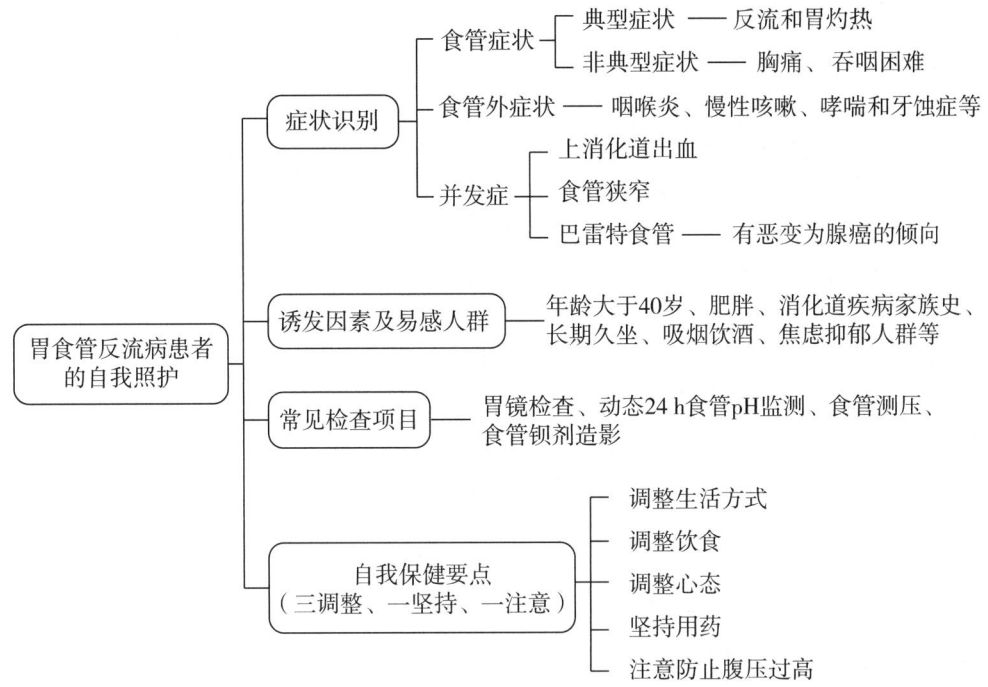

第二节 胃 炎

⊕ 案例

27岁的陈女士平时都在公司食堂吃饭,喜欢辛辣的重口味食物,且忙起来会忘记吃饭。近半年间断出现中上腹部不适,伴反酸、嗳气,也没在意。近1个月感觉口中有异味,正享受浪漫爱情的陈女士觉得问题有点严重,赶紧去口腔科门诊,做了不少检查,发现不是口腔的问题。那是咋回事呢?做医生的好朋友建议她去消化内科看看,在做了^{13}C-尿素呼气试验及胃镜检查后,明确了她是幽门螺杆菌(HP)相关胃炎,根除HP后口腔异味可消失,陈女士心里的石头终于落了地。

之后,陈女士积极配合治疗,遵医嘱服用"四联药物",饮食也清淡了不少,规律饮食,平时尽量自己做饭。经过努力调整不良的生活方式及药物治疗后,陈女士反酸、嗳气等症状明显好转,口腔异味消失了,复查胃黏膜损伤也愈合了,陈女士的自信回来了,又可以享受美好的爱情了。

⊕ 胃炎患者的自我照护要点

1. 什么是胃炎?

胃炎(gastritis)是胃黏膜对胃内各种刺激因素的炎症反应,当炎症使胃黏膜屏障及胃腺结构受损时,则可出现中上腹疼痛、消化不良、上消化道出血甚至癌变。根据其常见的病理生理和临床表现,胃炎可分为急性和慢性胃炎(图4-2-1)。

急性胃炎在胃镜下可见胃黏膜糜烂和出血,慢性胃炎胃黏膜呈非糜烂的炎性改变,病变轻者不需要治疗,当有上皮增殖异常、胃腺萎缩时,有癌变的可能,应积极治疗。

2. 胃炎有哪些症状?

(1)急性胃炎:常有上腹痛、胀满、恶心、呕吐和食欲缺乏等;重症可有呕血、黑

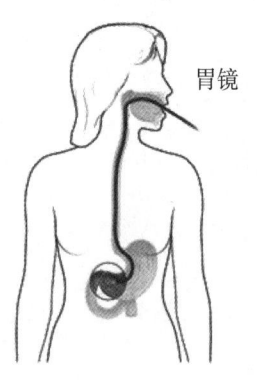
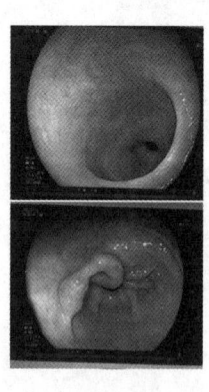

图4-2-1 胃炎

便、脱水、酸中毒或休克,轻症患者可无症状,仅在胃镜检查时发现。

(2)慢性胃炎:大多数患者无明显症状。可表现为中上腹不适、饱胀、钝痛、烧灼痛等,也可呈食欲缺乏、反气、反酸、恶心等消化不良症状。恶性贫血者常有全身衰弱、疲软,可出现明显的厌食、体重减轻、贫血,消化道症状一般较少。

3. 胃炎的诱发因素

(1)急性胃炎

1)应激:如严重创伤、手术、多器官功能衰竭、败血症、精神紧张。

2)常见于服用非甾体抗炎药,如阿司匹林、对乙酰氨基酚等。

3)酒精:可导致胃黏膜糜烂及黏膜出血。

4)十二指肠-胃反流:十二指肠内容物、胆汁、肠液和胰液反流入胃,可以损伤胃黏膜上皮细胞,引起糜烂和出血。

(2)慢性胃炎

1)幽门螺杆菌感染:产生毒素导致细胞损伤;促进炎性介质释放;引起自身免疫反应。

2)十二指肠-胃反流:长期反流可导致胃黏膜慢性炎症。

3)自身免疫:胃体细胞可分泌内因子,当体内出现针对壁细胞或内因子的自身抗体时不能发挥正常功能,导致维生素 B_{12} 吸收不良,出现巨幼细胞贫血。

4)年龄因素和胃黏膜营养因子缺乏:老年人胃黏膜退行性改变,可使黏膜营养不良、分泌功能下降和屏障功能降低。

4. 诊断胃炎的检查项目有哪些?

胃镜及组织学检查是慢性胃炎诊断的关键。病因诊断还可进行 HP 检测、血清抗壁细胞抗体、内因子抗体及维生素 B_{12} 水平测定。

(1)胃镜检查:胃镜是诊断胃炎最常用和最准确的检查方法,不仅能直视黏膜病变,还能取活检。

(2)^{13}C-尿素呼气试验:幽门螺杆菌最常用的检测方法是 ^{13}C-尿素呼气试验,该检查不依赖胃镜,依从性好,准确性较高,具体步骤如图4-2-2。

检查前注意事项:①正在口服抑酸药物如奥美拉唑、雷尼替丁,应停药2周后进行检查;②口服抗生素(如阿莫西林等)、铋剂、有杀菌作用的中药(如康复新液),建议停用4周后进行检查;③需空腹2小时以上,检测前不宜行胃镜检查。

5. 胃炎应怎么治疗?

大多数成人胃黏膜均有非活动性、轻度慢性浅表性胃炎,不需要药物治疗。如慢性胃炎出现癌前状态如肠上皮化生、假幽门腺化生、萎缩及不典型增生,可予短期或长期间歇治疗。

(1)对因治疗

1)治疗幽门螺杆菌相关胃炎常用的联合方案有:1种质子泵抑制剂(PPI)+2种抗生素或1种铋剂+2种抗生素,疗程7~14天(表4-2-1)。由于各地抗生素耐药情况不同,抗生素及疗程的选择应视当地耐药情况而定。

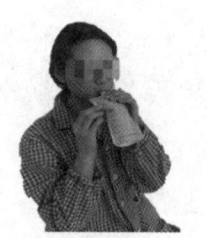
①维持正常呼吸,吹满气袋（勿深吸气,勿断续吐气）

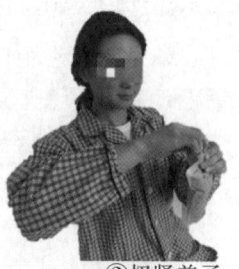
②扭紧盖子

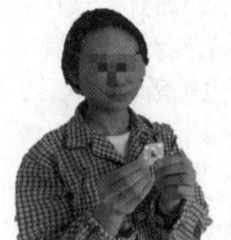
③少量水口服胶囊

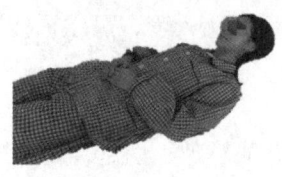
④安静等待30分钟,其间不要运动、进食、饮水

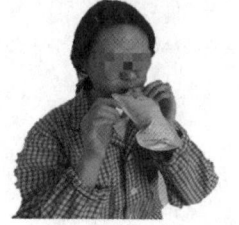
⑤正常呼吸,吹满气袋

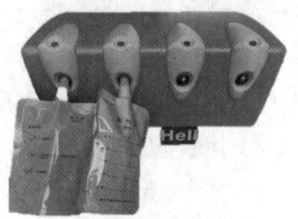
⑥将收集好的样本插入仪器上分析

图 4-2-2　^{13}C-尿素呼气试验

表 4-2-1　具有杀灭和抑制 HP 作用的药物

项目	药物名称
抗生素	克拉霉素、羟苄西林、甲硝唑、替硝唑、喹诺酮类抗生素、呋喃唑酮、四环素
PPI	埃索美拉唑、奥美拉唑、兰索拉唑、泮托拉唑、雷贝拉唑
铋剂	三钾二枸橼酸酸铋、果胶铋、次碳酸铋

2）十二指肠-胃反流可使用助消化、改善胃肠动力等药物。

3）自身免疫可考虑使用糖皮质激素。

4）胃黏膜营养因子缺乏补充复合维生素等,改善胃肠营养。

（2）对症处理:使用抑制或中和胃酸的药物,缓解症状、保护胃黏膜;恶性贫血者需终生注射维生素 B_{12}。

6. 慢性胃炎转为急性胃炎应怎么办?

（1）去除病因:停止所有摄入的对胃黏膜有刺激性的药物和饮食,酌情摄入流质饮食或短时禁食,腹泻较重时可饮糖盐水。

（2）对症处理

1）腹痛者可局部热敷,疼痛剧烈者应及时就医。

2）腹泻或呕吐导致脱水,应给予多次口服补液,腹泻严重者及时就医。

3）必要时给予药物,如西咪替丁、雷尼替丁,减少胃酸分泌,以减轻黏膜炎症,也可应用铝碳酸镁或硫糖铝等抗酸药或黏膜保护药。

7．胃炎患者如何进行自我保健？

（1）健康饮食要保持

1）养成规律的饮食习惯，每天按时进餐，控制每餐的食量，以七八分饱为宜，少食多餐（每日进餐 4～5 次），避免暴饮暴食。

2）进餐前可饮少量的温开水，进餐时要细嚼慢咽，增加咀嚼频率，专心用餐，尽量避免边吃饭边看手机、电视、书报等，进餐过程中保持心情平和。

3）进食后切忌马上卧床、剧烈活动、洗澡、吸烟、喝浓茶等。

4）科学合理地选择食材，饮食以清淡易消化为宜，选择新鲜可口且富含高热量、高蛋白、高维生素的各种营养食物，保证饮食均衡，以补充及提高机体营养，同时要注意食物的卫生。

5）避免食用大量辛、辣、冷、生硬等刺激性的食物，避免食用高脂、高糖、高盐、高油食物及油炸、腌熏、烟熏类等食物，少吃辣椒、蒜，少饮含浓茶、咖啡因等的食物，尽量避免吃过期、变质的食物。

6）保持良好的个人卫生习惯，饭前便后及时清洁双手；使用公筷公勺，采用分餐制，餐具定期消毒，切断 HP 的传播途径（图 4-2-3）。

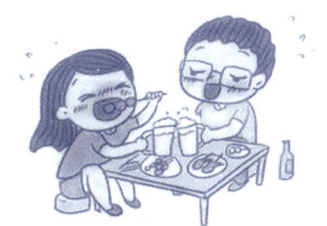
避免路边摊不洁食物

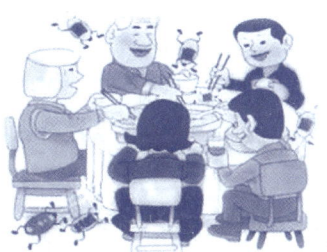
避免互相夹菜

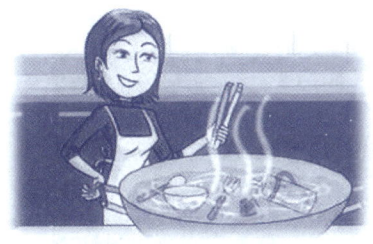
餐具定期消毒

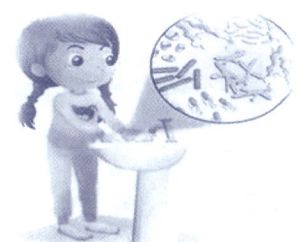
及时清洁双手

图 4-2-3　预防 HP 的措施

（2）规律服药很重要

1）严格遵医嘱正确用药，包括药物的种类、药物的适用范围、药物基本名称、服药的时间、用量等，了解药物可能存在的不良反应，尽可能选择胃肠道刺激性小的药物。

2）由于抗幽门螺杆菌类药物治疗的服药周期时间一般集中在 1～2 周，所以必须按时服药，按量坚持用药。

3)有些中成药剂有时对胃肠道功能也产生一定的刺激,因此也需要准确按时地服药,确保患者用药后的效果和有效性。

(3)戒酒决心要坚定

1)制订戒酒计划,设定戒酒日,应在2周之内开始戒酒,逐渐减少每天的饮酒量。

2)告诉家人、朋友、同事自己已决定戒酒,取得他们的理解和支持。

3)预见在戒酒中可能出现的问题,特别是在戒酒最初的几周内可能出现的问题或困难,如戒断症状等。

4)避免"触发"因素,处理掉身边与喝酒有关的全部物品如酒杯、酒柜、分酒器,尽量避免与喝酒人群接触。

5)文明饮酒,做到不劝酒、不酗酒、不空腹饮酒、不喝闷酒,提倡以饮料为酒,自觉控制饮酒量和时间。面对饮酒场合,他人热情邀请时向其说"不",比如用自己身体状况不允许、工作忙不允许等委婉的语言谢绝,坚定自己的意志。

6)饮酒前吃些食物,不要空腹喝酒,这样会减慢酒精的吸收速度;在两杯酒精饮料中间喝一杯非酒精饮料,如水、苏打水或果汁。

7)根据自己的情况戒酒,避免出现戒断反应,必要时需持续门诊随访。

8)也可以寻求精神科医生的帮助,医生可施行药物替代治疗帮助酒瘾者逐渐脱酒,同时,配合认知行为治疗以及家庭治疗等治疗方式,减少酒瘾者的饮酒行为,解决其心理问题。

(4)戒烟行动要彻底(图4-2-4)

1)制订戒烟计划,设定戒烟日,应在2周之内开始戒烟,逐渐减少每天的吸烟次数。

2)处理掉身边与吸烟有关的全部物品如香烟、打火机、烟灰缸,尽量避免参与吸烟场所聚会以及与吸烟人群接触。

3)改变与吸烟密切相关的生活行为习惯,如改变清晨的行为顺序,先洗漱、吃饭,

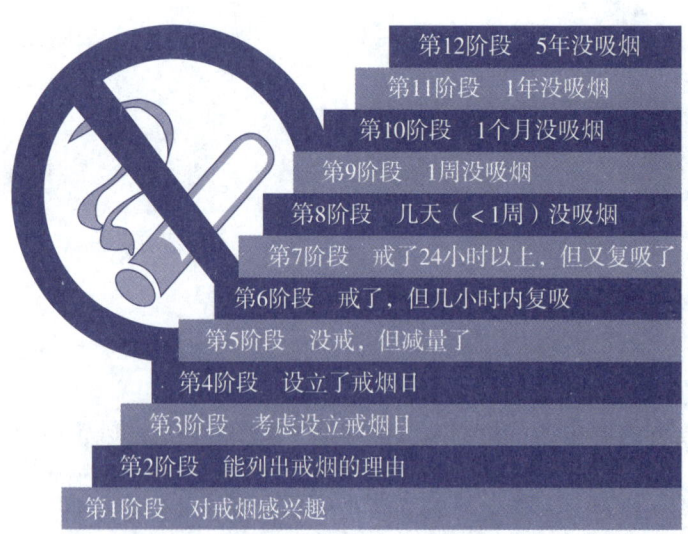

图4-2-4 成功戒烟的12个阶段

再上卫生间等；建立一些补偿行为，可借用一些替代物，如饮水、咀嚼无糖口香糖等。

4）不要在戒烟后尝试吸烟，即使是一口烟。

（5）心理健康需关注

1）保持平和乐观的心境，注意调节情绪，要乐观豁达、心态开朗、情绪平稳和舒畅。

2）避免精神过度紧张、恐惧，避免情绪低落与自我精神压力过大，树立自我战胜躯体疾病的信心。

（6）生活方式多注意

1）作息规律，保证睡眠休息的充足时间，调整适合自己的工作、学习节奏，减轻工作压力。

2）坚持锻炼，注意全身保暖，增强抗病体质。

⊕ 要点总结

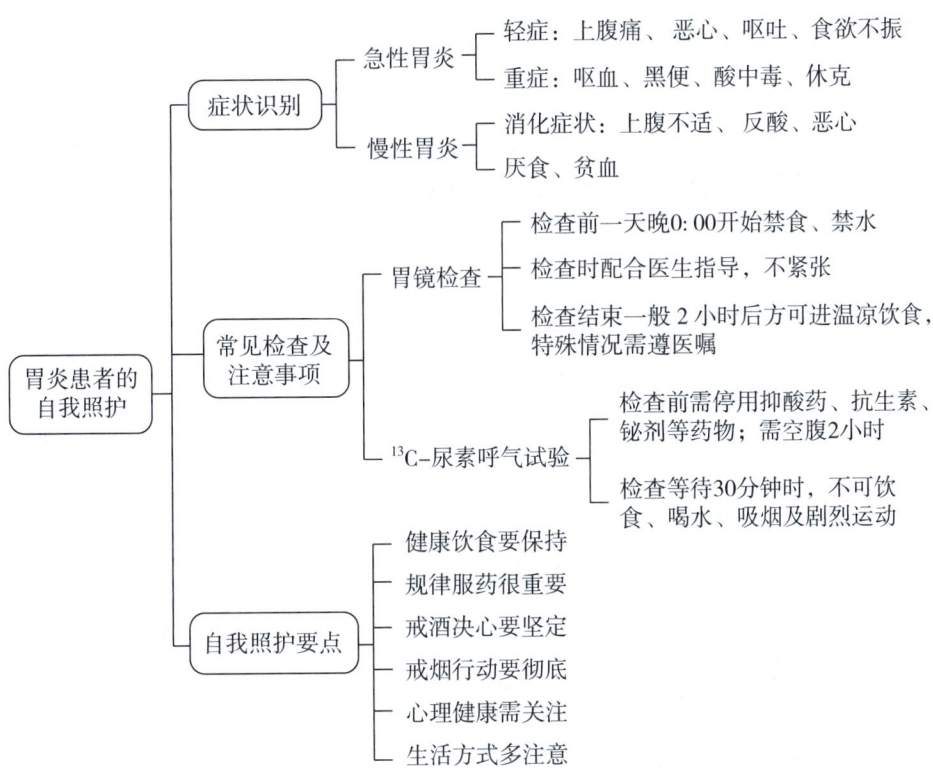

第三节 消化性溃疡

❶ 案例

刘先生，46岁，是某IT公司的高层管理人员。自述上大学时就开始出现腹痛症状，不是很严重，有点儿像是饥饿的感觉，严重时会觉得"烧得慌"，经常是饭后疼，这时他吃片铝碳酸镁咀嚼片就能得到缓解。工作以后，则经常在工作压力大的时候出现腹痛。由于工作很忙，他从来没有去看过病，只是自己从药店买一些雷尼替丁或是铝碳酸镁咀嚼片吃。但最近几周，由于没能如愿升职加薪，他心情很郁闷，加上经常熬夜加班，又出现了腹痛的症状，并且比以前更严重了，大便颜色有点发黑，偶尔有点发红，但由于刘先生本身有痔疮，经常大便带血，也就没有在意，一次酒桌上跟自己在医院的朋友聊起此事，得知可能是消化道出血，吓得他赶紧来医院看病，在消化科医生的建议下，做了 ^{13}C- 尿素呼气试验检测和胃镜检查后，明确了他这是幽门螺杆菌感染导致的胃溃疡，并且出现了消化道出血的情况。

在知道自己是胃溃疡后，刘先生开始听医生的话，戒烟、戒酒，定时吃饭，同时也服用了治疗幽门螺杆菌的药物并主动与家人分餐。经努力调整不良的生活方式及药物治疗后，刘先生腹痛及黑便等症状逐渐消失，3个月后复查胃镜，溃疡也愈合了。

❶ 消化性溃疡患者的自我照护

1. 什么是消化性溃疡？

消化性溃疡（peptic ulcer disease，PUD）指在各种致病因子的作用下，黏膜发生的炎症反应和坏死性病变，病变通常穿透黏膜下层，深达肌层甚至浆膜层，其中以胃、十二指肠最常见。根据溃疡发生部位分为胃溃疡和十二指肠溃疡（图4-3-1）。

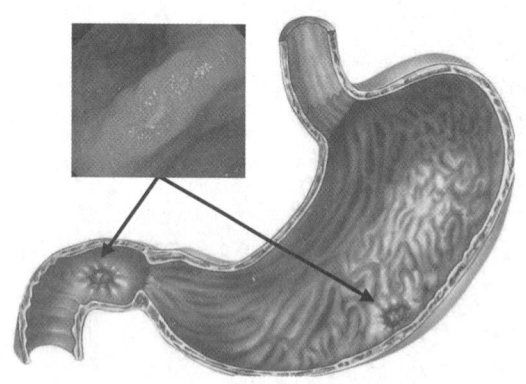

图 4-3-1 消化性溃疡

2. 消化性溃疡的症状有哪些?

(1) 典型症状(上腹痛)(表4-3-1):多位于上腹中部,十二指肠溃疡疼痛常在两餐之间或餐前发生,也可发生于夜间,进食或服用抗酸剂后可缓解;胃溃疡疼痛多在餐后1小时内出现,1~2小时逐渐缓解。

表4-3-1 消化性溃疡疼痛特点

疾病	疼痛特点
胃溃疡	进食→疼痛→缓解
十二指肠溃疡	疼痛→进食→缓解

(2) 其他症状:消化不良、饱腹感(即使胃已排空)、腹胀、胀气、恶心。严重者还会出现头晕、体重减轻、便血、呕吐、呕血、呼吸困难等症状。

3. 消化性溃疡有何诱发因素?

(1) 幽门螺杆菌(HP)感染:消化性溃疡与HP感染关系密切,90%以上的十二指肠溃疡和80%的胃溃疡与HP感染有关。

(2) 非甾体抗炎药(NSAIDs)的广泛使用:NSAIDs通过破坏黏膜屏障,损伤黏膜防御修复功能导致消化性溃疡。而在生活中,非甾体抗炎药也十分常见,如心脑血管疾病患者常服用的抗凝药氯吡格雷(波立维)、阿司匹林等,还有许多解热镇痛药,如布洛芬、泰诺等。

(3) 胃酸:胃酸是胃内分泌的一种酸,它就像一把"双刃剑",虽具有杀菌、助消化的作用,但当胃酸过多时,就会"自身消化",使我们的胃黏膜受损,导致消化性溃疡的发生,所以无酸情况下罕有溃疡发生。

(4) 吸烟:吸烟影响溃疡愈合、促进溃疡复发,增加溃疡并发症的发生。

(5) 其他危险因素:许多消化性溃疡相关症状与精神心理因素相关,如焦虑、抑郁等。

4. 诊断消化性溃疡的检查项目有哪些?

诊断消化性溃疡的检查项目有胃镜检查和钡餐检查,由于钡餐检查需要提前服用造影剂,且胃镜检查可进行活检、止血及息肉切除等治疗,所以临床中胃镜检查应用较为广泛。

(1) 胃镜检查:胃镜是诊断消化性溃疡最常用和最准确的检查方法,可以直接观察到胃、十二指肠黏膜及并发症,并可评估疗效和预后。

(2) 幽门螺杆菌检测:检测方法分类如图4-3-2。

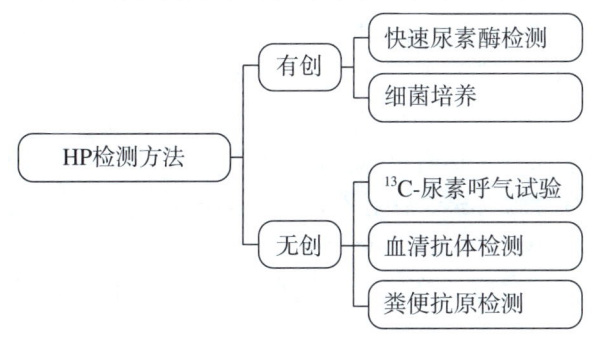

图4-3-2 HP检测方法

^{13}C-尿素呼气试验因具有操作简便、无创伤、检测结果准确性高的特点，在临床上被广泛应用。^{13}C-尿素呼气试验检测方法如图4-2-2所示。

检查前注意事项：①正在口服抑酸药物如奥美拉唑、雷尼替丁者，应停药2周后进行检查；②正在口服抗生素（如阿莫西林等）、铋剂、有杀菌作用的中药（如康复新液）等建议停药4周后进行检查；③需空腹2小时以上，检测前不宜行胃镜检测。

5．消化性溃疡应怎么治疗？

（1）药物治疗

1）根除HP治疗：目前临床中多使用口服药物根除HP，常用的联合方案是质子泵抑制剂+抗生素+铋剂，疗程7～14天。由于各地抗生素耐药情况不同，抗生素及疗程的选择应视当地耐药情况而定。

2）抑制胃酸的药物：如西咪替丁、奥美拉唑、兰索拉唑等。

3）胃黏膜保护药：作用主要是增强黏膜抵抗力，包括硫糖铝、胶体铋等。

（2）内镜治疗：对于消化道大出血患者，可进行内镜下止血治疗，如内镜下注射肾上腺素联合生物胶喷洒治疗。

（3）手术治疗：当出现急性穿孔、瘢痕性幽门梗阻及恶变的消化性溃疡时，可行手术治疗。

6．消化性溃疡患者如何进行自我保健？

为了方便患者掌握自我保健的要点，我们将其总结为重视、预防、观察、就医。

（1）重视——消化溃疡不小觑，出血穿孔还癌变

在临床上，最常见的是十二指肠穿孔。一旦溃疡发生穿孔，患者胃内的东西会流入腹腔，造成患者剧烈腹痛的同时，也会快速引发腹膜炎。如果不及时治疗，很容易造成患者短暂性休克，对患者的生命安全构成了巨大的威胁。消化性溃疡最为严重的并发症就是癌变，患有胃癌的患者几乎都曾得过消化性溃疡，虽然癌变的发生因人而异，但是也加大了患者的死亡风险。

（2）预防——饮食生活要规律，卫生习惯要保持

1）忌高盐饮食：高浓度盐会损伤胃黏膜，可增加胃溃疡发生风险。因此，在生活中要减少盐的摄入，少吃腌制食品，如咸菜、熏肉等。每日食盐摄入量＜5 g，在家烹饪时推荐使用定量盐勺，每餐按量放入菜肴，烹制菜肴可以等到快出锅时或关火后再加盐，能够在保持同样咸度的情况下减少食盐用量。

2）忌生冷辛辣食物、浓茶、浓咖啡、巧克力、碳酸饮料和油腻食物；生冷辛辣食物容易破坏胃黏膜屏障；酒、浓茶、咖啡和某些饮料能刺激胃酸分泌，摄入后易产生消化不良症状，应减少摄入。

3）用餐规律，避免暴饮暴食：一日三餐，两餐的间隔以4～6小时为宜。早餐安排在6：30—8：30，午餐11：30—13：30，晚餐18：00—20：00为宜。用餐时间适中，建议早餐用餐时间为15～20分钟，午、晚餐用餐时间为20～30分钟。进餐时应相对专注，细嚼慢咽，享受食物的美味，不宜边进餐边看电视、看手机等。

4）戒烟限酒：吸烟使溃疡不易愈合且容易导致消化道出血及癌变的发生；过量饮酒会破坏胃黏膜，建议成人每日最大摄入量男性＜25 g，女性＜15 g。

5）保持良好的个人卫生习惯：HP传播方式为口－口及粪－口途径，所以应注意

手卫生，饭前便后及时清洁双手；使用公筷公勺，采用分餐制，餐具定期消毒（见图 4-2-3）。

6）调整心态：应激和心理因素急性应激可引起应激性溃疡。长期精神紧张、焦虑或情绪波动的人易患消化性溃疡；溃疡愈合后在遭受精神应激时，溃疡容易复发或发生并发症，所以应保持良好心态。

（3）观察——腹痛和进食相关，便血呕血很危险

1）消化性溃疡的典型特点是腹痛的时间与进食相关，当发现经常出现用餐前后腹痛时应及时就医。

2）消化性溃疡如果不能得到及时治疗，很有可能会引发上消化道出血急症，严重者甚至会出现休克，极大地威胁着患者的生命安全。当溃疡并发消化道出血的情况时，我们的身体会及时提醒我们，出现口吐鲜血或大便颜色发黑时应及时就医。

（4）就医——坚持用药很关键，定期复查要保持

1）消化性溃疡一经发现应及时治疗。抑制胃酸药物是治疗消化性溃疡的首选药物，且 HP 引起的消化性溃疡需联合用药，一般疗程为 2～4 周，只有足量、规律服药，才能保证治疗效果。抑制胃酸药物建议餐前 30 分钟服药，有利于最大限度地降低胃酸分泌量，对于提高治疗效果十分重要；口服铋剂也容易出现大便变黑的情况，这种情况是由于胃肠道的氧化作用，属于正常现象，不用过于担心。

2）消化性溃疡具有慢性复发倾向，为减少复发，防止反复发作引起的并发症，应定期复查。

⊕ 要点总结

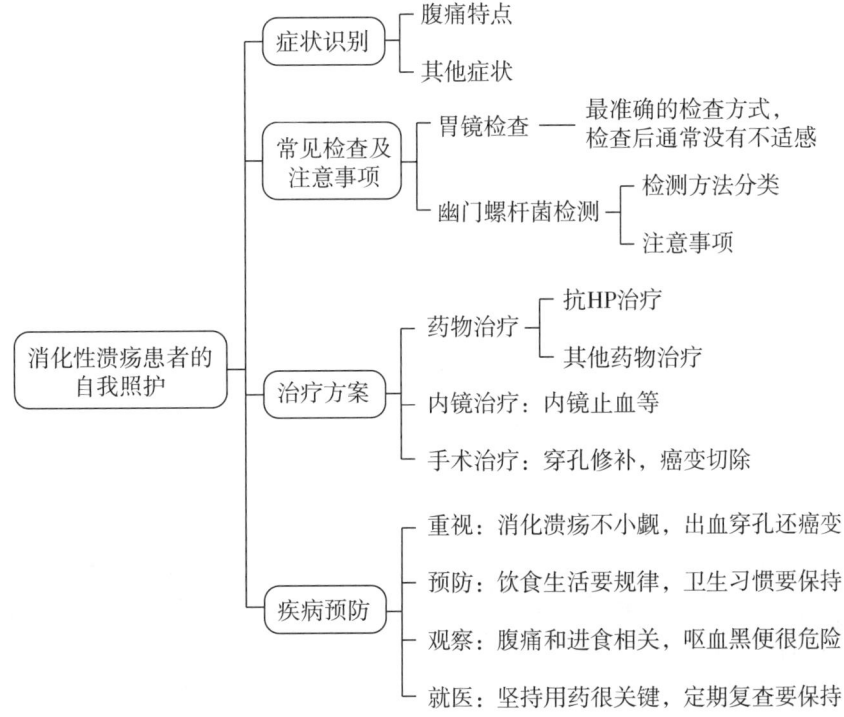

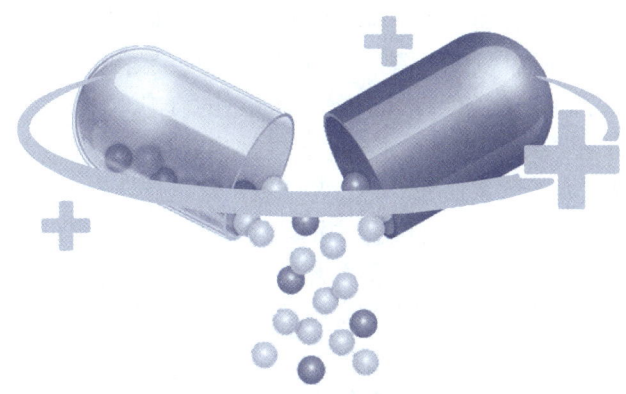

第五章

泌尿系统疾病

第一节　IgA 肾病

✚ 案例

28 岁的李先生是一名程序员，平时工作繁忙，经常熬夜，年纪轻轻就得了高血压。3 个月前，由于工作压力大，免疫力下降，再加上天气转凉，染了风寒。李先生像往常一样在药店买了感冒药，凭借自己的经验，自觉多喝水便会好起来。第二日，李先生小便后，发现便池内留下了浅浅的粉色，似乎是小便流过的痕迹，心里犯了嘀咕。之后李先生感冒渐好，但每次小便仍然特意观察了一下，便池内颜色都未见异常，于是便打消了顾虑。李先生由于工作常年一人久居在外，日常三餐常常是点外卖为主。近几日，不知吃了什么东西，一天腹泻 5~6 次，水样便。祸不单行，便池内又出现了粉色，这次李先生自觉这应该是"危险信号"，于是便去医院就诊。医生在询问相关症状、经过一系列的检查（生命体征测量、抽血化验、肾超声等）后，建议进行肾穿刺术以明确诊断。李先生最终被确诊为 IgA 肾病。医生给予李先生常规治疗，即服用降压药，控制血压，并嘱咐李先生保证良好的生活习惯、避免劳累，定期复查。目前李先生病情稳定。

✚ IgA 肾病患者的自我照护

1. 什么是 IgA 肾病？

IgA 是人体内免疫球蛋白之一，是身体抵抗外来侵袭的重要抗体，主要负责黏膜免疫。当人体的上呼吸道感染、肠道或泌尿道等黏膜感染时，可引起人体免疫系统紊乱，从而累及肾，引起 IgA 肾病。

2. IgA 肾病可能会有哪些表现？

（1）血尿：多数肉眼看不出，但各种原因导致感染后可见肉眼血尿，呈洗肉水样，或者浓茶色。

（2）泡沫尿：小便后便池内出现持久不散、细密的泡沫。

（3）水肿：早晨起床后眼皮或脸部水肿，午后消退，劳累后加重，休息后减轻。

（4）血压增高。

3. 出现症状时，一般需要做哪些检查？

（1）尿液检查：即尿常规，需留取中段尿标本，常常会有镜下血尿或肉眼血尿，还可能会有蛋白尿。

（2）血液检查：即血清 IgA 检测，血清 IgA 水平增高，有助于疾病诊断。

4. IgA 肾病应如何治疗？

（1）一般治疗：控制和预防感染，定期监测蛋白尿和肾功能，生活中避免过度劳累。

（2）控制血压：对于 IgA 肾病合并高血压者，降血压治疗应首选血管紧张素转化酶抑制剂（ACEI）或血管紧张素转化酶受体阻滞剂（ARB）类药物。ACEI 常见的有贝那普利、卡托普利等；ARB 药物常见的有氯沙坦钾、厄贝沙坦等。IgA 肾病高血压不合并蛋白尿患者，血压应控制在 140/90 mmHg 以内，合并蛋白尿的患者，血压应控制在 130/80 mmHg 以内，但根据患者的年龄、心血管并发症进行个体化目标设定。

5. IgA 肾病缓解后如何预防复发？

（1）降压药不中断：IgA 肾病合并高血压患者应每日测量并记录血压。做到"四定"：每天在同一时间，保持同一姿势使用同一血压计测量同一部位的血压。遵医嘱按时服药，避免因突然停药而引起血压反弹升高。坚持血压监测并记录，增减药量或停用药物需在医务人员指导下进行。如有不适及时就诊。

（2）坚持低盐饮食：人体日常食盐的需要量是 5～6 g/d，而我们每天摄入的未加食盐的自然食物中就含有 2 g 左右的食盐量。因此，如果要求每天食盐量在 2g 左右，如水肿、心力衰竭等时，就必须采用无盐饮食。控制食盐时，根据患者的病情作调整，并非所有的患者都要严格限盐。高血压、水肿及少尿者，钠盐的摄入须 < 2 g/d。

（3）避免过度劳累：病情较重时，应避免劳累，多休息调养；病情较轻或好转时，可逐渐增加运动量，提高身体免疫力。

（4）控制体重：控制体重的主要办法是减少热量的摄入和增加运动。评价机体脂肪含量比率可用体重指数（BMI）（BMI= 体重 / 身高的平方，国际单位 kg/m^2）。BMI 以控制在 $18.5～23\ kg/m^2$ 为宜。

（5）改变生活方式

1）早睡早起，睡眠充足：充足的睡眠是恢复体力、消除疲劳的重要保证。因此，睡前需注意：尽量减少各种外来刺激，如灯光、噪声、闷热、寒冷等；保证卧室清洁；经常洗澡，睡前温水泡脚；临睡前不喝咖啡、茶，不吃食物。但也不要空腹入睡，因饥饿时较难入睡。

2）预防感染：保持室内环境的清洁和卫生，保持空气的畅通和新鲜，以避免病原菌的滋生，从而预防感染。患者由于存在血尿、蛋白尿及免疫功能低下，因此，非常容易导致呼吸道、消化道及泌尿道感染。预防感染对 IgA 肾病患者是非常重要的，因为感染可导致本病的反复发作及加重，可使肾功能急剧恶化，所以在生活起居方面，应注意休息，不宜过度劳累，注意饮食卫生，随时注意天气变化而增减衣被，以免受寒热侵袭而使疾病发作。

（6）心理调节

1）保持情绪稳定：IgA 肾病患者的治疗周期较长，此时家属应注意和患者沟通，以缓解患者因疾病而导致的抑郁沮丧的情绪。健康的心理和稳定的情绪是患者长期坚持治疗的关键。IgA 肾病是终生性疾病，又是长期进展性疾病。长期的病痛折磨带来精神上、身体上的巨大痛苦，容易产生急躁、悲观等不健康的情绪，因此，家属要特别注意心理疏导，耐心开导，细心关怀。

2）消除恐惧心理：被确诊为 IgA 肾病的患者多紧张、恐惧，不利于休息及治疗。患者应调整自己的情绪，充分认识本病的长期性，保持乐观的态度，并对疾病有客观充分的认识，树立战胜疾病的信心，积极配合医生，以延缓疾病进展。

要点总结

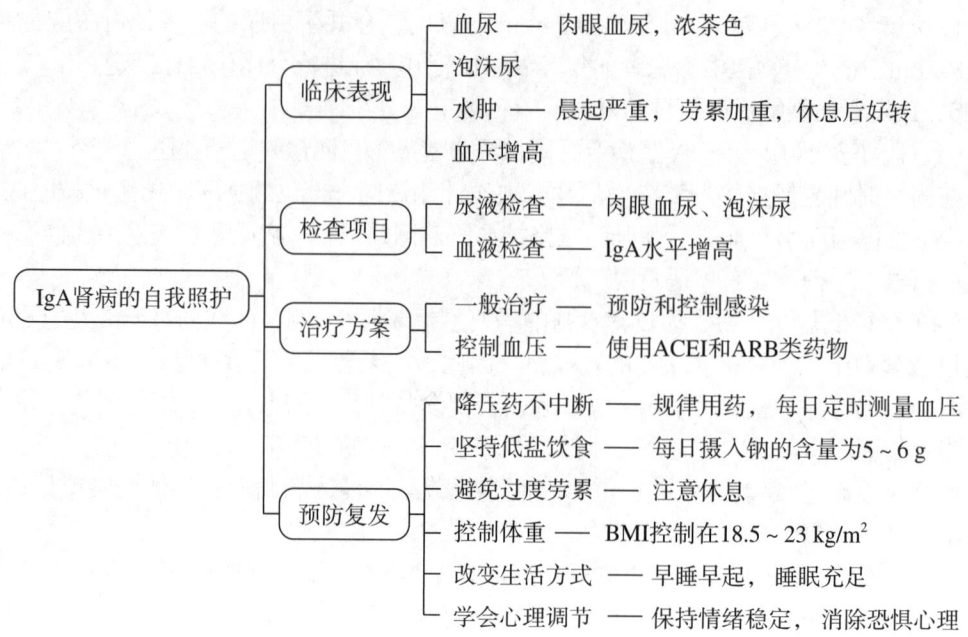

第二节　肾病综合征

⊕ 案例

40岁的王先生是一名小学教师，平时身体健康。1个月前外出游玩，回家后感觉不舒服，像感冒了，就吃了点家中常备的感冒药。好转后，王先生在排尿时观察到，尿液上面漂浮着一层浅浅的泡沫，心里嘀咕是不是得了糖尿病。于是立马订购了血糖仪，监测血糖，但是数值都正常，于是就放松了警惕。最近几天，王先生感觉肚子总是胀胀的，吃不下饭，没想到体重还增加了，心想自己是不是该运动减肥了。今天早上起床后，王先生发现自己脚也肿了，用手指压了压，还有个坑，但是没一会儿，就又恢复了。上厕所发现，小便后泡沫比上次多了很多。这次，平时做事小心谨慎的王先生觉得不对劲儿了，赶紧到医院检查。医生在询问相关症状、经过一系列的检查（抽血化验、尿液检查、肾穿刺检查等）后，王先生被诊断为肾病综合征，医生给予王先生激素和降脂药物治疗。王先生通过健康的饮食和生活方式，规律用药，定期复查，病情控制稳定，生活如前。

⊕ 肾病综合征患者的自我照护

1. 什么是肾病综合征？

我们的肾就像是一个水龙头，承担着把体内多余的水分和有毒物质排泄出去的任务。当肾受到损害时，我们的"水龙头"就不能很好地工作。肾病综合征最常见的就是在排尿时尿中有大量泡沫，这些泡沫其实就是我们身体内的蛋白质。当尿中排出去的蛋白质大于 3.5 g/d，就容易导致血液中的蛋白质减少，形成低蛋白血症，血液中的水分就会向组织间隙（皮肤下）移动，皮肤就会出现水肿。水肿最常的部位为双小腿、双脚，严重者还可出现上眼睑部位的水肿、胸腔积液等。

2. 当出现什么症状时您需要就诊？

日常生活中发现尿量比之前减少，排尿时尿液中细而密的泡沫增多，或近期体重出现了不明原因的增加，并且身体出现不同程度的水肿，时常感觉疲惫乏力、精神不佳，这时您就要警惕您的肾是否出现了问题。或者是您在体检时发现蛋白尿阳性、低蛋白血症、血脂升高，建议您及时就医。

3. 出现症状时，一般需要做哪些检查？

（1）尿常规：正确方法是留取晨尿中段尿，即晨起第一次排尿时，排去一段后留取中间段尿液。因为早晨醒来后的第一次尿在膀胱内留置时间最长，尿液浓度较高，没有受到起床后饮水、饮食等因素影响，化验结果更准确。

（2）24 h尿蛋白定量：标本的采集方法为当日早6时至次日早6时的尿全部留在一个尿桶内，混匀。记录总尿量并留出一管尿液放在标本盒内，将总尿量告知医务人员。

（3）肾穿刺术：为明确病理诊断，为疾病的治疗提供依据，通常医生会建议患者进行肾穿刺术。

4. 肾病综合征患者一般用什么治疗？

激素治疗是最常用的治疗方案，最常见的有泼尼松、泼尼松龙、甲泼尼龙等，一般遵医嘱服用 6～12 个月，不可擅自减量或停药。长期服用激素的患者易出现感染，应定时监测血常规、肝功能、电解质、血糖及血压变化。不可突然停药，要在医师密切观察及监测下，逐渐减量停药。

5. 肾病综合征患者在患病期间怎么配合治疗？

（1）"水"不多喝：肾病综合征水肿的患者应学会控制每天的进水量，根据水肿程度和尿量而定。入量包括饮食、饮水、服药、输液等以各种形式或途径进入体内的水分。若每天尿量达 1000 ml 以上，一般不需严格限水，但不可过多饮水。若每天尿量小于 500 ml 或有严重水肿者，需限制水的摄入，应记录出入量，每天入量不应超过前一天 24 小时尿量加上不显性失水量（约 500 ml）。

（2）能"记"会"算"

学会记录出入量的方法：出入量记录时间为从早 7：00 开始至第二日早 7：00 结束。其中入量包括全天 24 小时饮食、饮水、鼻饲、输液量等的总和。出量包括全天 24 小时的尿量、引流量等的总和。其中，食物入量的计算方法可按表 5-2-1，折合为含水量进行记录。

表 5-2-1　医院常用食物含水量表

食物	单位	原料重量（g）	含水量（ml）	食物	单位	原料重量（g）	含水量（ml）
米饭	1 中碗	100	240	蒸鸡蛋	1 大碗	60	260
大米粥	1 大碗	50	400	菜包	1 个	150	80
大米粥	1 小碗	25	200	牛肉		100	69
面条	1 大碗	100	250	猪肉		100	29
馒头	1 个	50	25	青菜		100	92
花卷	1 个	50	25	冬瓜		100	97
鸡蛋	1 个	40	2	水饺	1 个	10	20
牛奶	1 大杯	250	217	豆浆	1 大杯	250	230

（3）会测"体重"：记录每日的体重变化对于监测肾病综合征患者的病情变化具有重要意义，测量体重一定力求准确，这样才能观察出每日的变化。请您做到四个固定，即固定时间，最好在早上；固定空腹，最好在早饭前并排空大小便；固定体重计；固定穿着，穿着同样的衣服及鞋。

（4）会看"病"：患者应该学会评估水肿程度，了解自己的病情变化，及时就医。

①轻度：水肿范围为踝关节及以下，即踝关节、足背处，水肿程度相对较轻，指压后轻度凹陷，可以快速恢复（图5-2-1）。②中度：水肿范围主要是膝关节及以下，指压后会有凹陷，并且恢复比较慢（图5-2-2）。③重度：水肿范围扩大，可以到大腿甚至全身组织，按压后明显凹陷且复原慢，身体下垂部位紧而发亮，甚至有液体渗出，可伴有多浆膜腔积液，包括胸腔积液、腹水、盆腔积液、心包积液（图5-2-3）。

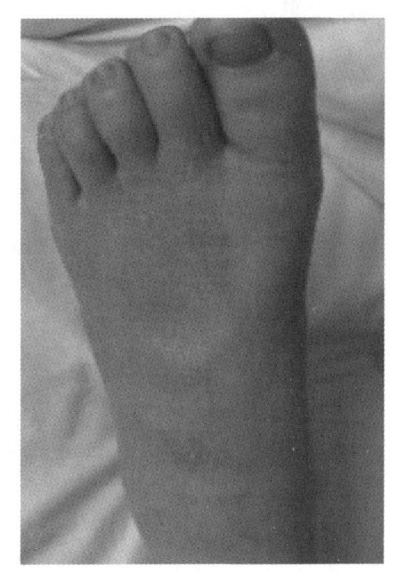

图 5-2-1 轻度水肿

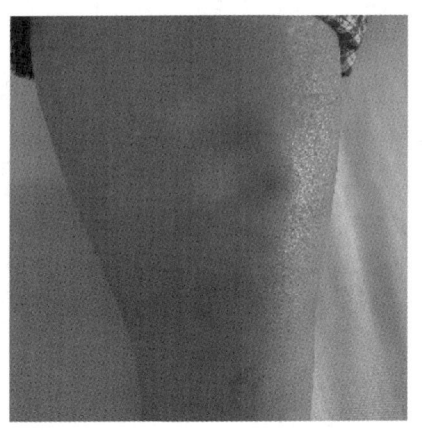

图 5-2-2 中度水肿

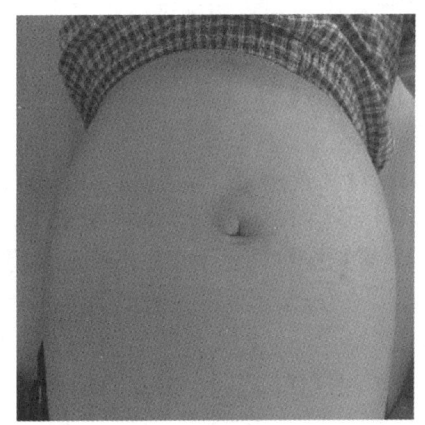

图 5-2-3 重度水肿

6. 肾病综合征患者回家后应该怎么吃？

（1）少吃"钠"：肾病综合征的患者应该低盐饮食，每天以 2～3 g 为宜。低盐饮食是指钠 ≤ 2000 mg/d、食盐 ≤ 3 g/d 或酱油 ≤ 15 ml/d；3 g 盐 = 半啤酒瓶盖盐；减少含钠调味品用量如味精、鸡精、蚝油、辣酱、甜面酱、豆瓣酱等各种酱。可使用控盐勺，慎用低钠盐、低钠酱油。菜里可用白糖、白醋、葱、姜、蒜、香菜、柠檬等调味；5 ml 酱油相当于 1 g 盐，放了酱油，建议不要再放盐。

（2）会吃"蛋白"：肾病综合征患者应严格控制蛋白质的摄入。您应学会如何计算每日蛋白质的摄入，如：您每次摄入 10 g 油，那么这 10 g 油里含有蛋白质相当于 100 g 淀粉类食物或 200 g 瓜果蔬菜类或水果类食物所含有的蛋白质，各类食物所含蛋白质的量如表 5-2-2 所示。

表 5-2-2　各类食物所含蛋白质的量

食物类别	交换份（g/份）	每交换份蛋白质含量（g）
油脂	10	0～1
淀粉类	100	
瓜类蔬菜与水果类	200	
谷薯类	50	4
绿叶蔬菜类	250	
坚果类	20	
豆类（优质蛋白）	35	7
肉、蛋、奶类（优质蛋白）	50（肉类）、75（水产）、60（蛋类）、230（奶类）	

健康人群每日蛋白质摄入量应为 1～1.2 g/（kg·d），在每日摄入蛋白质基础上加上每日尿中漏出的蛋白量，就是每日所需摄入的蛋白量。

举例：王先生，体重 60 kg，24 小时尿蛋白定量为 10 g，那么他一天的蛋白摄入量应该为 =60 kg×[1～1.2 g/（kg·d）]+10 g/24 h = 70～82 g/d 蛋白质。

（3）少吃"油"：选择低脂肪食物、限制胆固醇摄入，炒菜油建议选用橄榄油或茶籽油，每日烹调油 25 g = 25 ml（请使用有刻度的油壶）。不建议食用油炸食品。

7．肾病综合征患者在生活中应注意什么？

（1）在生活中注意休息和保持适度的活动，养成低盐低脂的饮食习惯，补充适量的营养，注意定期复查。

（2）注意口腔卫生，饭后勤刷牙漱口，进食洗净、经过蒸煮加热的食物，不进食生冷、刺激、不卫生的食物。避免消化道感染、腹痛、腹泻的发生。

（3）根据天气情况增减衣物，避免感冒、发热、上呼吸道感染。

（4）保持皮肤毛发会阴部位的清洁，选择在天气较温暖的时候洗澡，勤更换内衣、内裤。不要过度用力抓搔而损伤皮肤。

（5）避免进入人群密集的公共场所，尤其在传染病流行时。

要点总结

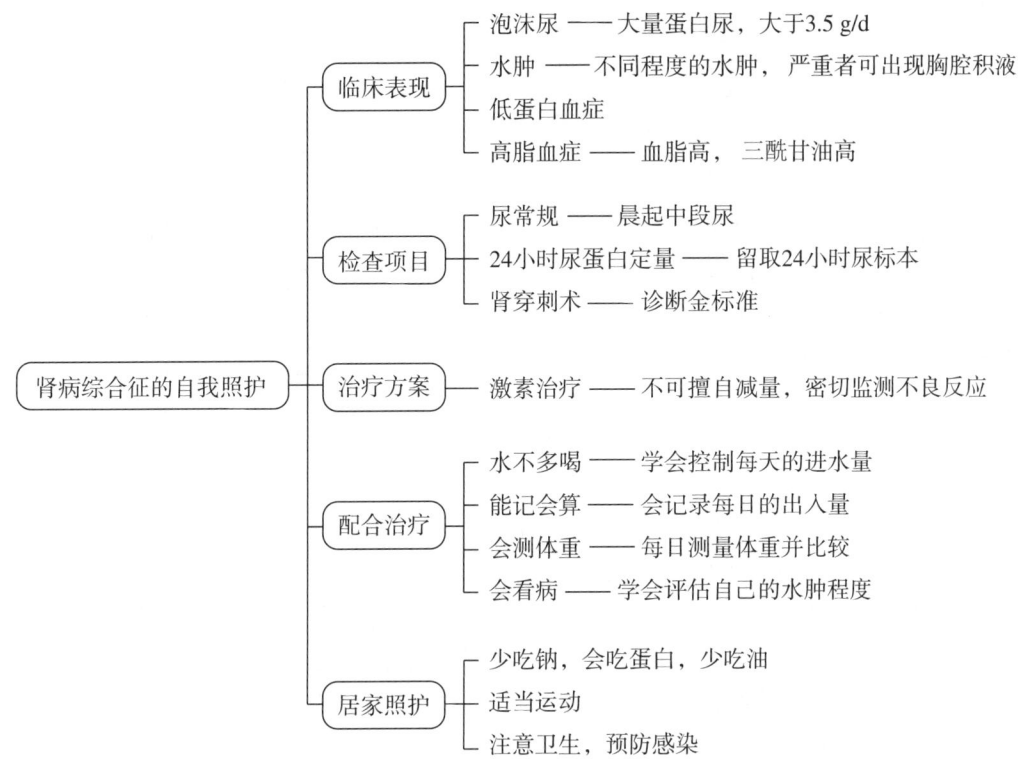

第三节 糖尿病肾病

⊕ 案例

50岁的徐女士在10年前明确诊断为2型糖尿病,医生为她开具了注射胰岛素和口服降糖药治疗,但是徐女士却一直没有规律地打胰岛素针和吃降糖药。近3个月,徐女士开始有明显的手足麻木和刺痛感,看东西时有一团雾萦绕在眼前,起夜上厕所的次数也明显增加,同时还发现尿里出现了泡沫。一天清晨,徐女士起床后,感觉自己的手胀胀的,已经到了无法握拳的地步了,走路的时候脚踩在地上像踩棉花一样。徐女士感觉十分着急和害怕,于是在家人陪同下前往医院肾内科门诊就医。

入院后,医生为徐女士开具了血常规和尿常规检查,查体时发现,徐女士出现了脸部和四肢的水肿,血压更是高达200/140 mmHg。通过对徐女士的血糖进行监测发现,空腹血糖为11～14 mmol/L,餐后血糖为16～20 mmol/L。医生择期给徐女士进行了肾穿刺活检,病理结果为结节性糖尿病肾小球硬化症。同时徐女士还进行了眼科检查,结果显示为视网膜病变,如果再不加以治疗,可能会失明!徐女士一下子慌了神,怎么糖尿病还会引起肾病和眼睛的疾病呢?通过进一步了解,徐女士对自己多年来一直没有规律吃降糖药懊恼不已。最终,徐女士被确诊为糖尿病肾病Ⅲ期,选择进行腹膜透析治疗。出院后,徐女士也需要通过控制饮食、血糖和血压,加强运动,规律服药,开始了自己的"腹透人生"。

⊕ 糖尿病肾病患者的自我照护

1. 什么是糖尿病肾病?

糖尿病肾病就是指是各种类型的糖尿病导致的慢性肾病,表现为持续的蛋白尿,时间不少于3个月,并排除其他类型的肾病。

2. 糖尿病肾病患者有哪些症状?

(1)早期常无明显症状,仅通过糖尿病早期筛查发现有微量蛋白尿情况,因此糖尿病患者需要定期检查肾功能,具体可到医院咨询肾内科医生,定制切实可行的复查方案。

(2)中晚期症状以高血压、水肿(脚、脚踝、手或眼睛肿胀)、泡沫尿为主,可出现贫血现象,如乏力、面色苍白等。其他方面包括视物模糊(糖尿病视网膜病变)、指端或趾端皮肤感觉异常(周围血管并发症)、心悸、心绞痛(心血管并发症)、头晕、一过性晕厥,甚至发生偏瘫(脑血管并发症)等。

(3)后期患者发展至终末期肾病(肾衰竭),出现水、电解质、酸碱平衡紊乱及贫血。

3. 糖尿病肾病需要做哪些检查?

(1)血液检查:医生为患者开具抽血检查,包括血糖检查;肾功能检查,例如肌酐等。

（2）尿液检查：医生会为患者开具尿液检查，包括尿蛋白、尿离子定量等。

（3）肾穿刺活检：肾穿刺活检被认为是肾病诊断的金标准。患者入院后接受相应的评估，进行肾穿刺活检，从而明确诊断，指导治疗，判断预后。

（4）影像学检查：腹部CT检查及B超检查，了解肾的大小、结构及腹部相关情况。

4. 如果确诊了糖尿病肾病，需要接受哪些治疗？

医生会根据患者目前所属的病情阶段开始治疗。

（1）第1阶段——糖尿病肾病的预防

在重点人群中开展糖尿病筛查，一旦发现有糖耐量异常或空腹血糖受损者，应积极治疗，预防糖尿病及糖尿病肾病的发生。

（2）第2阶段——糖尿病肾病早期治疗

出现微量白蛋白尿的糖尿病，予以糖尿病肾病治疗，减少或延缓大量蛋白尿的发生。

（3）第3阶段——预防或延缓肾功能不全的发生或进展，治疗并发症

出现肾功能不全者需考虑肾替代治疗。糖尿病肾病的治疗以控制血糖、控制血压、减少尿蛋白为主，还包括生活方式干预、纠正脂质代谢紊乱、治疗肾功能不全的并发症、透析治疗等。

5. 糖尿病肾病患者应该怎么吃？

饮食和营养支持对延缓糖尿病肾病患者肾衰竭的进程十分重要。建议患者可以到医院营养支持门诊获取更专业的食谱安排。

（1）饮食推荐

1）患者每日摄入的总热量应能够使患者维持接近理想体重，一般轻体力劳动者日常热量摄入为25～30 kcal/（kg·d）。肥胖者可适当减少热量摄入，消瘦者可适当增加热量摄入，主食中含有的糖类（碳水化合物）会升高血糖，建议以粗粮为主，如玉米、小米、黑米或燕麦等。

2）糖尿病肾病患者应避免高蛋白饮食，因为高蛋白饮食会导致尿素氮过高，给肾造成负担。因此，需要严格控制蛋白质每日摄入量。每日摄入的蛋白质应选用优质蛋白质，如鱼、瘦肉等。糖尿病肾病患者每日蛋白质的摄入量最好限制在0.8 g/（kg·d），当患者出现肾小球滤过率下降时，应当进一步限制到0.6 g/（kg·d）。

3）患者在日常生活中注意限制食盐的摄入，伴有高血压、水肿的患者需尤为注意，腐乳、腌菜、酱肉等食物含盐量太高，应尽量避免服用。当患者近期存在明显的水肿或高血压的时候，建议患者每日盐摄入量应当＜3 g，约为半个啤酒瓶盖的量，家中可使用控盐勺（图5-3-1）或者控盐瓶（图5-3-2），实现更精准的控盐。

4）患者可在医生指导下适量增加膳食纤维的摄入，对于稳定血糖、改善血脂代谢有积极作用，还能增加肠蠕动，促进粪便的排泄。常见的富含膳食纤维的食物包括蔬菜如芹菜、菠菜、竹笋、辣椒、菜花等，水果如樱桃、香蕉、石榴、苹果、火龙果等，五谷杂粮如麸皮、玉米、燕麦、荞麦等，还包括部分菌类如香菇、木耳等，豆类如黄豆、青豆等，坚果如花生、核桃等。

下面将以案例的形式介绍糖尿病肾病患者该怎么选择饮食方案。

案例：徐女士，50岁，身高145 cm，体重48 kg，BMI 22.8 kg/m²。诊断：① 2型

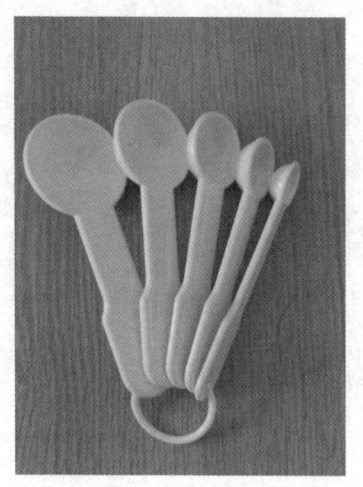

图 5-3-1　控盐勺

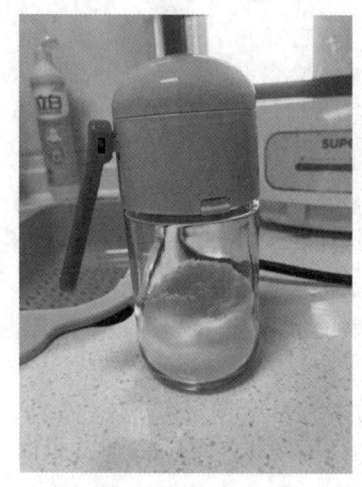

图 5-3-2　控盐瓶

糖尿病伴多并发症：②糖尿病肾病（Ⅲ期）、糖尿病周围神经病变、糖尿病视网膜病变；③肾病综合征；④动脉粥样硬化；⑤高胆固醇血症；⑥中度贫血；⑦中度营养不良。

第一步：计算能量，编制糖尿病食谱

糖尿病肾病患者的能量摄入量应该根据糖尿病肾病的临床分期来确定，从第Ⅲ期（持续性微量蛋白尿期）开始，应该按照体重和劳动强度进行相应的调整，徐女士为糖尿病肾病持续性微量蛋白尿期，且为轻体力劳动者。按 25～30 kcal/（kg·d）计算出总热量为（145 − 100）× 30 = 1350 kcal。

第二步：计算生热营养素重量

根据病情确定生热营养素所占能量比例：徐女士为糖尿病肾病（Ⅲ期），适量限制饮食中的蛋白质，有助于肾功能恢复。徐女士三酰甘油及胆固醇偏高，宜进食中度限制脂肪膳食，限制膳食中脂肪的总量每天不超过 40 g，胆固醇摄入量控制在 300 mg/d 以下，因此设定：脂肪占总热量的 25%；糖类占总热量的 60%；蛋白质占总热量的 15%，以 0.6～0.8 g/d 为宜，并加上 24 h 尿液中丢失蛋白质量作为蛋白质总量，且尽量选择优质蛋白质（> 50%）。按上述比例，计算出糖类、蛋白质、脂肪三大生热营养素提供的能量，再分别除以每种营养素每克所供能量，得到全天的配置重量。分别为：糖类 202.5 g，蛋白质 57.5 g，脂肪 37.5 g。

第三步：确定餐次分配

根据病情，全天膳食分配按 1/5、2/5、2/5 比例，分别计算出每餐营养素重量。

第四步：配餐

按上述计算结果确定食品用量，按先配主食，再配蔬菜，然后配荤菜，最后计算烹调用油及调味品的过程，分别安排至具体每餐。

第五步：编排周食谱

按上述方法确定 1 天食谱后，根据患者饮食习惯、饮食禁忌及季节供应等情况，按食物交换份表，编排成周食谱。

（2）饮食禁忌

1）患者在日常生活中应限制腌制食物的摄入，如咸蛋、酱菜等。

2）日常生活中根据自身实际情况调整钾的摄入，出现高血钾时注意避免摄入含钾高的食物，如橘子、香蕉、油菜、菠菜等。

6. 糖尿病肾病患者可以做哪些运动？

因糖尿病肾病患者的运动强度、持续时间、频率、项目的选择都要个体化，建议患者在专业人士的指导下制订合理的运动方案，或参加运动计划，提高依从性，减少运动不良后果的发生。建议患者可以到医院肾内科运动康复门诊挂号获得运动康复的进一步指导。

（1）运动方式：一般选择有氧运动，对于肾病患者，推荐的运动方式有步行、慢跑和骑车锻炼。其他如羽毛球、篮球、足球等，在运动时心率难以稳定和掌握，因此不适合肾病患者。

（2）运动强度要适当，循序渐进，逐量增加：最开始时，运动心率达最大心率的30%～50%即可；过渡阶段达到50%～60%；最后步入正轨后，可维持在60%～80%。强度应小于普通人。最大心率为170－年龄（岁）。

（3）运动时间：每次运动时间以不出现肌肉无力、呼吸困难或身体疲劳为准，时间可逐渐延长。运动频率建议为每周3次，逐渐加量，但需注意，频率要比普通人低一些。

（4）运动必须根据年龄与具体病情而定，以下情况不宜运动：患有严重水肿、难治性高血压、心功能不全、严重贫血以及急性感染等。每个人的体力和耐力都不一样，以运动后自己感觉不劳累，第二日没有疲劳感为准。出汗多时，一定要注意水分的补充。

7. 糖尿病肾病患者如何做好足部护理？

（1）定期检查双足的皮肤，以早期发现茧、鸡眼、裂缝、红肿、擦伤、溃疡、趾甲不正常等现象。

（2）促进足部的血液循环。以温水浸泡双脚，每日2次，但时间不宜超过15 min，水温不宜超过40 ℃。用中性肥皂洗脚，用柔软的干毛巾揩干脚趾间及足部。以润肤油按摩足部（由下往上）。冬天宜穿羊毛袜或棉袜，不宜穿紧口袜或过紧的长裤。

（3）做好足部的保护。每天更换清洁袜子，选择合适舒适的鞋，最好穿厚底的布鞋。

（4）不宜穿橡胶或塑料底鞋，因鞋的透气差、不易散热，足部容易出汗，易发生足部的真菌感染；不宜穿人造革鞋、塑料凉鞋，防止因感觉迟钝而造成擦伤。

（5）冬天注意保暖，但不能使用电热毯或其他代用品或足直接接触暖气等。

（6）不要赤脚行走，特别对失去温、痛、感觉迟钝的患者尤为重要。

（7）采用直钝方法修剪脚趾，但不能剪得太短。可用搓磨器将趾甲尖锐的边缘修剪整齐。

8. 如果开始做腹膜透析后，应如何居家护理管路？

腹膜透析治疗是医生将腹膜透析管放置在腹膜以下，通过"虹吸效应"，帮助将腹膜腔里的水快速收集到腹膜透析管后，通过腹透外出口的外接短管排出体外。腹透外出口是腹膜透析管在切口一侧走行一个皮下隧道后穿出皮肤的出口。外接短管上有一个旋拧的开关来控制导管的开放。开关最末端是连接腹膜透析液导管的地方。具体腹膜透析示意见图5-3-3。

（1）保护管路：日常生活中管路应避免牵拉腹膜透析外接短管，洗浴时应做好保护措施，避开插管位置，避免伤口浸湿感染。密切观察生命体征变化，如发现感染，及时通

代谢废物由血液中离开进入透析液中

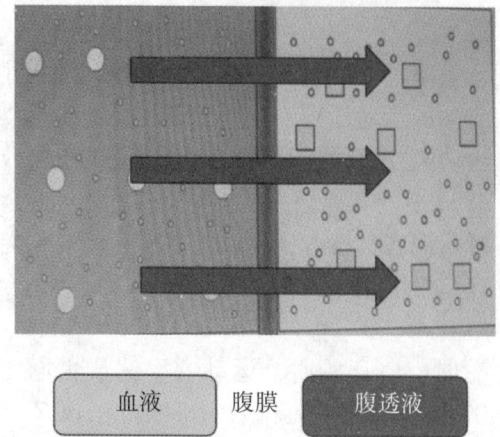

血液　腹膜　腹透液　　　　图 5-3-3　腹膜透析示意图

知医生进行处理。如外出口处出现痂皮，不要强行撕扯，可用无菌棉签蘸取生理盐水浸湿泡软后慢慢取下。管路可用生理盐水清洗，管路、外出口及周围避免使用油性清洁剂及乙醇制剂，避免使用利器。生理盐水为一次性使用。切勿使用过期或被污染的消毒剂。换药时注意有无外出口感染，如感染，可局部增加换药频次并遵医嘱使用抗生素。

（2）无菌操作：自我操作时严格无菌原则，按操作流程进行操作，不可私自加药或更改操作步骤。

（3）腹透外出口护理频率

1）术后 1 周敷料完好，无大量分泌物，可不换药；敷料被血液或液体渗透，以及敷料脱落，应及时更换。

2）淋浴或牵拉后立即更换（腹透外出口经腹膜透析护士评估，愈合良好者方可在一次性肛袋的保护下淋浴），因皮肤本身携带正常菌群，牵拉后周围组织损伤，若不及时进行换药，则有感染的风险。

3）每天观察出口处情况，如无不妥，每周换药 2～3 次。腹膜透析外接短管示意见图 5-3-4。

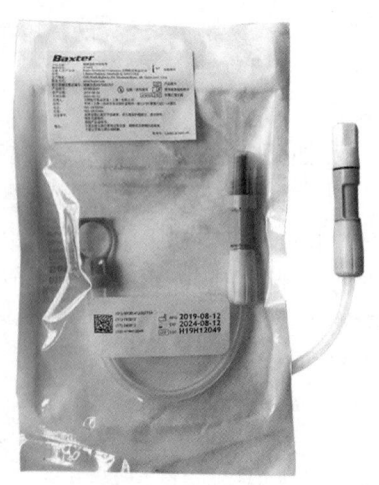

图 5-3-4　腹膜透析外接短管示意图

要点总结

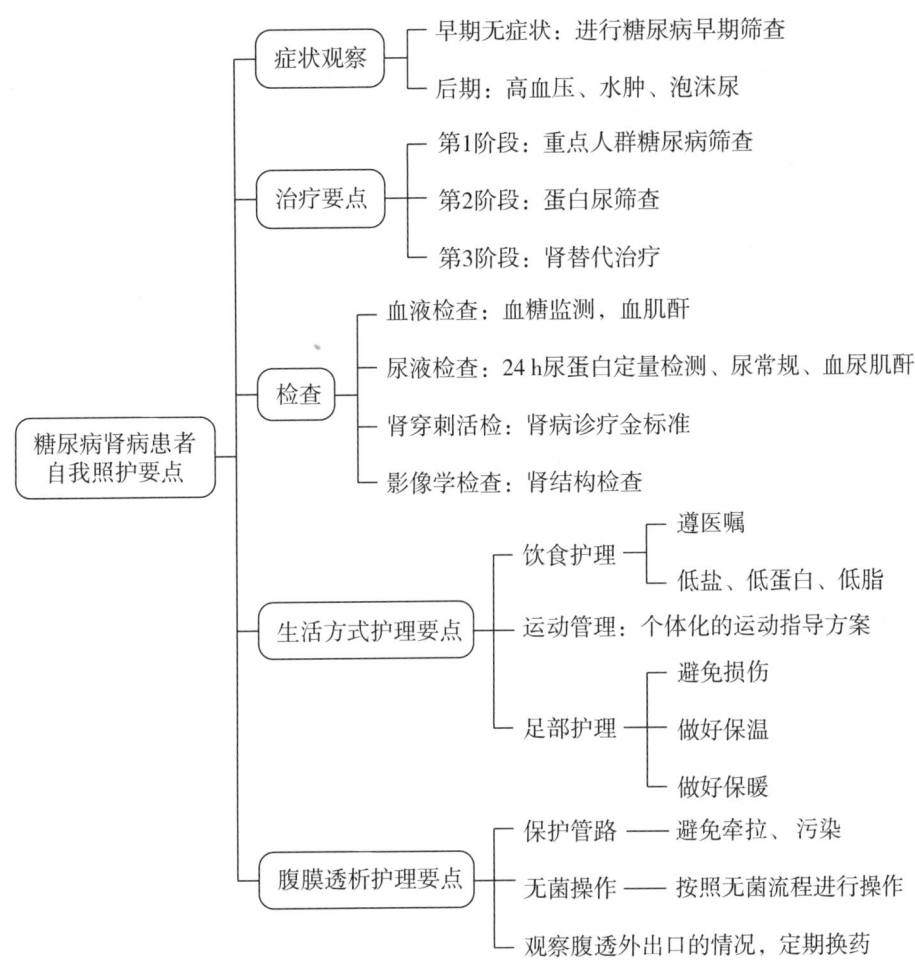

第四节 慢性肾衰竭

⊕ 案例

56岁的谢叔叔来到医院肾内科就诊，说自己已经出现浑身没劲、头晕的症状，吃饭也没什么胃口，持续大概有1个多月了，刷牙也会出现牙龈出血，有时候还会出现鼻出血。一开始考虑最近工厂比较忙，应该是累的，没想到今天早上起来，自己的眼皮肿了，穿鞋的时候发现自己的脚也肿得明显，一按还会出现凹陷，走路的时候也有腿胀的感觉。

医生通过询问谢叔叔的症状，为他开具了抽血检查，并且很快安排住院了。入院后，医生为谢叔叔常规测了血压，结果高达 174/103 mmHg。抽血化验结果显示，谢叔叔已经出现明显的贫血。肾功能检查血肌酐值更是高达 1757 μmol/L。为了进一步了解谢叔叔的病情，医生为他安排了肾活检，结果很快出来了，诊断为慢性肾小球肾炎、慢性肾衰竭（尿毒症期）、肾性贫血。由于谢叔叔一般状态差，因此医生紧急为其留置血液透析管进行透析治疗，住院期间通过对症治疗，肌酐值仍居高不下，最终谢叔叔选择了留置长期血液透析管行透析治疗，每周3次。

⊕ 慢性肾衰竭患者的自我照护

1. 慢性肾衰竭常见症状有哪些？

（1）早期症状：疲劳、乏力、腰痛、头晕、水肿、体重迅速增加；尿频、尿量增加或减少、颜色异常、尿液泡沫增多。

（2）晚期症状：食欲缺乏、恶心呕吐、血糖紊乱、瘙痒、贫血、神经病变、呼气中带有尿碱味、心率加快、昏迷等。

2. 慢性肾衰竭需要完善哪些检查？

患者需要到医院完善抽血化验、尿液的相关检查，同时也需要完成肾超声或 CT 检查。

3. 慢性肾衰竭的治疗措施有哪些？

慢性肾衰竭应重视原发疾病的治疗，积极防治各种加重慢性肾衰竭进展的危险因素，保护肾功能，减少并发症，并根据疾病分期所处的不同阶段，采取不同的防治策略。

（1）积极治疗引起慢性肾衰竭的原发疾病：如高血压、糖尿病肾病、狼疮性肾炎等，纠正某些可逆因素，如循环血容量不足、水电解质和酸碱平衡紊乱、使用肾毒性药物、尿路梗阻、感染、严重高血压、心力衰竭等，以延缓或防止肾功能减退，保护残存肾功能。

（2）营养治疗：通过咨询营养科医生制订个性化的营养支持食谱。

（3）控制高血压：通过口服降压药控制血压。

（4）治疗贫血：口服或者注射生血的药物。

（5）抗感染治疗：应结合细菌培养和药物敏感试验及时使用无肾毒性或毒性低的抗

生素治疗,并根据肾小球滤过率来调整药物剂量。

4. 居家期间病情监测指导

(1) 准确记录每天的尿量和体重。

(2) 掌握自我监测血压的方法,每天定时测量,确保用药期间各项指标控制目标为:24 h 尿蛋白定量 > 1.0 g/d 时,血压 < 125/75 mmHg;尿蛋白 < 1.0 g/d 时,血压 < 130/80 mmHg。家庭可常备血压计便于监测血压。

(3) 监测体温变化。

(4) 定期复查血常规、肾功能、血清电解质等。

(5) 及时就医的指征:如出现体重迅速增加超过 2 kg、水肿、血压显著增高,气促加剧或呼吸困难,发热、乏力或虚弱感加重,嗜睡或意识障碍时,需及时就诊。

(6) 慢性肾衰竭患者吃药应该注意什么?

应遵照医嘱按时、按量坚持服用治疗原发病和并发症以及延缓肾病进展的药物,不擅自停药、减量或漏服。同时应该小心使用具有肾毒性的药物,常见的肾毒性药物包括:

1) 止痛药物:去痛片等。

2) 口服降糖药物:双胍类,如二甲双胍等。

3) 影像检查所使用的显影剂。

4) 来路不明的中草药偏方,尤其含马兜铃酸或含铅、汞等重金属的食品。

5) 夸大不实的药品广告或来路不明的药品。

(7) 慢性肾衰竭患者应该怎么吃?

营养状况直接影响患者的长期存活及生存质量的改善,因此要加强饮食指导,使患者合理调配饮食。

1) 蛋白质:要保证基本生理需求,可以减轻症状及相关并发症,延缓病情进展。以高生物效价蛋白为主,如蛋、牛奶、鱼、瘦肉等动物蛋白。

2) 控制液体摄入:两次透析之间,体重增加不超过 5% 或每天体重增加不超过 1 kg。每天饮水量为前 1 天尿量加 500 ml。

3) 限制钠、钾、磷的摄入:给予低盐饮食,食盐摄入一般控制在 2 ~ 3 g/d,严重高血压、水肿或水钠潴留、无尿时食盐摄入应 < 2 g/d,大约为啤酒瓶盖的一半,如果食用酱油,则量约为 5 ml。慎食含钾高的食物,如蘑菇、海带、豆类、莲子、卷心菜、榨菜、香蕉、橘子等。磷的摄入量应控制在 800 ~ 1000 mg/d,避免含磷高的食物,如全麦面包、动物内脏、干豆类、坚果类、奶粉、乳酪、蛋黄、巧克力等。烹调前先将食物浸泡、过沸水后捞出,可去除食物中的部分钾和磷。

4) 维生素和矿物质:透析时水溶性维生素严重丢失,需补充维生素 C、B 族维生素、叶酸等。透析期间每天钙摄入量应达到 2000 mg,除膳食中的钙以外,一般要补充钙制剂(碳酸钙或醋酸钙)和维生素 D。

案例:谢先生,男性,56 岁,身高 170 cm,体重 60 kg,经过透析后血肌酐 172 μmol/L,诊断为慢性肾病 3 期,下面计算他需要多少蛋白质和能量。

第一步:计算标准体重

公式:身高值 − 105 = 标准体重(kg);如果体重在标准体重上下不超过 10% 即为理想体重,超过 20% 为肥胖,低于 20% 为消瘦。

此患者标准体重为 170 − 105 = 65 kg，而实际体重为 60 kg，体型正常。

第二步：计算每天所需总热量

公式：标准体重 × 每日摄入热量标准 = 全天所需总热量

每天应摄入热量标准为每 kg 体重 30 ~ 35 千卡，那么该患者全天所需总热量为 65 ×（30 ~ 35）= 1950 ~ 2250 千卡。

第三步：计算每天蛋白质的摄入量

公式：标准体重 × 每 kg 体重每天蛋白质摄入量 = 每天蛋白质的摄入量

根据慢性肾病营养治疗宝典推荐 3 期的患者每 kg 体重每天的蛋白质摄入量是 0.6 g，所以该患者每天应摄入的蛋白质推荐量为 65 × 0.6 = 39 g。

第四步：根据计算出的蛋白质和热量设计食谱

肉类 75 g、鸡蛋 50 g、牛奶（约 240 ml）、瓜／菜 500 g、水果 200 g、米饭 2 碗（米生重约 100 g）、不含蛋白质主食 225 ~ 300 g、植物油 30 g、盐 3 ~ 5 g。然后将一日三餐食物总量分配到三餐即可。

①早餐食谱表（表 5-4-1）

表 5-4-1　早餐食谱表

食谱	类型及重量
1	牛奶 240 毫升（7 克蛋白质、90 千卡），鸡蛋 1 个（7 克蛋白质、90 千卡），低蛋白饼干 1 两（0 克蛋白质、180 千卡）
2	豆浆 400 毫升（7 克蛋白质、90 千卡），鸡蛋 1 个（7 克蛋白质、90 千卡），藕粉或凉粉 1 两（0 克蛋白质、180 千卡）
3	豆浆 400 毫升（7 克蛋白质、90 千卡），鸡蛋 1 个（7 克蛋白质、90 千卡），低蛋白饼干 1 两（0 克蛋白质、180 千卡）

②午餐食谱表（表 5-4-2）

表 5-4-2　午餐食谱表

种类	类型及重量
米饭	1 碗——生米 50 g（4 克蛋白质、180 千卡）
蛋白质	猪肉 50 g（7 克蛋白质、90 千卡）；或鸡肉 50 g（7 克蛋白质、90 千卡）；或鸭肉 50 g（7 克蛋白质、90 千卡）；或牛肉 50 g（7 克蛋白质、90 千卡）；或鱼肉 50 g（7 克蛋白质、90 千卡）
绿叶蔬菜	250 克（4 克蛋白质、50 千卡），清炒或与粉丝做汤均可
粉丝或凉粉	100 g（0 克蛋白质、360 千卡），烧肉或与蔬菜做汤均可
油脂	植物油或橄榄油 15 克（0 克蛋白质、135 千卡），约 1.5 汤匙
盐	2 克

③晚餐食谱表（表5-4-3）

表5-4-3　晚餐食谱表

种类	类型及重量
米饭	1碗——生米50 g（4克蛋白质、180千卡）
蛋白质	猪肉25 g（3.5克蛋白质、45千卡）；或鸡肉25 g（3.5克蛋白质、45千卡）；或鸭肉25 g（3.5克蛋白质、45千卡）；或牛肉25 g（3.5克蛋白质、45千卡）；或鱼肉25 g（3.5克蛋白质、45千卡）
瓜类蔬菜	250 g（1克蛋白质、50千卡），清炒或与粉丝做汤均可
粉丝或凉粉	75 g（0克蛋白质、270千卡），烧肉或与蔬菜做汤均可
油脂	植物油或橄榄油15克（0克蛋白质、135千卡），约1.5汤匙
盐	2克
加餐	可吃1个水果（1克蛋白质、90千卡）

（8）外出聚餐时患者该注意什么？
1）最好自己点餐，点餐时仔细阅读菜谱。
2）不熟悉的菜详细询问服务员主料、辅料、烹调方式和调味料。
3）告知同席者自己的病情，避免劝菜劝酒。
4）分餐制更为合理，如果分餐，注意控制摄入量。
5）减少蛋白质和钠摄入，避免磷等摄入过量。
6）最好减少外出用餐。

5．如果开始做血液透析，应如何居家维护透析管路？

血液透析是血液净化常用的方法之一，主要是指通过血液透析设备建立体外循环，将患者的血液和透析液同时注入透析器中，并利用透析器的半透膜弥散作用去除血液中的小分子代谢废物或有害物质，包括尿素氮、肌酐、小分子毒物和水分等，从而达到纠正患者体内的水负荷、电解质紊乱、酸碱失衡的目的。患者可选择血液透析管或动静脉内瘘的方式进行透析。图5-4-1为血液透析管，图5-4-2为血液透析管路。

血压透析管路维护要点：

（1）勿拉：临时或长期颈内静脉插管患者日常活动时，避免头部剧烈扭转，防止牵拉而使固定管路的缝线与皮肤脱落，扭转头部时，应保持头、颈、肩一同扭转；患者透析时，头部偏向插管另一侧，避免自行改变体位，以免影响透析；随时观察管路有无裂痕、滑脱，如有异常，及时通知医生给予处理。

（2）勿扭：股静脉插管患者躺在床上时床头角度应小于40°，尽量避免坐位或坐轮椅活动，可少量行走，避免大腿过度弯曲造成导管打折扭曲，患者透析时尽量伸直腿部，减少自行活动，防止血液回流造成管内凝血阻塞；颈静脉插管患者也勿扭曲管路。

（3）勿湿：患者洗浴时应做好保护措施，避开插管位置，避免伤口浸湿感染。随时观察管路敷料有无血迹、污渍等，密切观察生命体征变化，如发现感染或其他异常，及时

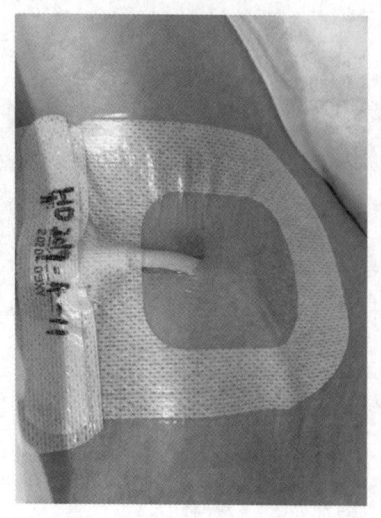
图 5-4-1 血液透析管

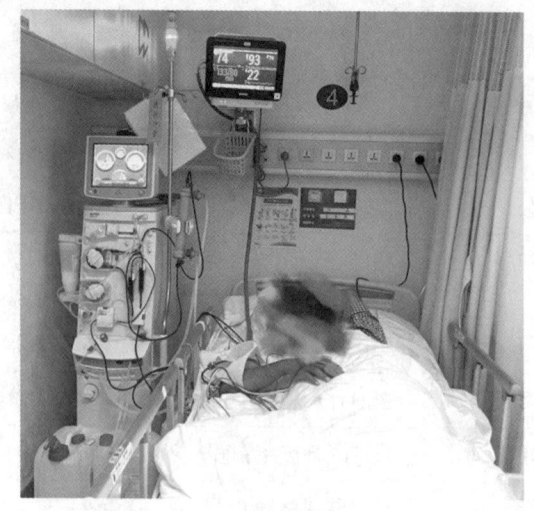
图 5-4-2 血液透析管路

通知医生给予处理。

（4）勿压：睡眠或活动时避免压迫插管部位，在透析过程中患者可在护士协助下翻身活动，以保护管路，避免压迫。

✚ 要点总结

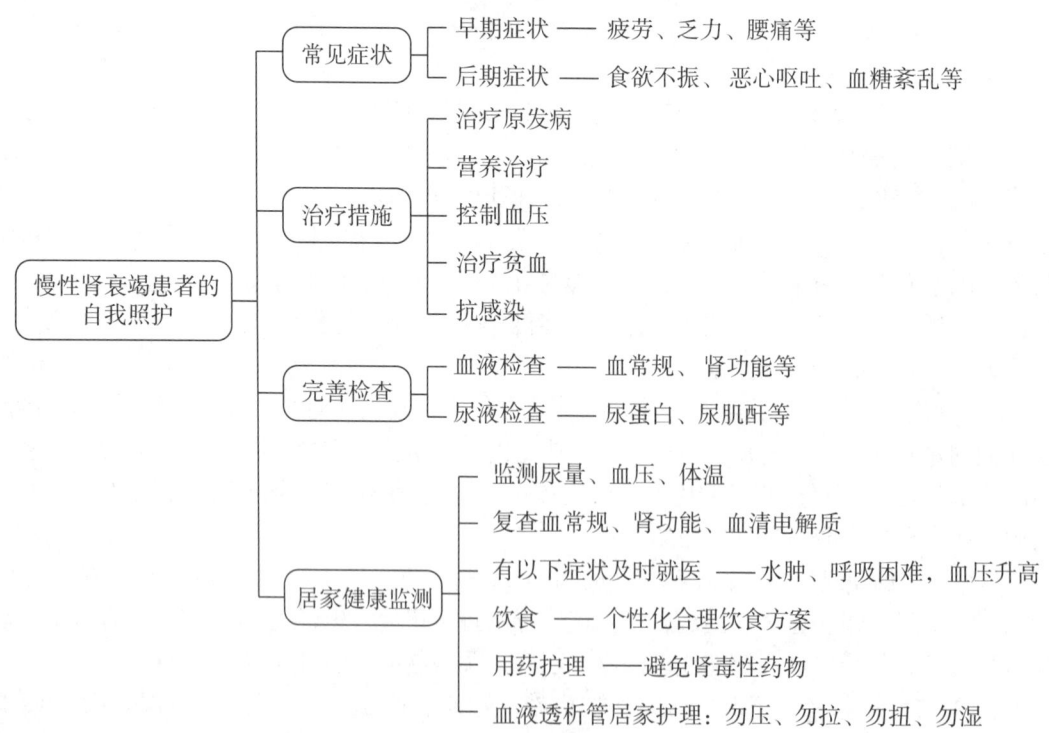

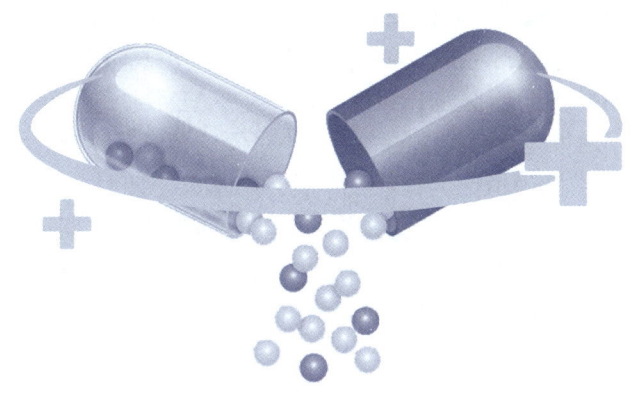

第六章

内分泌与代谢性疾病

第一节 甲状腺功能亢进症

⊕ 案例

小李，26岁，在外企工作。最近小李频繁出现心悸、怕热、多汗、易饥饿、排便次数增加、情绪易激动，于是到医院检查。医生为小李安排采血及甲状腺超声检查。检查结果提示，小李患有甲状腺功能亢进症。随后医生为小李安排了眼部检查及心脏检查，小李没有眼部病变及心脏病变。听医生介绍甲亢治疗包括三种方式：手术、[131]碘治疗和药物治疗。其中药物治疗是甲亢治疗首选的方式。小李便选择了药物治疗并定期到医院复查甲状腺功能、血常规、生化等指标。服药2年后，小李终于康复。但是，好景不长，在一次熬夜加班后，小李甲亢复发。甲亢药物治疗需要长期服药、定期复诊且复发率高。小李疲于奔波，经过一系列检查后，医生为小李安排了[131]碘治疗，治疗过程一切顺利，小李的甲状腺功能恢复正常，生活也逐渐恢复正常。

⊕ 甲状腺功能亢进症患者的自我照护

（一）认识甲状腺功能亢进症

1. 甲状腺功能亢进症是什么？

甲状腺功能亢进症简称甲亢，是由于甲状腺合成、释放过多的甲状腺激素造成的一种疾病。

2. 为什么会得甲亢？

甲状腺功能亢进症的发生与自身免疫相关，可以理解为在对抗外敌时误伤自己所致。甲状腺本身受伤了也可能会导致甲亢，例如，患桥本甲状腺炎、甲状腺腺瘤或多发结节。在甲状腺被细菌或病毒感染时，细胞被破坏，大量的激素进入到血液，也会导致一过性甲亢。服用过多的甲状腺激素或者含碘的药物也会造成甲亢。孕期随着人绒毛膜促性腺激素分泌增加，甲亢风险也会增加。

（二）得了甲亢之后身体可能会有哪些变化？

1. 高代谢 甲状腺分泌过多，会出现类似"打鸡血"的高代谢表现，如情绪高涨、易兴奋、易激动、易出汗、易饥饿、手抖、失眠、排便次数增加、腹泻等。

2. 甲状腺肿大 甲亢患者会有不同程度的甲状腺肿大，外表看起开给人感觉是脖子增粗，但是甲状腺肿大与病情轻重无关，并不是说肿块越大，病情越重。

3. 心率加快 在甲状腺素作用下，心脏加快搏动，测心率会较前升高，可能会导致房颤。如果再感染，给心脏再加些负担，可能会"累瘫"心脏，导致心力衰竭。

4. 眼部变化 部分甲亢患者会有眼部的病变，可表现为结膜充血、结膜水肿、眶周水肿、眼睑不能闭合、眼球突出、视力减退、视野缺损等。

(三) 规范治疗甲状腺功能亢进症

1. 药物治疗 药物治疗是甲亢最常用的治疗方式,适用于大部分人。有些药物不会通过胎盘传给胎儿,甲亢孕妇也可以使用药物治疗。

(1) 甲状腺功能亢进需要长期服用药物吗?

甲亢患者不需要长期服药,但是需要较长时间的持续服药,达1~2年。而且甲亢恢复后还是有一定概率复发的,如果复发,需要继续服药至正常后停药。

(2) 抗甲状腺药物有哪些不良反应?如何预防?

抗甲状腺药物主要不良反应包括粒细胞缺乏和肝功能异常。所以要加强监测,定期到医院采血检查。在服药时,还可能会出现药疹,不严重可服用抗过敏药物,严重时,需要咨询医生是否停用药物,选择其他治疗方式。

2. ^{131}碘治疗 ^{131}碘是一种具有放射性的碘元素,服用以后,会聚集在甲状腺,^{131}碘释放的射线可破坏甲状腺组织,从而改善甲状腺功能亢进症状,治疗甲状腺功能亢进症。如果服用抗甲状腺药物出现了严重的药物不良反应,可以选择^{131}碘治疗。

(1) ^{131}碘治疗需要注意什么?

^{131}碘治疗前需要禁碘饮食。^{131}碘治疗前,医生要确认需要喝多少^{131}碘才能达到最佳的治疗效果。为了避免食物中的碘元素干扰医生判断,在治疗前2周应避免服用含碘食物,如海带、紫菜、碘盐、含碘的药物等。

^{131}碘治疗后,需要多喝水,多休息,戒烟限酒,规律进餐,不吃含碘食物,如海鲜、碘盐等,并预防放射性碘元素造成辐射危害。另外,由于^{131}碘具有一定放射性,在服用碘1周内,尽量减少与人接触,尤其是孕妇及婴幼儿。若必须接触,至少与人间隔1米。^{131}碘多数通过体液和尿液排泄,治疗后1周内尽量避免与其他人共用卫生间。

(2) ^{131}碘治疗过程中出现甲状腺功能减退怎么办?

在服用^{131}碘以后,^{131}碘会聚集在甲状腺组织,杀死甲状腺细胞,在治疗甲亢的同时也会带来新的问题——甲状腺功能减退(甲减)。^{131}碘治疗后甲减怎么办?首先要识别^{131}碘治疗后出现甲减的症状,及时去医院诊断后规律服用补充甲状腺素药物。在^{131}碘治疗后如果出现怕冷、反应迟钝、慵懒等症状,可能是出现了甲减,要及时到医院检查,听医生安排准确服用补充甲状腺激素的药物。

(3) 什么样的人群不适合^{131}碘治疗?

眼球突出、怀孕、备孕、哺乳、甲状腺癌患者不适合^{131}碘治疗。

3. 手术治疗 手术通常不作为甲亢的首选治疗方式。如果患有甲亢的同时有甲状腺腺瘤,或者药物治疗效果不好且不适合做^{131}碘治疗,可以选择手术治疗。

4. 甲亢突眼治疗

(1) 减少不良刺激,保护眼睛:甲亢突眼患者要注意用眼卫生,不长时间盯着屏幕;外出佩戴墨镜,避免阳光直射双眼;眼睑不能闭合时,用纱布覆盖;休息时,抬高床头,减轻水肿;戒烟,限盐。

(2) 药物治疗:甲亢患者发觉眼睛异常,应及时到医院治疗,积极控制甲亢;按照医嘱使用眼药水或者使用激素冲击治疗。

5. 甲亢相关心悸治疗 甲亢时由于甲状腺激素分泌过多，心搏速度会加快，让人有心悸的感觉。但并不是感觉心悸就一定是心脏病。甲亢时心悸，应该加强监测心率及心电图变化。可以遵医嘱使用一些降低心率的药物如美托洛尔、普萘洛尔等，从而减轻心悸的症状。

6. 饮食治疗原则 甲亢患者需要禁碘饮食。碘是甲状腺素合成的原料，如果原料源源不断，可能会造成甲状腺素增多，所以甲亢患者要尽可能少吃含碘食物。通常碘盐、海带、紫菜、海虾等海产品中含碘量较高，甲亢患者要尽可能避免。

（四）日常监测

1. 甲亢后应定期监测哪些指标？

甲亢时，需要定期监测甲状腺功能、甲状腺抗体。如果使用药物治疗甲亢，还应该定期监测血常规和生化指标。

2. 甲状腺功能检查单怎么看？

（1）甲状腺功能检查中有哪些指标？

甲状腺功能检查化验单中通常有以下内容：游离 T_3（FT_3）、游离 T_4（FT_4）、总 T_3（TT_3）、总 T_4（TT_4）、促甲状腺激素（TSH）、甲状腺球蛋白（Tg）、甲状腺球蛋白抗体（anti-Tg）和甲状腺过氧化物酶抗体（TPO-Ab）。

（2）甲状腺功能检查中需要重点关注哪项指标？

甲状腺功能检查中需要重点关注促甲状腺激素（TSH）。在人体内，甲状腺球蛋白（Tg）与从食物中摄取的碘元素"喜结连理"后，会产生2个"孩子"，即 T_3 和 T_4，也就是甲状腺激素。甲状腺激素的分泌受到垂体的调节控制，如图6-1-1所示。如果把甲状腺激素比作打工人，那么垂体就像人事部门，垂体分泌的促甲状腺激素（TSH）就像聘任书，甲状腺看到垂体发的聘书以后，就会打开大门，把甲状腺激素送到血液中让他们工作。当血液里甲状腺激素逐渐增加，超过身体所需量的时候，人事部门立刻减少聘任书（TSH）发放，甲状腺大门关闭，甲状腺激素不再外出打工。从而达到供需平衡，保持血液中甲状腺激素恒定。

TSH非常灵敏，比 FT_3、FT_4、总 T_3、总 T_4 更能反映身体的异常，所以在阅读报告中，我们可重点关注TSH指标。如果TSH减少，FT_3、FT_4、总 T_3、总 T_4 正常或增加，聘书（TSH）少了，打工人（甲状腺激素）已经饱和了，提示甲亢。如果TSH增加，FT_3、FT_4、总 T_3、总 T_4 减少，聘书（TSH）多了，打工人（甲状腺激素）不足，提示甲减。

（3）检查甲状腺相关抗体有什么意义？

很多原因会导致甲状腺疾病，检查甲状腺相关抗体的主要作用是帮助寻找甲亢的原因。

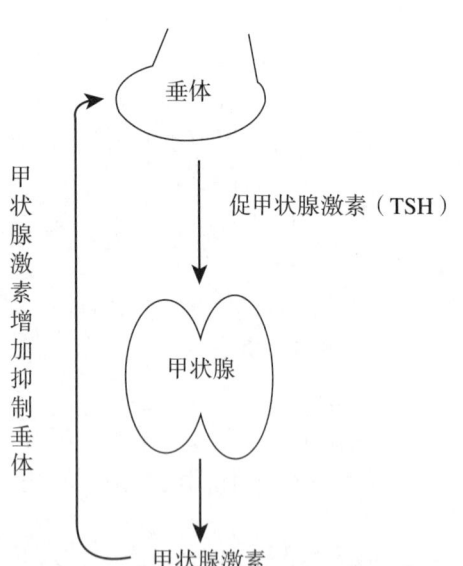

图6-1-1 甲状腺激素的分泌调节

要点总结

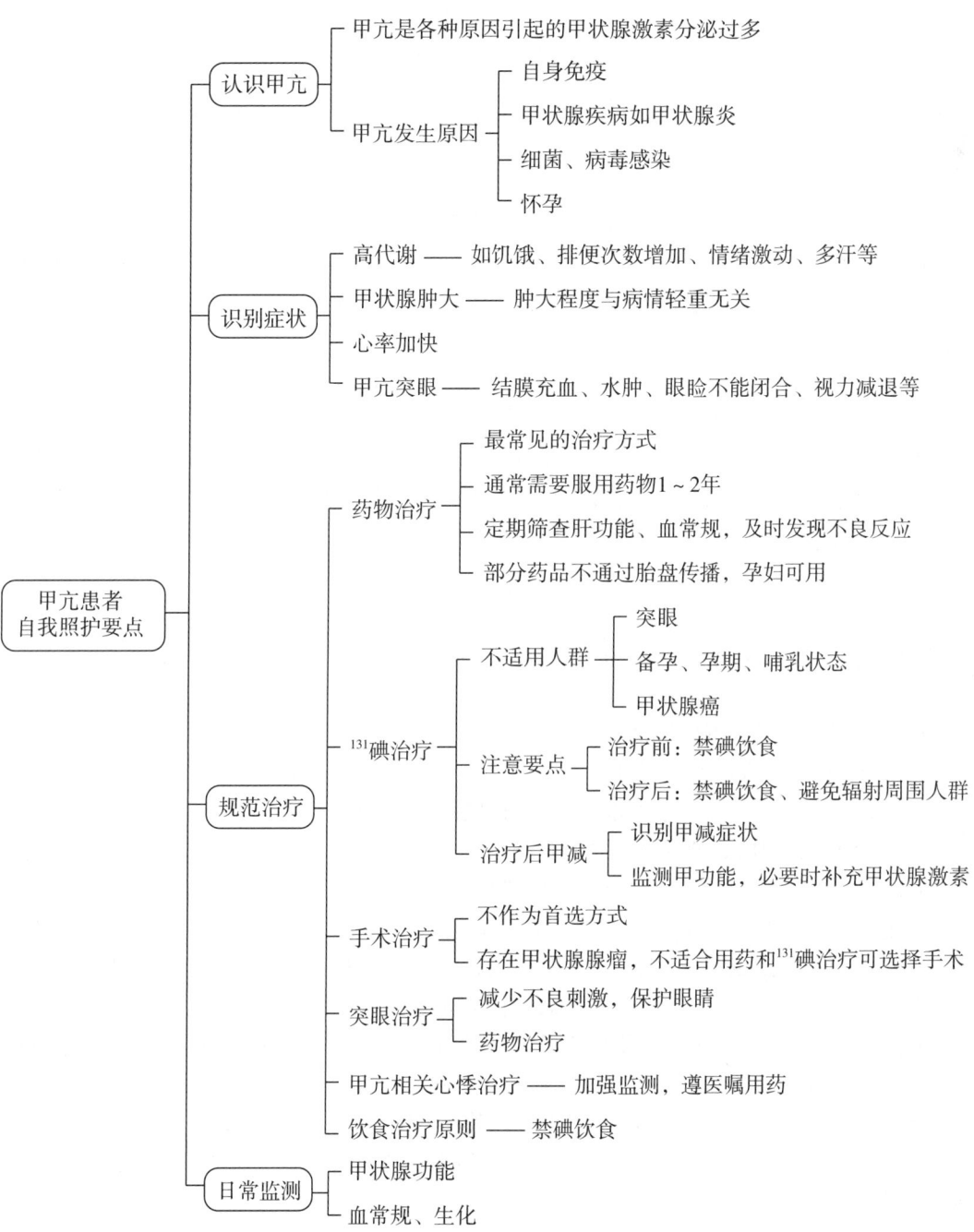

第二节 甲状腺功能减退症

➕ 案例

30岁的小张最近在备孕,但是一直要不上孩子,于是到医院检查。小张被确诊为甲状腺功能减退症。为了避免服用甲状腺激素出现不良反应,医生指导小张小剂量起始使用药物,逐渐加量,第1周服用左甲状腺素钠25 μg,如果没有不适,第2周服用左甲状腺素钠50 μg。定期监测甲状腺功能。

经过1个多月的调整,小张的甲状腺功能恢复正常,整个人比以前精神多了,不像以前那么困倦,不再怕冷,便秘也有所改善。3个月后,小张怀上了宝宝,在得知口服适量的甲状腺激素不会对宝宝生长发育和智力有任何影响,哺乳也不会对宝宝有任何影响以后,小张放下了焦虑的情绪,规律复查,生活中注意尽量增加摄入含碘食物,注意保暖,预防感染。最后小张顺利产下1名聪明伶俐的孩子。

➕ 甲状腺功能减退症患者的自我照护

(一)认识甲状腺功能减退症

1. 什么是甲状腺功能减退症?

甲状腺功能减退症(甲减)是各种原因引起的甲状腺合成或分泌不足导致的疾病。

2. 导致甲状腺功能减退症的原因有哪些?

(1)碘元素摄入不足:碘元素是甲状腺激素合成的原料,在甲状腺滤泡上皮细胞中有甲状腺球蛋白,食物中碘元素进入甲状腺滤泡上皮后会被活化,活化后的碘与甲状腺球蛋白结合,在酶的帮助下,生成四碘甲腺原氨酸(T_4)和三碘甲腺原氨酸(T_3),T_3和T_4统称甲状腺激素。因此,碘元素摄入不足会导致甲状腺功能减退症。

(2)甲状腺相关疾病:人体免疫系统攻击甲状腺时,或病毒、细菌攻击甲状腺时,有可能会造成甲状腺损伤,引起甲状腺功能减退症。

接触放射性的^{131}碘后,甲状腺组织受到破坏,也可能会造成甲减。

由于甲状腺结节、甲状腺癌等疾病需要切除甲状腺或切除一部分甲状腺,可能会出现甲状腺功能减退症。

如果患者存在甲状腺功能亢进症,会通过服用一些药物阻断甲状腺激素合成,如果药物过量,可能会造成甲减。

(3)垂体或下丘脑相关疾病:甲状腺激素的分泌受到垂体和下丘脑的调控。我们把甲状腺激素比作打工人,垂体就像这个公司的人事部门,而下丘脑则是公司总经理。人事部门(垂体)或公司总经理(下丘脑)发现打工人(甲状腺激素)太少,人事部门(垂体)在总经理(下丘脑)许可后会发放聘任书(分泌促甲状腺激素TSH),甲状腺看到聘任书以后就会把大门打开，放甲状腺激素出来打工。

当垂体或者下丘脑发现血液里甲状腺激素超过需要量时，垂体会立刻停止发放聘任书（停止分泌促甲状腺激素 TSH），让甲状腺激素在家中待业。从而达到供需平衡，保持血液中甲状腺激素恒定。

甲状腺激素分泌受到垂体和下丘脑调节，因此当下丘脑或垂体出现问题时，会导致甲状腺激素分泌障碍，从而造成甲状腺功能减退症。

（二）识别甲状腺功能减退症状

1. **全身表现** 面色苍白、畏寒、脱发、肌肉无力，儿童身材矮小、发育迟缓等表现。
2. **神经系统表现** 记忆力下降、智力低下、反应迟钝等。
3. **心血管系统表现** 心率缓慢等。
4. **消化系统表现** 厌食、肠梗阻等。
5. **生殖系统表现** 月经异常、性欲减退等表现。

（三）规范治疗甲状腺功能减退

甲状腺功能减退症患者通常采用口服左甲状腺素钠片的方式补充甲状腺激素，治疗甲状腺功能减退症。

1. 药物治疗的注意事项有哪些？

（1）影响药物吸收的食物及服用药物时间：豆制品和或其他含钙食品会影响药物吸收，所以在服药前后半小时不能吃鸡蛋、牛奶、豆制品等。为保证药效，左甲状腺素钠片一般晨起空腹服用药物，服药 1 小时后进餐。

（2）服用药物持续时间：如果甲状腺切除导致甲减，需要终生服药。如果因为甲状腺炎或 ^{131}碘治疗后，甲状腺受到一定损害，从而导致甲减，甲状腺还是有很大机会痊愈的，甲状腺功能恢复正常无需再使用药物。如果是垂体或者下丘脑引起的甲减，在病因解除以后，可再服用药物。

（3）定期监测甲状腺功能：服用药物期间，需要定期监测甲状腺功能，并根据甲状腺功能调整药量。

2. 服用甲状腺激素会有什么不良反应？

甲状腺功能减退患者，在服用甲状腺激素期间，可能会出现心率增快、坐立不安、失眠、多汗、发热、恶心、呕吐、腹泻、体重下降等症状。在用药早期，应小剂量起始用药，逐渐增加药量，预防相关不良反应发生。

（四）孕期甲状腺功能减退

1. 不孕与甲状腺功能减退有关系吗？

甲状腺功能减退会造成男性性欲减退，女性月经过多、闭经等，不孕与甲状腺功能减退有很大关系。

2. 孕期甲状腺功能减退会对宝宝有影响吗？

如果孕期出现甲状腺功能减退，有很多不良影响，可能会引起流产、死胎、早产、子痫、低体重儿、胎儿智力障碍等。但这并不意味着甲状腺功能减退患者不能生孩子，经过规范的甲状腺激素补充治疗，甲减妈妈也可以顺利生产健康宝宝。

3．孕期服用甲状腺激素会伤害宝宝吗？

治疗甲状腺功能减退的左甲状腺素钠相对安全，如果药量适宜，不会对宝宝有任何影响，还可以避免因甲状腺素不足引起的生长迟缓、智力低下等问题。甲状腺激素不足或者过多都会对人体产生不利影响，而且不同孕周孕妇和宝宝对于甲状腺激素需求不同，所以需要加强甲状腺功能监测，按需调整药物剂量。

甲状腺激素很少会通过乳汁传给宝宝，所以哺乳期使用药物也是十分安全的，不会对宝宝造成影响。

（五）甲减患者生活中注意事项

1．碘是甲状腺激素合成的原料，甲减患者如何补碘？

（1）补碘的量：碘过多或者碘不足都会造成相关疾病，因此每天要摄取适量的碘。人体每日需要碘的量为 60～100 μg，供给量应为需要量的 2 倍。美国国家科学院粮食营养局建议每日供给碘量为：0～3 岁每日 40～70 μg，4～10 岁每日 90～120 μg，成年人每日 150 μg，孕妇每日 175 μg，哺乳期每日 200 μg。

（2）碘含量高的食物：海带、紫菜、发菜、鸡精、海参、虾皮、蛤蜊、虾酱、干贝等。碘盐中每克盐内有 20～30 μg 碘，每日 6 g 盐，含碘 120～180 μg，可满足机体需求。

2．关注血脂 甲减可能会引起胆固醇、低密度脂蛋白和三酰甘油升高，因此甲减患者需要关注血脂情况，饮食清淡，避免肥肉、奶油、炼乳、动物内脏、油炸食品等。由于甲状腺激素分泌不足，患者会出现胃肠蠕动减慢、便秘等不适。饮食方面可选取玉米、红薯、糙米等高纤维食物，促进胃肠道消化。

3．注意保暖 甲减患者多有畏寒症状，应注意保暖，及时加衣，预防感冒。

4．纠正贫血 甲减患者可能会出现贫血，日常生活中可适量服用些补铁食物如菠菜、红枣、木耳、肝、蛋黄等，以及富含维生素食物。必要时可使用补铁制剂。

要点总结

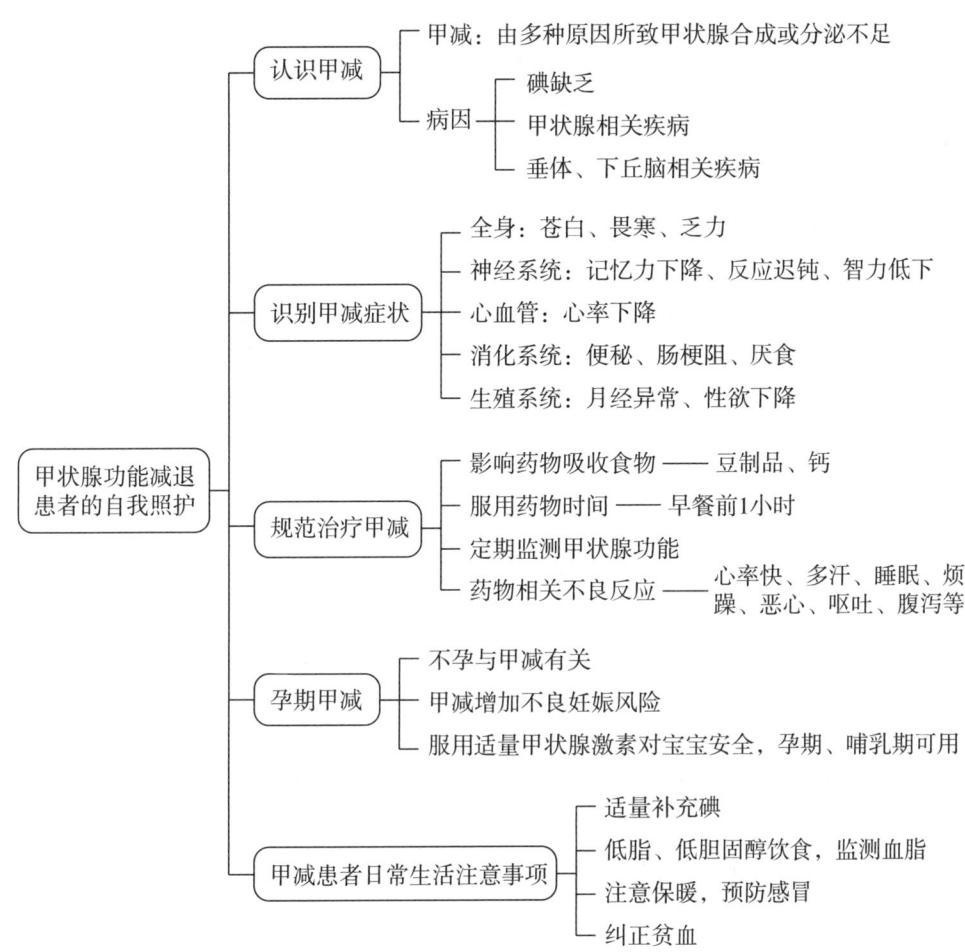

第三节 2型糖尿病

⊕ 案例

70岁的李大爷最近总觉得饥饿、口渴、全身瘙痒，吃得多、喝得多、尿得也多，但是体重却下降了。李大爷的爱人王大妈觉得不对劲，带李大爷到医院检查。

医生为李大爷安排了糖耐量试验，检查结果提示李大爷患2型糖尿病。李大爷空腹血糖高达20 mmol/L，医生建议李大爷使用胰岛素治疗。而李大爷似乎有所顾虑。胰岛素会不会上瘾？是不是这辈子都离不开胰岛素了？打胰岛素有什么副作用？胰岛素怎么打？医生对李大爷的疑惑一一做出了解释。糖尿病是一种慢性进展性疾病，需要长期自我管理，饮食、运动、药物、胰岛素、自我监测对糖尿病患者血糖控制、糖尿病病程进展至关重要。因此，医生安排李大爷到糖尿病健康教育室学习糖尿病自我管理知识及技能。2型糖尿病起病隐匿，在发病早期，没有任何症状，很难察觉。但是并发症会悄悄发生，而且糖尿病并发症危害极大，可涉及心、肾、脑、眼、足等。因此在2型糖尿病确诊之时，需要并发症的筛查。医生为李大爷安排了全面的查体。幸运的是，李大爷并没有出现糖尿病相关并发症。

回到家中，在李大爷爱人帮助下，李大爷放弃了心爱的花生米，开始清淡的饮食，规律运动，按时用药，每天监测并记录血糖情况。3周后，吃完午餐，李大爷出现了头晕、心悸、手抖的症状，李大爷认识到自己发生了低血糖。立即测血糖，果然血糖已经降到了3.0 mmol/L，李大爷服用4块葡萄糖方糖后复测血糖5.8 mmol/L。由于复诊时间已经接近，又发生了低血糖，李大爷便提前几天到医院就诊。李大爷是个细心的人，每天记录进食时间、进食量、运动时间、运动量、注射胰岛素时间、剂量、血糖监测时间、数值等信息，医生很快发现此次李大爷低血糖原因是由于胰岛素用量较大，在医生指导下，李大爷逐渐停用了胰岛素，开启了口服降糖药物治疗。吃降糖药也大有讲究，有的要吃饭前吃，有的要与饭一起吃，有的吃过药后得多喝水。医生和护士为李大爷耐心地讲解。李大爷年逾古稀，但是学习能力很强，很快掌握了所服用药物的注意事项。

李大爷通过健康的饮食、规律的运动、正确使用降糖药物、密切的血糖监测、接受糖尿病相关知识培训，血糖控制稳定，生活也如往日一样甜美。

⊕ 2型糖尿病患者的自我照护

（一）认识糖尿病

糖尿病（diabetes mellitus，DM）是由遗传和环境因素共同作用而引起的一组以慢性高血糖为特征的代谢性疾病。

（二）得了糖尿病有哪些表现？

1. 得了糖尿病后为什么吃得多，体重反而下降了？

糖尿病患者通常胰岛素分泌不足或者作用障碍，而胰岛素就像一把通往细胞大门的钥匙，糖尿病患者进入细胞大门的钥匙不够，或者钥匙不好用，导致葡萄糖被拒之门外，而葡萄糖在细胞内经过一系列的加工才能转化为能量为身体供能。细胞等不来葡萄糖，只能上奏大脑总指挥，增加食物供给，补充能量，因此糖尿病患者会吃得多。除此以外，大脑总指挥还调动了脂肪和蛋白质大军帮助供能，所以体重会下降。

2. 得了糖尿病为什么尿得多还口渴？

糖尿病患者血糖较高，当血糖浓度超过一定范围时，大脑总指挥会指挥肾把多余的葡萄糖从尿液中排出来，所以会出现排尿增加。排尿增加，为保证身体内水分恒定，大脑总指挥发布口渴信号，因此会出现多饮。

3. 皮肤瘙痒是糖尿病引起的吗？

皮肤瘙痒往往与糖尿病有关。血糖升高可直接刺激皮肤末梢神经，导致瘙痒；长期高血糖，会导致皮肤组织脱水、营养不良，皮肤干燥瘙痒；糖尿病患者免疫力低下，血糖较高，皮肤容易被细菌、真菌感染，引起瘙痒。女性患者因为尿糖刺激皮肤，可能会出现外阴部瘙痒。

（三）如何确定是否患有糖尿病？

1. 血糖超过多少可以诊断糖尿病？

如果存在多饮、多尿、多食、体重下降等典型的糖尿病症状，抽血查空腹血糖大于等于 7 mmol/L，随机血糖大于等于 11.1 mmol/L，可以诊断为糖尿病。如果没有典型的糖尿病症状，单凭一次血糖结果不能诊断糖尿病，需要改日采血复查血糖确认。

2. 确诊糖尿病需要做哪些检查？

除了采血查血糖，还可以采血查糖化血红蛋白、口服葡萄糖耐量试验来确诊糖尿病。

糖化血红蛋白反映的是最近 2~3 个月的血糖水平，正常值为 4%~6%，当糖化血红蛋白大于等于 6.5% 时可诊断为糖尿病。

口服葡萄糖耐量试验需要从前一天晚餐后禁食禁水，晨起空腹采血后，在规定时间服用一定量的葡萄糖水，服糖水后 2 小时再次采血。如果空腹血糖大于等于 7 mmol/L，或服用糖水后 2 小时血糖大于等于 11.1 mmol/L 可诊断为糖尿病。

（四）得了糖尿病怎么办？

1. 糖尿病能治愈吗？

糖尿病一般不能治愈，确诊糖尿病以后需要持续治疗，保持健康的生活方式，正确使用降糖药物，让血糖保持稳定水平，是可以和正常人一样生活的。

2. 如何治疗糖尿病？

糖尿病治疗不仅仅是打针吃药那么简单，合理膳食，规律运动，血糖监测，掌握糖尿病自我管理相关知识缺一不可。

（五）饮食治疗

1. **饮食对血糖有什么影响？**

食物中的碳水化合物在消化过程中经过一系列酶的作用，分解为葡萄糖，葡萄糖经过肠道吸收进入血液。血液中葡萄糖的浓度称为血糖。在胰岛素的作用下，血糖被人体消耗利用，所以血糖保持在恒定范围内。但是糖尿病患者由于胰岛素分泌不足或者作用障碍，血糖无法完全被人体消耗利用，所以血糖会升高。

2. **哪些食物会升高血糖？**

米饭、馒头、饼干、肉蛋奶、油、坚果、水果等都会升高血糖（图6-3-1）。

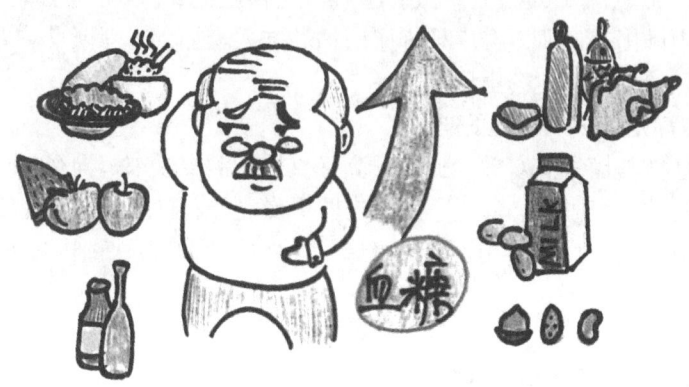

图6-3-1　升高血糖的食物

3. **主食升糖，不能吃吗？**

主食中的糖类（碳水化合物）含量相对较高，碳水化合物这一营养素很重要，它是大脑总指挥的营养源，虽然它升血糖很高、很快，但是也不能不吃它。每天要吃生重150 g以上的主食。如果担心吃主食升糖太快，可以搭配玉米、小米、黑米、燕麦、荞麦等粗粮吃。

4. **蔬菜热量低，可以随便吃吗？**

并不是所有的蔬菜热量都很低，比如土豆、红薯、莲藕、山药、芋头、菱角、蚕豆、豌豆，这些食物中碳水化合物含量是相对较高的，所以这些看似是蔬菜的食物要被当作主食来吃。

5. **肉类热量高，不能吃吗？**

肉类中富含蛋白质，蛋白质也是人体中重要的营养成分之一，没有它万万不可。糖尿病患者每天蛋白质摄入量为每千克体重1 g左右，大约150 g肉类，可以选择鱼虾、鸡鸭、牛羊猪肉等。素食主义者可以用牛奶、鸡蛋、豆制品代替。

6. **2型糖尿病患者只需控油不用控盐吗？**

糖尿病患者油盐都要控制。每天摄入油量不超过2茶匙，以植物油为主，避免服用动物油，控油不单单是控制炒菜用的油，在肥肉、坚果、芝麻酱等食物中油含量也很高，同样需要控制食用量。每天盐摄入量在5 g以内，合并糖尿病肾病患者每日盐摄入量小于3 g。腐乳、腌菜、酱肉等食物含盐量较高，应尽量避免服用。

7. 糖尿病患者进餐顺序有讲究吗？

糖尿病患者进餐时可以尝试先吃蔬菜、再吃主食、最后吃肉类，蔬菜里含有丰富的膳食纤维，可延长主食吸收时间，延缓血糖升高。蔬菜中的膳食纤维还会增加饱腹感，从而减少食量。

8. 选择哪种烹调方式对控制血糖有好处？

凉拌、快炒、蒸煮油盐适量，适合糖尿病患者。油焖、红烧、煎炸相对油腻，不适合糖尿病患者。

9. 外出进餐需要注意什么？

糖尿病患者难免外出就餐，外出就餐时注意选择适合自己的菜品，首选凉拌菜、清蒸菜，避免红烧、油炸、油煎菜。如遇油盐大的食物，可以用温开水涮后进食。拒绝冰激凌、小蛋糕等餐后小甜点。拒绝含糖饮料。

10. 如果想要加餐，选择什么？

加餐可以选择的食物和不能选择的食物详见图 6-3-2。

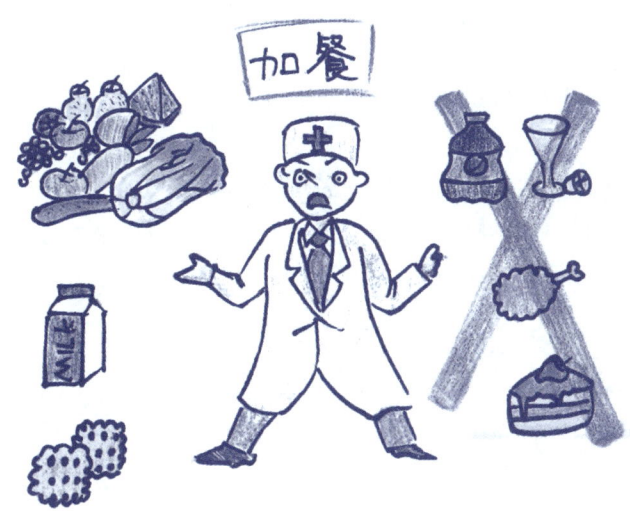

图 6-3-2　加餐可选择的食物和

11. 饮酒需要注意什么？

糖尿病患者最好不饮酒，如果一定要饮酒，每周不建议超过 2 次，女性每次最多饮用 1 瓶 350 ml 啤酒或者 150 ml 葡萄酒或 25 g 白酒，男性每次最多饮用 1 瓶 550 ml 啤酒或 250 ml 葡萄酒或 50 g 白酒（图 6-3-3）。

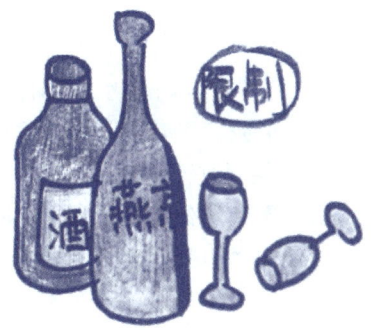

图 6-3-3　限制饮酒

（六）运动治疗

1. 运动有哪些好处？

运动能促进细胞利用葡萄糖，提高胰岛素敏感性，让胰岛素发挥更好的作用，有利于控制血糖、血脂。运动还可以减轻体重，缓解压力。

2．糖尿病患者可以做哪些运动？

糖尿病患者可以选择快步走、骑车、慢跑、游泳、跳舞、太极拳等有氧运动，也可以选择举重、俯卧撑、平板支撑等无氧运动。

3．什么时间运动？

从吃第一口饭开始，餐后1小时左右血糖相对较高，此时运动效果最佳，要注意避免空腹运动，以免发生低血糖。

4．糖尿病患者的运动强度应该多大才有益？

可以通过2种方式判断糖尿病患者的运动强度是否合适。第一种根据患者主观感受判断，如果患者运动后感觉有点费力，但心搏和呼吸并不急促，为适宜的运动强度。第二种方法，数脉搏1分钟，如果脉搏在（220－年龄）×（50%～70%）之间，提示运动强度适宜。李大爷70岁，我们算一算他运动时脉搏在什么范围内运动强度合适。

$$(220-70)×(50\%～70\%)=75～105次/分$$

李大爷在运动时，数脉搏1分钟，脉搏在75～105次之间，运动强度最适宜。如果1分钟的脉搏大于105次，提示运动强度过大，小于75次提示运动强度不足。

5．运动持续时间要多久？多久进行一次运动？

建议糖尿病患者每周运动150 min有氧运动，每次30 min，每周5天。运动间歇超过2天，运动带来的益处将被减弱，因此至少隔天运动一次，最好每天都运动。

6．如何进行抗阻训练？

抗阻运动是指运动过程中对于某肌群施加阻力的无氧运动，糖尿病患者抗阻运动应主要针对大肌群训练。可以选择俯卧撑、站马步、躺卧起坐等动作，建议每周2～3次，每个动作8～15次，每个动作做3组，无氧运动时注意循序渐进，量力而行。

7．运动过程中需要注意什么？

运动前选择合适的鞋袜、衣服，运动前监测血糖，随身携带糖果、急救卡。运动过程中多饮水，补充水分，如果运动过程中有不适感，立刻停止运动，必要时就医。运动后，检查身体、足部皮肤有无磨损，监测血糖。

（七）药物治疗

1．2型糖尿病患者必须吃药吗？

2型糖尿病患者不一定需要服用药物，糖尿病治疗的最终目的是将血糖控制在恰当范围内，如果通过饮食和运动能将血糖控制好，就可不必吃药。

2．降糖药物都要在餐前吃吗？

降糖药物的服用时间根据药物的种类和作用特点决定，详见表6-3-1。

表6-3-1　降糖药物服药时间

服药时间	药物种类
餐前	磺脲类胰岛素促泌剂（如格列美脲、格列喹酮） 非磺脲类胰岛素促泌剂（如瑞格列奈、那格列奈）
餐中	α-糖苷酶抑制剂（如阿卡波糖）

续表

服药时间	药物种类
不限用餐时间	双胍类（如二甲双胍、二甲双胍缓释片）
	噻唑烷二酮类（如吡格列酮、罗格列酮）
	DDP4抑制剂（如西格列汀、维格列汀）
	SGLT-Ⅱ抑制剂（如达格列净、恩格列净）

3. 如果这一餐不吃饭，那这一餐的降糖药需要吃吗？

有些降糖药不能吃，有些药需要吃，详见表6-3-2。

表6-3-2 不吃饭是否需要服用药物

不吃饭是否服药	药物种类
需要服用	双胍类（如二甲双胍、二甲双胍缓释片）
	噻唑烷二酮类（如盐酸吡格列酮）
	DDP-4酶抑制剂（如西格列汀、利格列汀）
	SGLT-Ⅱ抑制剂（如达格列净、卡格列净）
无需服用	α-糖苷酶抑制剂（如阿卡波糖、伏格列波糖）
	非磺脲类胰岛素促泌剂（如瑞格列奈、那格列奈）
	磺脲类胰岛素促泌剂（如格列美脲、格列齐特、格列吡嗪、格列喹酮）

4. 出现肝肾功能异常，还能继续服用药物吗？

有的是通过肾排泄，有的通过肝排泄。所以当肝功能受损时，可以选择服用不经肝排泄的降糖药物，如达格列净、二甲双胍等。有些药物通过肾排泄，但是并不是通过肾排泄的药物就会影响肾功能，所以在肾功能异常时，也可以选择一些降糖药物，如西格列汀等。

5. 降糖药都会导致低血糖吗？

不是的，有些药物服用后会增加低血糖发生的风险，但是有些药物不会增加低血糖发生的风险，详见表6-3-3。

表6-3-3 降糖药物低血糖的风险

低血糖风险	药物种类
增加	非磺脲类胰岛素促泌剂（如瑞格列奈、那格列奈）
	磺脲类胰岛素促泌剂（如格列美脲、格列齐特、格列吡嗪、格列喹酮）
不增加	双胍类（如二甲双胍、二甲双胍缓释片）
	噻唑烷二酮类（如盐酸吡格列酮）
	DDP-4酶抑制剂（如西格列汀、利格列汀、维格列汀）
	SGLT-Ⅱ抑制剂（如达格列净、卡格列净）
	α-糖苷酶抑制剂（如阿卡波糖、伏格列波糖）

6．常见降糖药物的降糖药物有哪些不良反应，如何处理？

常见药物不良反应及处理方式见表6-3-4。

表6-3-4　常见降糖药物的不良反应及处理

常见的降糖药物	常见不良反应及处理
达格列净	主要通过促进尿液中的糖排出，改善血糖浓度，从而达到降糖目的。大量糖分从尿道排出，可能会引发泌尿系感染，因此建议多喝水，冲刷尿道，预防感染
二甲双胍	二甲双胍在发挥降糖作用过程中，会引发恶心、呕吐、腹泻等胃肠道症状。如果症状轻微，不影响生活，可暂时不处理。继续服用一段时间后，症状会逐渐减轻。如果不耐受，可减少药量或停止服用
阿卡波糖	大部分食物以多糖形式存在，多糖在糖苷酶作用下转变为葡萄糖，才能被人体吸收利用。阿卡波糖为α-糖苷酶抑制剂，服用阿卡波糖后，糖苷酶被抑制，无法发挥正常作用，导致肠道中多糖数量增加。多糖大量滞留于肠道，使肠道内益生菌增量繁殖，因菌群代谢过程中会产生气体，因此会有排气现象。所以服用阿卡波糖后，排气会增加

7．忘记服用药物该怎么办？

如果忘记服药，不同的药物处理方式不同详见表6-3-5。

表6-3-5　降糖药物漏服时补服原则

补服原则	药物种类
无需补服	非磺脲类胰岛素促泌剂（如瑞格列奈、那格列奈） α-糖苷酶抑制剂（如阿卡波糖、伏格列波糖）
尽快补服	磺脲类胰岛素促泌剂（如格列美脲、格列齐特、格列吡嗪、格列喹酮） 双胍类（如二甲双胍、二甲双胍缓释片） 噻唑烷二酮类（如盐酸吡格列酮） DDP-4酶抑制剂（如西格列汀、利格列汀、维格列汀） SGLT-Ⅱ抑制剂（如达格列净、卡格列净）

（八）胰岛素治疗

1．什么是胰岛素？

胰岛素是胰岛β细胞分泌的唯一一种降血糖的激素。胰岛素就像一把能打开细胞大门的钥匙，在胰岛素的作用下，葡萄糖才能进入细胞内被消耗利用。

2．胰岛素可以口服吗？

胃肠道中的一种酶会使胰岛素失去作用，目前国内尚无能口服的胰岛素。

3．打胰岛素会上瘾吗？

打胰岛素不会上瘾。当人体内唯一的降糖激素不分泌或者分泌不足时，就会导致血糖异常，也就是我们常说的糖尿病。人类通过从动物身上提取和基因工程制造两种方式获得胰岛素，为糖尿病补充胰岛素。所以，注射胰岛素不会上瘾。

4．胰岛素该什么时间打？

不同的胰岛素具有不同的作用特点，注射胰岛素的时间也不相同（表6-3-6）。

表6-3-6 不同胰岛素种类的作用特点及注射时间

胰岛素种类	作用特点及注射时间
速效胰岛素 如门冬、赖脯胰岛素	起效时间较快，作用时间短，主要降低餐后血糖 需要餐前注射
短效胰岛素 如生物合成人胰岛素、基因重组人胰岛素	注射后30 min起效，主要降低餐后血糖 需要餐前30 min注射
中效胰岛素 如低精蛋白生物合成人胰岛素、精蛋白锌重组人胰岛素	起效相对较慢，持续时间较长，主要降低空腹血糖 一般早餐前、睡前注射，或者固定时间注射
长效胰岛素 如甘精胰岛素和地特胰岛素	作用平缓，持续作用时间可达到24 h，主要降低空腹血糖 每天早餐前、睡前注射，或固定时间注射
预混胰岛素 如门冬胰岛素30	预混胰岛素是一种提前混合好的胰岛素，一般一天注射1~2次 如果预混胰岛素中存在速效胰岛素成分，则餐前立刻注射；如果预混胰岛素中存在短效胰岛素成分，则餐前半小时注射

5．胰岛素应该打在哪里？

胰岛素可以注射在手臂外侧、腹部、臀部和大腿，具体位置见图6-3-4。

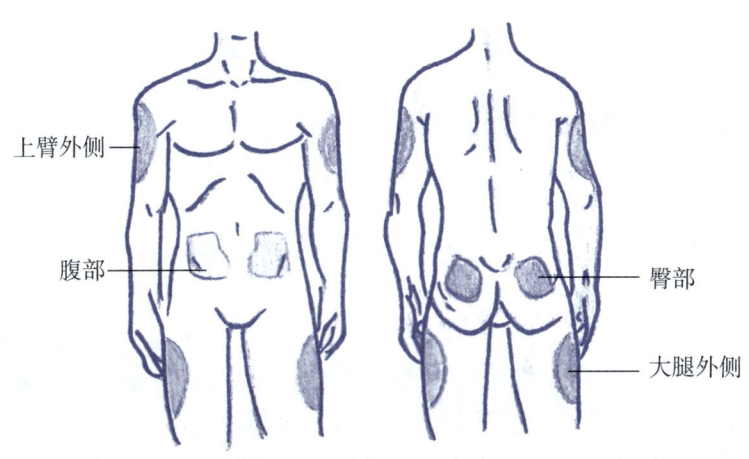

图6-3-4 胰岛素注射部位

6. 如何使用胰岛素笔进行胰岛素注射？

胰岛素注射方法详见表 6-3-7。

表 6-3-7　胰岛素注射方法

时间	操作步骤
注射前	（1）正确安装胰岛素笔及胰岛素针头 （2）如果使用预混胰岛素，需要摇匀药液，摇匀方法为水平揉搓 10 次，上下颠倒 10 次 （3）排气：调节 1～2 IU 胰岛素，针尖向上排空气，直至针尖处有胰岛素流出 （4）调节胰岛素剂量 （5）检查注射部位皮肤有无硬块、瘀青 （6）酒精消毒注射部位
注射中	（1）快速进针 （2）缓慢推注药物 （3）停留至少 10 s 后拔出针头
注射后	（1）取下针头放在密封容器中，避免扎伤 （2）妥善储存胰岛素

7. 胰岛素针头可以重复使用吗？

胰岛素针头不可以重复使用，使用过一次的针头，肉眼看起来和新的并无差别，但在显微镜下，就能看到针尖和针头管壁倒钩。如果重复使用，不仅会增加疼痛感、感染风险、断针概率，还会增加皮下脂肪增生的发生率。

8. 打胰岛素前需要摇一摇吗？

速效、短效、长效胰岛素是澄清透明的，注射前不需要摇匀。大多数预混胰岛素不是澄清透明的，需要摇匀胰岛素，呈白色乳液状再进行注射。

9. 打完胰岛素后为什么皮肤上会有一些液体？

由于胰岛素针头较小，如果注射后立刻拔出针头，药液还没有被完全被注射进入皮肤，所以皮肤上会出现残留的胰岛素。所以在注射时要注意停留至少 10 s，以保证药液全部注入皮下组织。

10. 打胰岛素时需要用什么消毒？

打胰岛素需要使用酒精消毒，不能使用聚维酮碘消毒，因为聚维酮碘中的碘元素会影响胰岛素活性，从而影响胰岛素吸收。

11. 打胰岛素会有什么不良反应吗？

（1）注射部位皮肤问题：注射胰岛素可能会出现注射部位皮肤瘀青、硬结、脂肪萎缩和脂肪增生。注射部位皮肤瘀青是由于注射时针尖触碰毛细血管所致，无需处理，瘀青会自行消失。注射部位硬结、脂肪萎缩、脂肪增生与针头使用次数、反复注射在同一部位有关。如果在病变位置注射，会影响胰岛素吸收，进而影响治疗效果。一次性使用针头，规律地轮换胰岛素注射部位可减少注射部位硬结、脂肪凹陷、脂肪增生的发生。

（2）疼痛：多数胰岛素注射是无痛的，注射过程偶有锐痛，可能是刺到末梢神经或酒精消毒未干所致，无需特殊处理。使用短小的针头快速进针，避免重复使用针头，等待酒精完全干燥后再进针，注射部位正确，有助于减轻注射疼痛。

12. 如何储存胰岛素？

未开封的胰岛素可以放在冰箱 2~8 ℃冷藏。已经开封的胰岛素可以放在室内（15~30 ℃），储存 30 天左右。不同胰岛素在室温下储存时间不同，具体阅读说明书。

13. 出差或旅游如何携带胰岛素？

冬天，北方天气较冷，带胰岛素外出注意为它保暖。夏天，天气较热，要随身携带胰岛素，车里温度太高，不要把它独自放在车里。乘坐飞机时，托运舱温度不定，而且托运过程中反复振荡，会影响胰岛素活性，因此胰岛素要随人乘坐客舱。

14. 忘记打胰岛素怎么办？

如果正在吃饭或者吃完饭想起来忘记打餐前胰岛素，立刻补打即可。如果到下一顿饭时才想起来上一餐忘记打胰岛素，无需补打，注意监测血糖。如果使用的是预混胰岛素，早上忘记注射，中午才想起来，则需要在午餐前补充注射。因为预混胰岛素中的中效或长效胰岛素作用时间较长，漏打影响较大，但是补充注射后，补打的胰岛素会与晚餐前注射的胰岛素叠加，造成晚餐后血糖或夜间血糖降低，所以，补打后要注意监测晚餐后及夜间血糖变化。

（九）低血糖的治疗

1. 为什么 2 型糖尿病患者会低血糖？

低血糖发生可能与吃得少、运动量大、部分降糖药物和胰岛素使用有关系。

2. 低血糖后有哪些不舒服？

低血糖发生时，可能会出现明显的饥饿感、头晕、心悸、出汗、手抖等，部分患者还可能出现舌根发麻、情绪不稳定等。

3. 低血糖发生后怎么办？

（1）第一步：监测血糖

发现有疑似低血糖症状时，需要立刻监测血糖，如果血糖小于等于 3.9 mmol/L，提示发生了低血糖。

（2）第二步：进食

发生低血糖后可以选择一份 15 g 左右的含糖食品，如 2~3 块饼干、4~5 块葡萄糖、200 ml 左右橘子汁或一大勺蜂蜜。

（3）第三步：复测血糖

服用食物后 15 min 复测血糖，如果血糖依旧小于等于 3.9 mmol/L，继续选择一份上述食物服用。如果血糖大于 3.9 mmol/L，距离下一餐小于 1 小时，无需处理。如果血糖大于 3.9 mmol/L，距离下一餐大于 1 小时，补充 2~3 小块牛肉或者一小块面包，以免再次低血糖。

（4）第四步：分析低血糖发生原因，避免下次发生

低血糖的发生可能与饮食量不足、运动量过大、空腹饮酒、肾功能不全、血糖控制目标过于严格、降糖药物过量、胰岛素针头过长或注射部位不正确导致肌内注射等因素有关。

（十）自我监测

1. 糖尿病患者需要自我监测的项目包括什么？控制目标是什么？

（1）血糖：2型糖尿病患者可以通过监测指尖血糖、静脉血糖和糖化血红蛋白反映血糖控制情况。一般2型糖尿病患者空腹血糖要控制在7 mmol/L以下，餐后2小时血糖控制在10 mmol/L以下。糖化血红蛋白反映的是2~3个月血糖的平均值，最好控制在7%以下。

（2）血脂：血脂控制不佳可增加2型糖尿病患者心血管疾病的风险，控制血脂很重要。建议2型糖尿病患者总胆固醇控制在4.5 mmol/L以下，三酰甘油1.7 mmol/L以下，没有合并冠心病的患者低密度脂蛋白控制在2.6 mmol/L以下，合并冠心病的患者低密度脂蛋白控制在1.8 mmol/L以下。

（3）血压：糖尿病合并高血压患者，严格控制血压可降低心血管疾病和脑卒中发生的风险。建议2型糖尿病患者血压控制在130/80 mmHg以下。

2. 什么时间需要监测血糖？

血糖比较高，或经常发生低血糖的患者建议加强监测空腹或者餐前血糖。空腹血糖控制得很好，但是糖化血红蛋白不达标的患者建议加强监测餐后2小时血糖。如果想要了解饮食或运动对血糖的影响，同样建议监测餐后2小时血糖。晚餐前或睡前注射胰岛素的患者，建议监测睡前血糖。在剧烈运动后，疑似发生低血糖时也需要监测血糖。

3. 血糖试纸如何保存？

血糖试纸应存放在干燥、密封、避光的环境中，并在有效期之内使用。

4. 如何检查血糖仪和试纸校正码是否匹配？

有些血糖仪比较大众化，只要是同一品牌的试纸都可以使用，无需查看校正码。而有些血糖仪需要插入试纸盒中的校正码，试纸与血糖仪的校正码匹配才能正常使用。

5. 如何采血？

血糖监测采血过程也是有讲究的，采血前要等待酒精消毒液充分干燥再进针，因为如果吸取的血液中含有酒精，会造成测量结果不准确。采血时让血液自然流出，若血液不能流出，可以轻轻地用另一个手指从指根向指尖捋，切勿局部挤压，因为局部挤压可能会将局部细胞液挤出来，造成测量结果不准确。吸血时要一次性吸取足够的血液，吸取血液过少可能会出现结果测不出或测不准确。

6. 如何记录血糖结果？

测完血糖以后，不仅要记录血糖数值，还要记录血糖监测时间、用药情况、进食种类、进食量、运动量等内容，以便分析血糖异常的原因。

7. 什么情况下需要加强监测血糖？

在更换治疗方案初期、发生低血糖、作息不规律、情绪激动、不能按时吃饭、感冒、腹泻、患其他疾病时，需要加强监测血糖。

（十一）糖尿病足的预防

1. 定期检查 每天检查足部皮肤，大多数足部问题是由于小的破损引起，每天检查足部情况，可以早发现问题，及时处理。检查足部时应重点关注足底、趾缝、关节变形部分。无法看清足底情况时可请家人帮助或使用镜子。除此以外，从确诊糖尿病开始，每年至少做一次全面的糖尿病足相关检查。

2．正确洗脚 糖尿病患者足部对于温度感觉可能会减弱，因此洗脚时应用手去试温度，不能直接用脚试温度，以免烫伤。洗脚时水温不超过37 ℃，泡脚时间不宜过长。洗脚后使用浅色毛巾轻柔地擦干足部和趾缝，并检查足部有无外伤或出血。如果皮肤干燥，涂抹润肤霜。注意润肤霜不要涂抹在脚趾缝中。

3．正确修剪趾甲 修剪趾甲时，不要修剪得太短，应平直地修剪趾甲。不要自行处理鸡眼、茧子，不要去公共浴池修脚。

4．选择合适的袜子 选择宽口、吸汗性好、棉质、浅色的袜子，过紧、缝补、破洞、过膝盖的袜子会造成足部压力异常，要避免。

5．正确穿鞋 下午脚会膨胀，所以下午去买鞋最合适。选择鞋子时，选择宽而深的鞋头的鞋子，可以保证足趾有足够的活动空间。透气的鞋能减少脚气发生。鞋底硬、鞋内软可以防止足部外伤。鞋跟太高会增加跖骨的压力，所以尽量不要穿高跟鞋。还应该避免尖头鞋、拖鞋和露脚趾凉鞋。穿鞋前，检查鞋子内有没有异物，穿新鞋子半小时需要脱下观察有无足部压红，如果鞋子穿着不舒服，需要及时更换。

6．避免其他损伤 冬日注意足部保暖，防冻伤。不使用热水袋、电热器，防止烫伤。为了保护足部，不管在室内还是室外，都不光脚行走，不只穿袜子行走，不穿薄底鞋子。

7．及时就诊 糖尿病患者如果出现任何足部皮肤破损，及时就医。

⊕ 要点总结

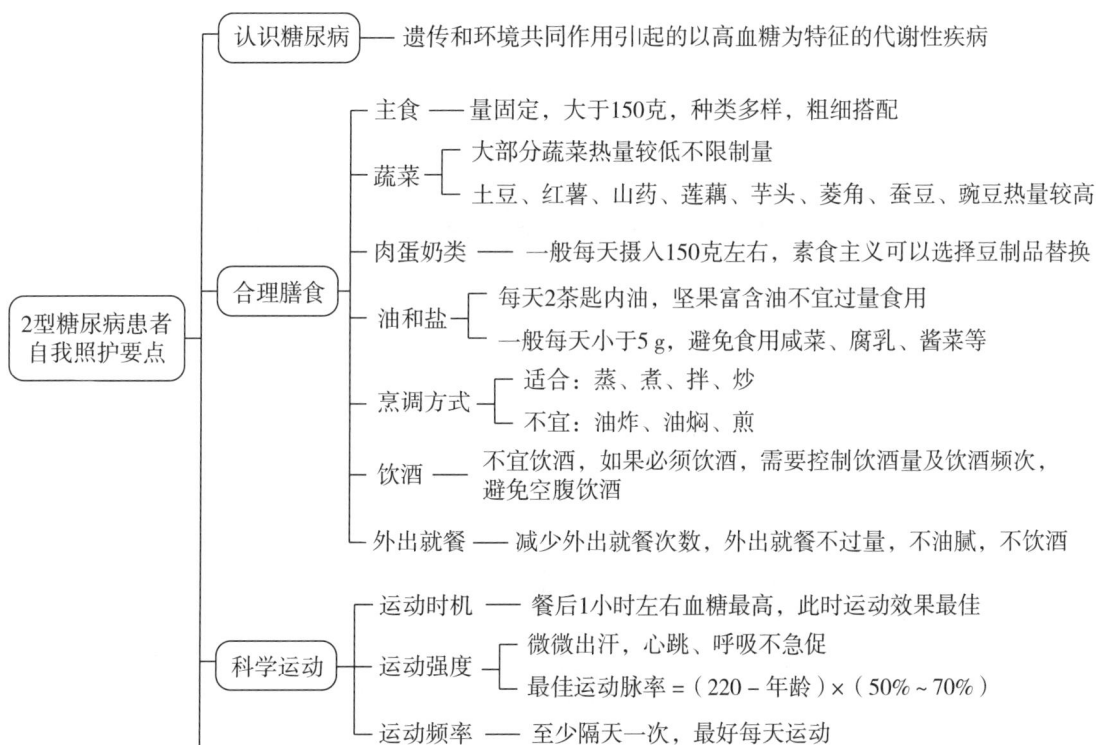

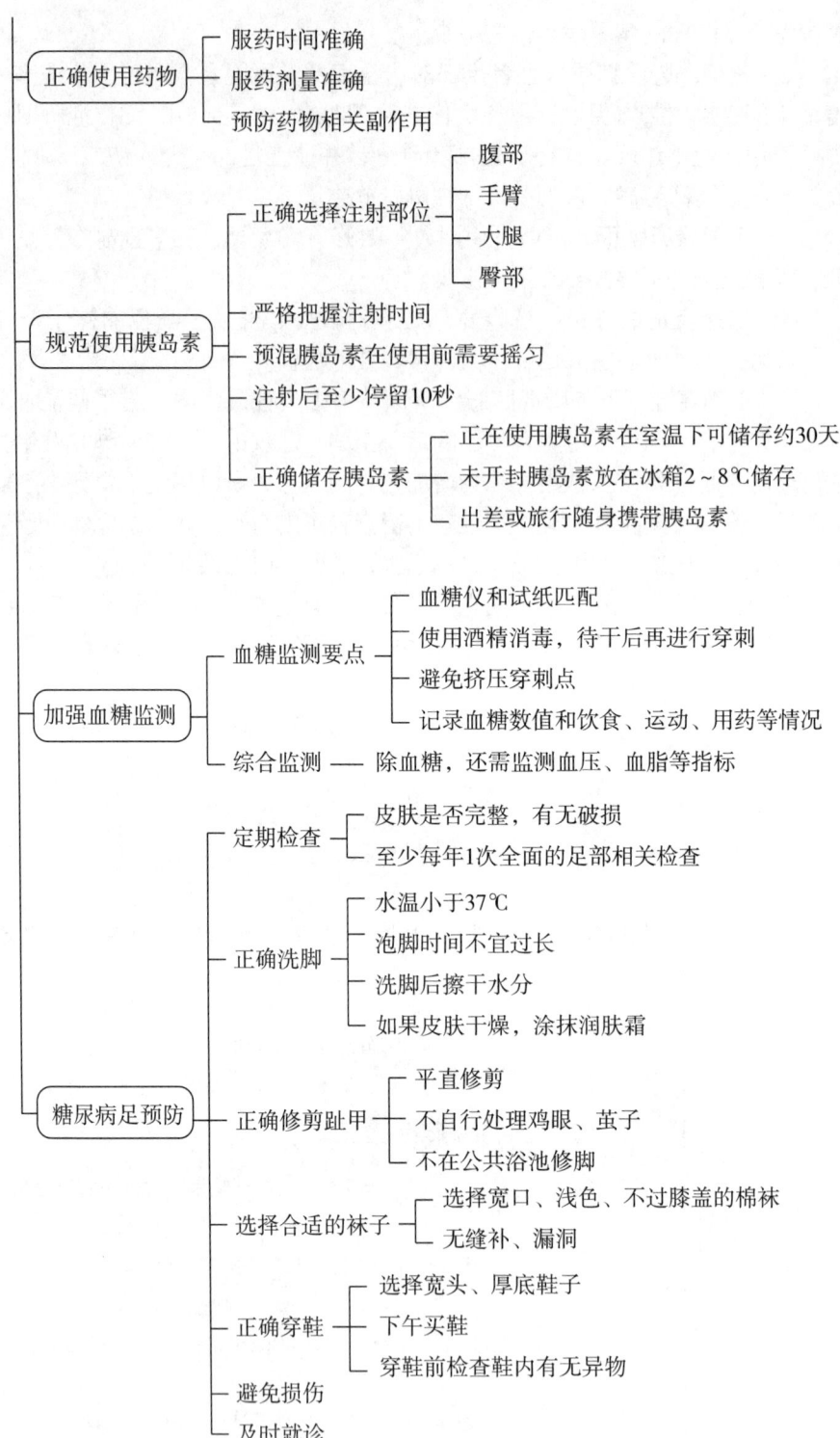

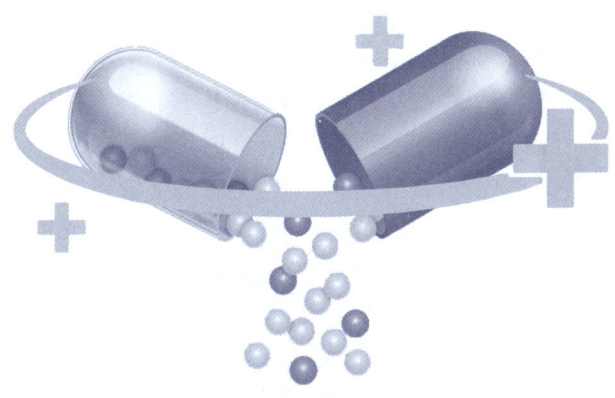

第七章

神经系统疾病

第一节　缺血性脑卒中

⊕ 案例

56岁的王大爷饭后遛弯，突然出现口齿含糊、右腿无力、拖步、口歪、流口水，头晕站不稳，晕倒在地。家属急忙拨打120将其送至医院，急诊医生快速判断病情为"脑卒中"，就是人们常说的中风。医院立即启动卒中救治预案，为他开通"脑卒中急救绿色通道"，安排急诊CT、血管造影术（CTA）等各项检查，检查结果显示"左侧大脑中动脉完全闭塞"。随后神经内科介入团队迅速到位，此时患者已发病1.5小时，一旦超过4.5小时，患者就将错过静脉溶栓的最佳时机。结合患者的血管条件、身体症状以及发病时间，神经内科介入团队果断下令"马上静脉溶栓！同时准备好动脉取栓手术""逢山开路，遇水搭桥"，克服种种困难，经过1小时的奋战，"罪犯血栓"被成功取出，闭塞的脑血管完全开通，恢复了正常脑血液供应。

因为治疗及时，手术成功，第二天王大爷恢复了意识，病情趋于稳定，但不能讲话，不能吃东西，右侧肢体瘫痪不能动。医生与家属协商后决定进行康复训练。通过物理治疗师的初期综合评定，王大爷的病情定性为：留置胃管、饮水呛咳、讲话不清、四肢无力、不能行走。根据王大爷的病情，康复医学科团队为王大爷量身定制了一套康复套餐以及初期康复目标：改善呼吸功能、提高身体平衡能力、能在辅助下行走。经过2周的努力坚持，王大爷已能够做到床上翻身、坐起，床边辅助下站立。紧接着，康复团队又对王大爷进行再一次评定及修改治疗计划，为下一个阶段的康复做好准备。经过2个月的康复治疗，王大爷基本上能够独立行走，拔除胃管自主进食，生活基本自理。

⊕ 缺血性脑卒中患者的自我照护

1. 缺血性脑卒中发病时有什么症状？

脑卒中发病迅速，当出现面部、手臂、语言等症状时，需要及时送医，否则可能造成不可逆的功能损伤。目前常用"FAST评估法"（图7-1-1）。

2. 患者急诊入院后需注意什么？

初入急诊室时，家属及患者首先不要慌张，冷静最重要。如果慌乱，病情交代不清，也不能协助医师处理。患者送到急诊后，家属最好一直陪伴在患者身边，由于静脉溶栓的最佳时机为4.5小时，故医生需要及时快速地制订检查及治疗方案，及时和家属讨论，以免医师需要和家属讨论时找不到人。

3. 缺血性脑卒中需要的检查有哪些？

患者会进行心电图、血液标本化验、CT检查等。需注意的是，在进行CT检查前，请提前将患者身上金属物体如钥匙、手表等摘下，若有起搏器、金属支架等，请提前告知

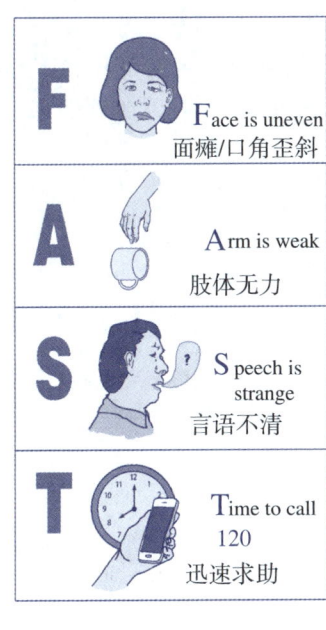

图 7-1-1 FAST 评估法

医务人员。

4．缺血性脑卒中可能需要的治疗措施有哪些？

（1）在医生初步判断后，对于发病后 4.5 小时内并符合相关条件的患者，立即进行静脉溶栓治疗。静脉溶栓治疗指通过静脉输注相关溶栓药物，以达到疏通闭塞的血管、恢复再灌注的目的，其间需要关注患者的神经功能、血压、血糖、体温以及是否出现出血的征象，例如皮肤瘀斑、眼底出血、牙龈出血、鼻出血、注射部位渗血、便血、血尿、头痛、恶心呕吐、意识变化等。为防止损伤及出血，应尽量避免不必要的搬动，24 小时内绝对卧床，药物注射完毕局部按压 5～10 分钟，观察注射部位有无发红、疼痛，如有应及时通知医护人员。

（2）根据血管堵塞部位、严重程度等情况，必要时医生会进行动脉取栓手术。手术常用支架导管经右侧股动脉穿刺后将大血管堵塞部位的血栓取出。手术后穿刺点应加压包扎并且患侧下肢应保持伸直，若患侧皮肤发白、变凉，以及出现相关出血征象，均应及时通知医务人员。

5．患者病情稳定后可能会出现什么症状？

紧急溶栓或取栓后，患者常常可能会出现肢体活动障碍、吞咽功能障碍、语言沟通障碍、认知功能障碍等情况，应及时用药，积极治疗原发疾病，并且针对症状进行个体化的康复功能训练，以促进患者的日常生活活动能力的恢复。

6．患者出现肢体活动障碍怎么办？

（1）开始康复锻炼的时机：50%～60% 的患者在脑卒中之后可以恢复到生活自理，80% 可以重新获得行走的能力。脑梗死发生后，康复医疗应在急性期生命体征稳定后就立即开始，脑梗死患者在发病头 3 个月中，功能改善程度最大。早期进行肢体锻炼能够通过大关节和肌肉训练促进肢体血液循环，加强局部肌肉的重塑能力。同时，早期行肢体功能锻炼利于重塑突触功能，有助于促进患者运动功能的恢复。

（2）亚急性期的康复锻炼：当病情进一步平稳之后，患者可开始练习由卧到靠、由靠到坐、由坐到站、由站到走的阶梯式锻炼方法。同时进行日常生活训练，让患者自己穿衣、解扣、洗脸、刷牙、进餐、如厕等。

（3）各种姿势的摆放（图7-1-2）

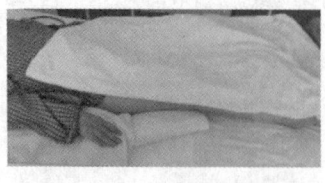

- 平躺
平躺于床上，患肢（上肢）打开置于枕头上（垫高）；双下肢分开，与肩同宽，患侧臀部及大腿外侧垫一毛巾卷，避免患侧外翻

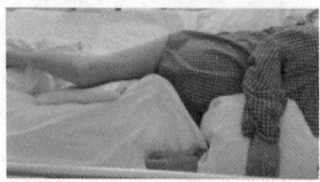

- 健侧卧位
患侧在上：双腿夹枕头，双手合抱枕头，避免患侧上肢下垂

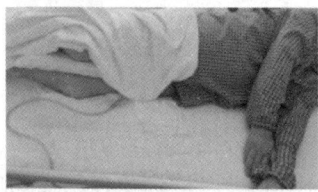

- 患侧卧位
患侧在下：患侧上肢应全部托出避免压在身体下面，双脚弯曲夹一个枕头于膝盖处

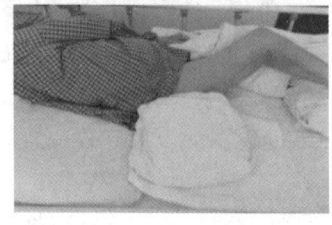

- 侧卧
为避免病人翻回平躺，可于背后垫一毛巾卷或塞枕头

图7-1-2 肢体活动障碍患者姿势的摆放

（4）协助患者床与轮椅之间的转移

1）轮椅置于患者健侧，与床呈45°。

2）照顾者面对患者，双脚夹住患者双脚，令患者双手互握、身体前倾，照顾者抓住患者裤带（图7-1-3）。

3）扶持患者身体向前站立。

（5）穿衣、脱衣：穿衣时先穿患侧肢体，脱衣时先脱健侧肢体。

7．患者出现进食困难怎么办？

吞咽障碍是脑卒中患者常见的并发症之一，对于脑卒中造成的吞咽障碍，严重者早期可放置鼻胃管进食，若患者能经口进食，常采用代偿的方法，即采取一定的方式代偿口咽功能，改善食物摄入，不改变潜在的吞咽生理，从而增加患者的食物摄入量，减少误吸

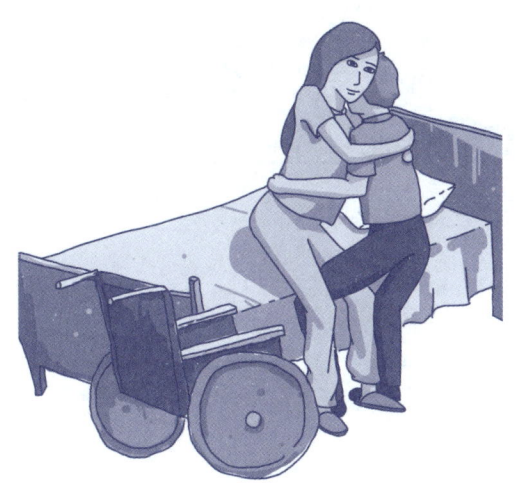

图 7-1-3　肢体活动障碍患者床与轮椅之间的转移

的发生。常见的代偿方法包括以下几个方面。

（1）食物调整：经过医务人员的评估，根据患者吞咽障碍的严重程度，选择合适的性状以及形状的食物。

1）轻度吞咽障碍的患者：建议食用低稠的食物，即倾斜勺子容易从勺子中以线条状流出，比如牛奶、米汤。食物入口便在口腔内扩散，下咽时无需过大的力量，患者可"吸"食。

2）开始治疗性经口进食的患者：建议食用中稠的食物，即使用汤匙舀起，倾斜后可从勺子中以点滴状流出，比如稀粥、米糊。食物在口腔内慢慢扩散，容易在舌上聚集，患者可"喝"下。

3）重度吞咽功能障碍的患者：建议食用高稠的食物，即使用汤匙舀起后倾斜勺子呈团块状，也不会马上流下，如肉泥。食物进口明显感觉到黏稠，送入咽部需要一定的力量，患者可"吃"下。

（2）姿势调整：进食时最好选择坐位，或者至少取抬高床头30°的仰卧位，如图7-1-4所示。餐后保持姿势，进食后不能立即躺下，取舒适的坐位或半坐卧位休息30～40分钟。

（3）进食工具：尽量选择易抓握、少黏附、勺柄粗的汤匙、吸盘碗，碗底尽量添加防滑垫。

（4）一口量调整：一口量，即最适于吞咽的每次摄食入口量。一般先以少量试之（流质1～4 ml），然后酌情增加。常见一口量为：流质为1～20 ml，浓稠泥状食物为3～5 ml，布丁或糊状为5～7 ml，肉团为2～3 ml。同时，应调整合适的进食速度，前一口吞咽完成后再进食下一口，避免2次食物重叠入口。

（5）环境改造：应保持进食环境的干净整洁，避免在患者精神不集中时进食，如刚睡醒时、环境嘈杂，切勿在进食中与患者交谈等。

此外，为促进患者吞咽功能的恢复，经康复医学科团队评估后，一方面可采用电刺激等物理治疗的方式，另一方面常鼓励患者进行嘴唇运动（图7-1-5）以及面部运动（图7-1-6）。

30°
30°
气管
咽头
食管
正确位置：易吞咽
气管
食管
咽头
错误位置：易误咽

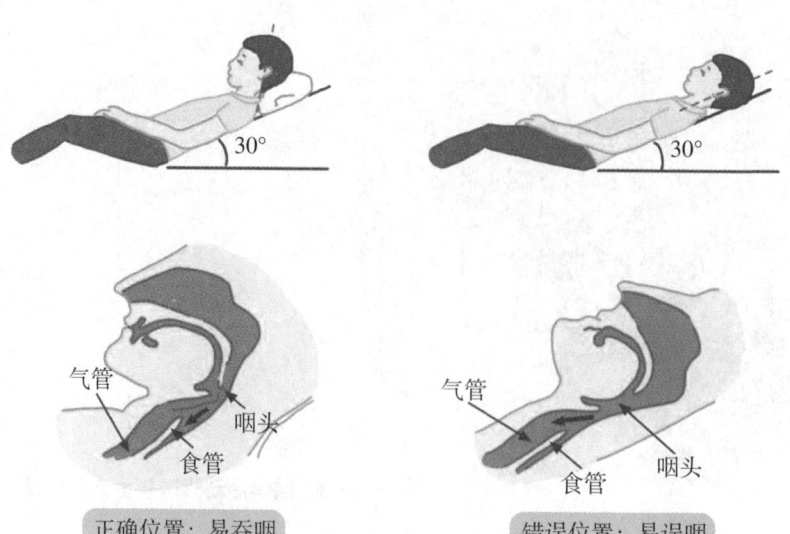

图 7-1-4　吞咽障碍患者的进食姿势

露出上下牙齿
做吹口哨的口型并说“呜”
微笑
微笑后连续说“咿唔”
上下唇内缩

图 7-1-5　吞咽障碍患者嘴唇运动

鼓起双颊
做漱口状左右运动
舌头伸出
舌头收回
做漱口状，同时鼓起双颊
舌向左嘴角移动
舌向右嘴角移动

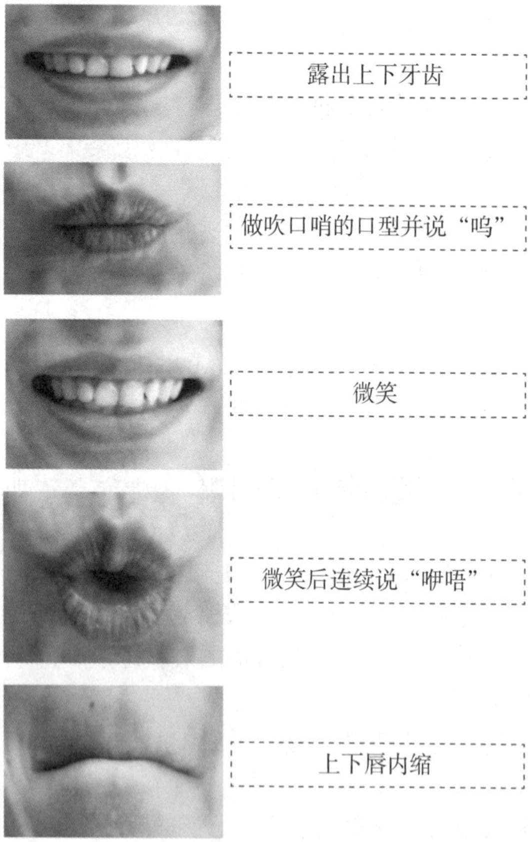

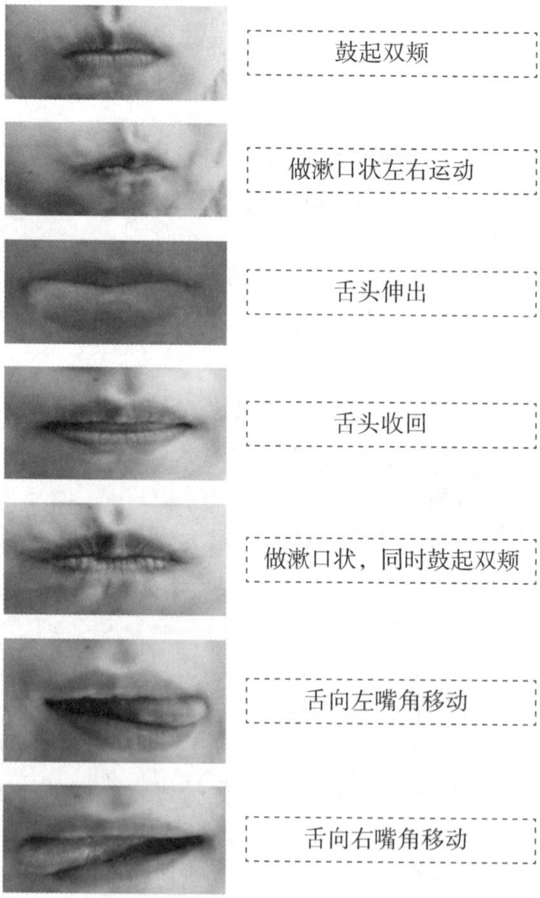

图 7-1-6　吞咽障碍患者面部运动

8．出现语言沟通障碍怎么办?

（1）口语理解严重障碍的患者可以试用文字阅读、书写或交流板进行交流。

（2）对于运动性失语（患者能理解他人的语言，但自身无法用说话，或能发出个别的语音，但不能把语音构成词句，不能使人理解）的患者，可以进行发音训练、肌肉力量训练、阅读训练等。

1）发音训练：家属可以协助患者对着镜子说话，同时将发音录音并反复听，及时纠正错误发音。

2）肌肉力量训练：患者需要常进行张嘴、卷舌、咀嚼、吞咽等动作，以达到对嘴唇、舌肌、吞咽肌等训练的目的。

3）阅读训练：当患者能自主说话时，应训练患者看图说话、读报纸等。

9．出现认知功能障碍怎么办?

患者在发病后可能会出现认知功能的下降，如记忆力、语言功能等能力的下降，照护者可进行相应训练以改善患者的认知功能。

（1）注意力训练：使用电脑游戏、视觉追踪、猜测游戏等。

（2）记忆力训练：记日记、电话交流外部设备的刺激法，应用图片、组块、联想、编故事、复述等内部刺激法提高记忆效果。

（3）计算、书写训练：选择患者感兴趣的内容书写、抄写、计算的练习等。

（4）手势训练：通过患者较熟悉的手势激发其理解能力。如做梳头等动作，让患者模仿并重复。

10．如何预防缺血性脑卒中的再次发生?

（1）抗栓管理不能少：遵医嘱需服用抗凝药物，比如阿司匹林的患者，患者服药过程中应：①密切观察牙龈、黏膜、皮肤是否有出血，禁止患者私自抠鼻，刷牙时应使用材质柔软的软毛牙刷，同时要尽量避免患者发生碰撞或跌倒等情况；②密切注意患者是否有血尿或者黑便出现，若有要及时就医；③患者需定期到医院抽血监测凝血时间；④有溃疡史的患者要谨慎服用抗凝药物。

（2）控制血脂有必要：控制体重，通过适当的运动消耗体内过多的脂肪，以降低血脂，减少脑卒中危险性。必要时在医生指导下服用降脂药物。

（3）血压管理要牢记：患者需在医生指导下控制血压，一般情况下发病在6个月内者血压控制在大于基础血压10%以内；0.5～1年者稳定在基础血压水平上；1年后在患者可耐受的情况下逐步将血压降至（130～140）/（80～90 mmHg）以下；对年龄>65岁或高血压病史>10年的患者，原则上稳定在基础血压水平。

（4）房颤治疗很重要：对伴有房颤（包括阵发性）的缺血性脑卒中患者，推荐在医生指导下使用适当剂量的口服抗凝药物治疗，以预防再发的血栓栓塞。

（5）生活方式要健康：①戒烟和控制饮酒；②劳逸结合，用脑要适度，不要持续长时间用脑；③忌饭后就睡，最好饭后半小时再睡；④体位变化要缓慢，脑血栓形成往往发生于夜间，尤其是如厕时刻，所以夜间如厕时一定要清醒后缓慢起床，平时做家务也要注意体位变化不要太快，以免引起脑部缺血；⑤注意天气变化，气温骤冷骤热时一定要采取相应防范措施。

（6）康复锻炼须保持：良肢位的摆放；关节活动度训练；语言功能训练；吞咽功能

训练；认知功能训练。

◉ 要点总结

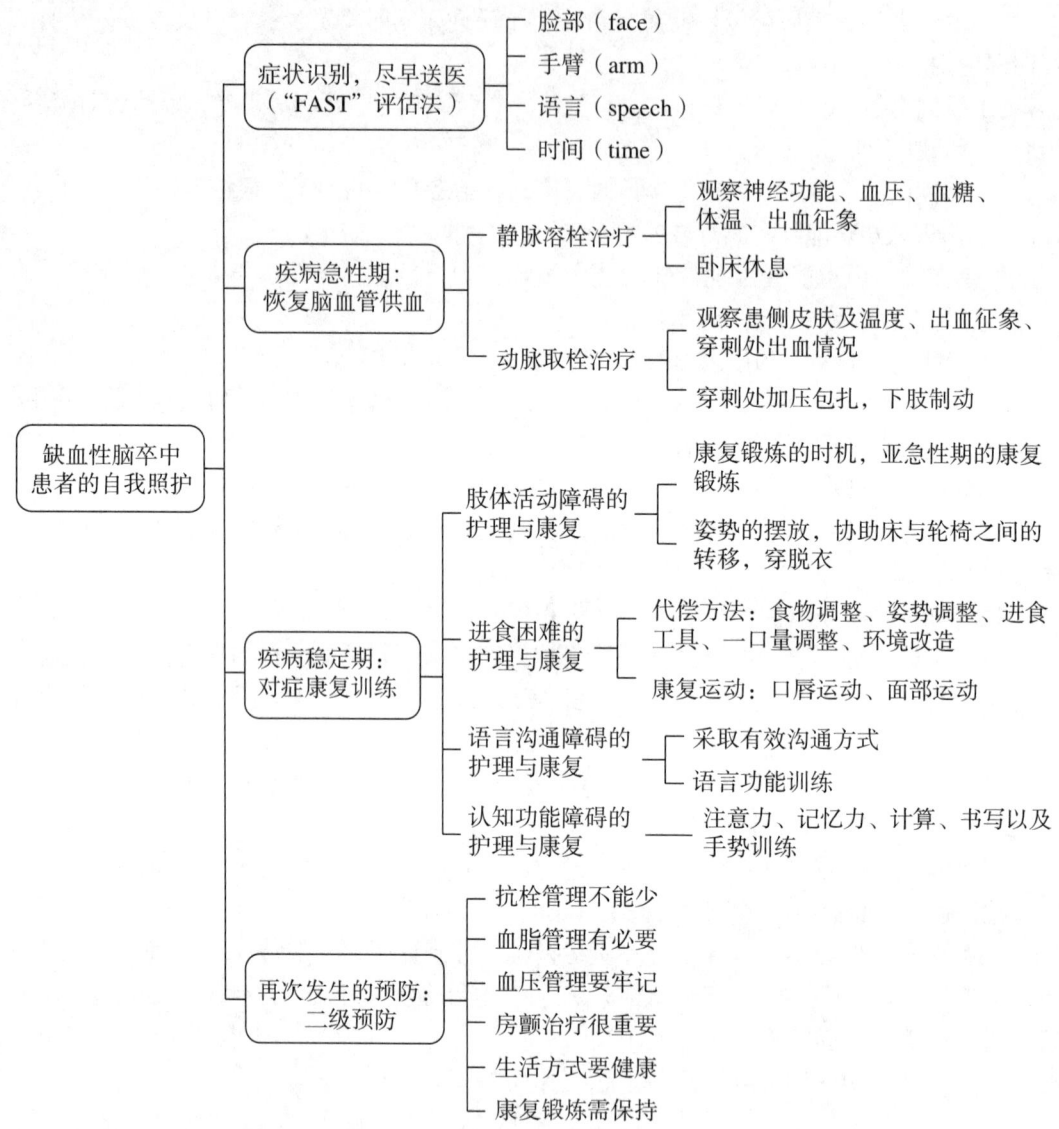

第二节 出血性脑卒中

⊕ 案例

李大爷60岁，晨起和老伴一起锻炼时，突然出现左上肢麻木无力，无法抬举，两三分钟后出现左下肢无力，无法站立后跌倒，随后老伴紧急拨打120将其送至医院。入院后，医生迅速为李大爷安排体格检查、头颅CT、头颅MRI等各项检查。结果显示"右侧基底节区脑出血"。既往该患者有高血压半年余，未规律服药，偶有饮酒，现血压204/118 mmHg，左侧鼻唇沟变浅，伸舌偏左，左侧肢体肌力Ⅱ级，右侧肌力Ⅴ级，左侧针刺觉减退。诊断为脑出血、高血压，后迅速开展一系列治疗（脱水降颅压、控制血压、止血和凝血治疗等）。

同时，脑出血急性期的李大爷需要绝对卧床休息，减少体力活动，故护士指导其食用易消化吸收的流质或半流质饮食。2周后李大爷病情稳定，生命体征稳定，症状、体征不再进展，医生与家属协商后决定进行康复训练。根据李大爷的病情，康复医学科团队为李大爷量身定制了一套康复套餐，逐步增强左侧肢体肌力、提高身体平衡能力。经过3周左右的努力，李大爷症状减轻后出院。

⊕ 出血性脑卒中患者的自我照护

1. 出血性脑卒中发病时有什么症状？

出血性脑卒中常见的是壳核出血和丘脑出血，其中壳核出血最常见，占脑出血的50%～60%。患者常出现病灶对侧偏瘫、偏身感觉障碍和同向性偏盲（三偏征），双眼球不能向病灶对侧同向凝视。出血量小者（< 30 ml）临床症状较轻；出血量大者（> 30 ml）可有意识障碍，引起脑疝，甚至死亡。其次是丘脑出血，常见的症状是三偏征，偏身自发性疼痛，言语缓慢而不清，记忆力减退，两眼不能向上凝视或凝视鼻尖等。所以当患者突然出现剧烈头痛、呕吐、肢体麻木无力或偏瘫、言语不清、眼底出血、嗜睡时（图7-2-1），要及时就医，警惕脑出血的发生。

2. 出血性脑卒中有什么诱发因素（图7-2-2）？

（1）高血压服用降压药物不当，导致血压不降或降得过低。

（2）情绪激动，生气、激动、焦虑、悲伤、惊吓、恐惧等。

（3）超量运动，过度疲劳，用力过猛，用力排便。

（4）气候变化，尤其是气温突然降低。

（5）饮食不节，暴饮暴食、酗酒成瘾。

（6）老年人起床时突然坐起。

（7）妊娠、口服避孕药。

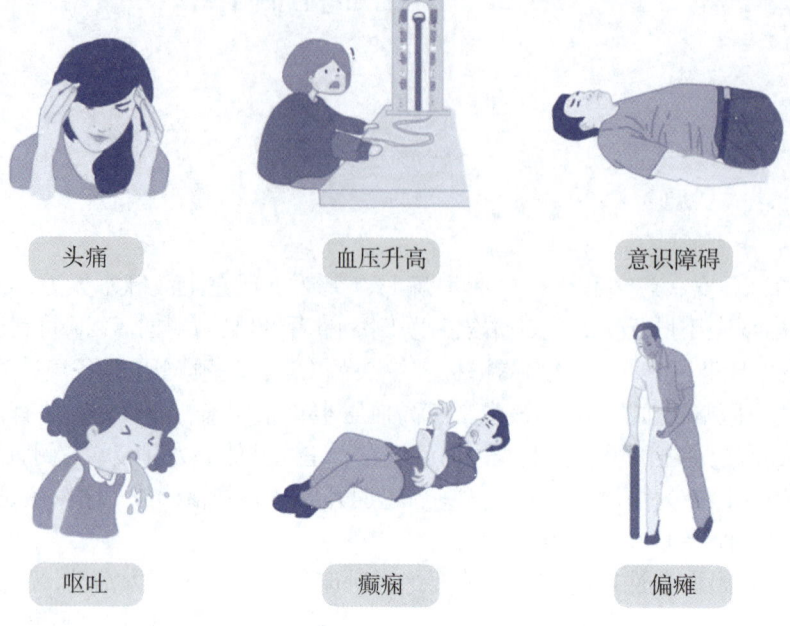

图 7-2-1　出血性脑卒中发病时的症状

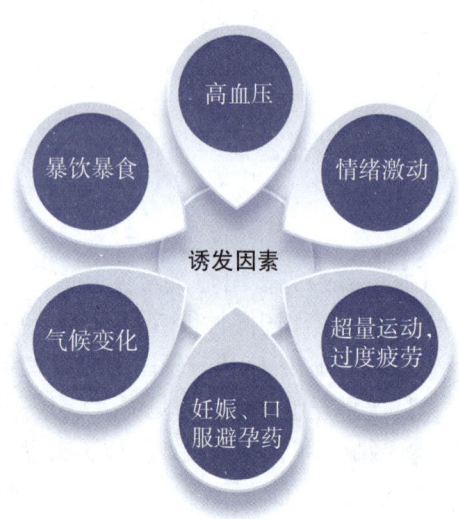

图 7-2-2　出血性脑卒中的诱发因素

3．出血性脑卒中需要的检查有什么？

患者可能会进行头颅 CT、头颅 MRI 等一系列检查，其中，头颅 CT 是诊断早期脑出血的"金标准"，可清晰、准确地显示出血部位、出血量大小、血肿形态、脑水肿情况及是否破入脑室等，有助于指导治疗、护理和判定预后。检查前，患者需将身上金属物体如钥匙、手表等摘下，若有起搏器、金属支架等请提前告知医务人员。

4．出血性脑卒中可能需要的治疗措施有哪些？

（1）控制脑水肿：脑出血后 48 小时脑水肿达高峰，维持 3～5 天后逐渐降低，脑水肿可使颅内压增高，并致脑疝形成，是导致患者死亡的直接原因。所以积极控制脑水肿、降低颅内压是脑出血急性期治疗的重要环节。常用药物有甘露醇、呋塞米和甘油果糖。

（2）调控血压、血糖：患者及家属要密切观察血压变化，高于或低于医生所给血压临界值时，要及时告知医生和护士。

（3）止血、抗血小板、预防深静脉血栓治疗：治疗期间要密切观察患者有无出血表现，如恶心、上腹部疼痛、饱胀、呕血、黑便、面色苍白、皮肤湿冷、烦躁不安、尿量减少等症状或体征。如出现上述情况，要及时告知医护人员。

（4）体温管理：脑出血患者早期可出现中枢性发热，要密切观察患者体温，体温升高时，要及时告知医护人员。

5. 患者应如何饮食？

（1）当患者处于脑出血急性期时：医生会嘱患者绝对卧床休息，此时，患者体力活动减少。因此，应食用易消化吸收的流食或半流食。流食如牛奶、豆浆、米汤、菜汤等，易于消化吞咽；半流食如粥、面片汤、面条汤、馄饨等软烂、易消化、易咀嚼的饮食。进食时，需要保持坐位，或者抬高床头30°（见图7-1-4）。此外，若患者不能进口进食，需要经胃管或胃肠管进食时，也要注意抬高患者床头30°。应保持进食环境的干净整洁，避免在患者精神不集中时进食，如刚睡醒时、环境嘈杂，切勿在进食中与患者交谈等。

（2）当患者处于脑出血恢复期时：患者应食用低盐、低脂肪、粗纤维饮食。低盐即每日盐摄入量＜2 g，少食含盐多的食品，如咸菜、酱菜、酱油、腌制品、海产品等。低脂肪可食用瘦肉、牛羊肉、去皮禽肉、鱼，少食肥肉、加工肉制品、油炸食物、动物内脏等，同时避免动物油、黄油，可食用色拉油、花生油。粗纤维饮食如芹菜、韭菜、菠菜、粗粮、豆类、谷类、新鲜蔬菜及水果类等，可促进肠蠕动，预防大便干燥。

6. 患者病情稳定后要如何进行康复锻炼？

患者要在医生指导下进行康复训练，康复训练强度要考虑到患者的体力、耐力和心肺功能情况，在条件许可的情况下，开始阶段每天至少45 min的康复训练，能够改善患者的功能。具体康复锻炼方法见本章第一节中的"6.患者出现肢体活动障碍怎么办？""7.患者出现进食困难怎么办？""8.出现语言沟通障碍怎么办？""9.出现认知功能障碍怎么办？"

7. 患者出院后，居家需要注意什么？

（1）积极改变不良的生活习惯：戒烟限酒，心态平和，调整情绪。

（2）规律作息，劳逸结合：①避免熬夜久坐；②卧位起床、久坐站立、夜间如厕时，体位变化不要过猛过快，可静坐几分钟后站立；③适度运动：居家后要继续遵循医生医嘱，结合个人耐受情况适度运动。一般推荐的运动频率为每周3~4次，每次至少持续40分钟的中等强度有氧运动，如快走、慢跑等；如不能耐受，可降低运动强度和时间，分次完成，如每次15~20分钟，每天2~3次。

（3）吞咽障碍患者居家后要继续吞咽训练。

（4）卧床患者居家后要继续遵医嘱进行主动与被动康复训练。

（5）定期复查：出院后2周至1个月、3个月、半年、1年要定期复查，之后每年最少复查一次。

要点总结

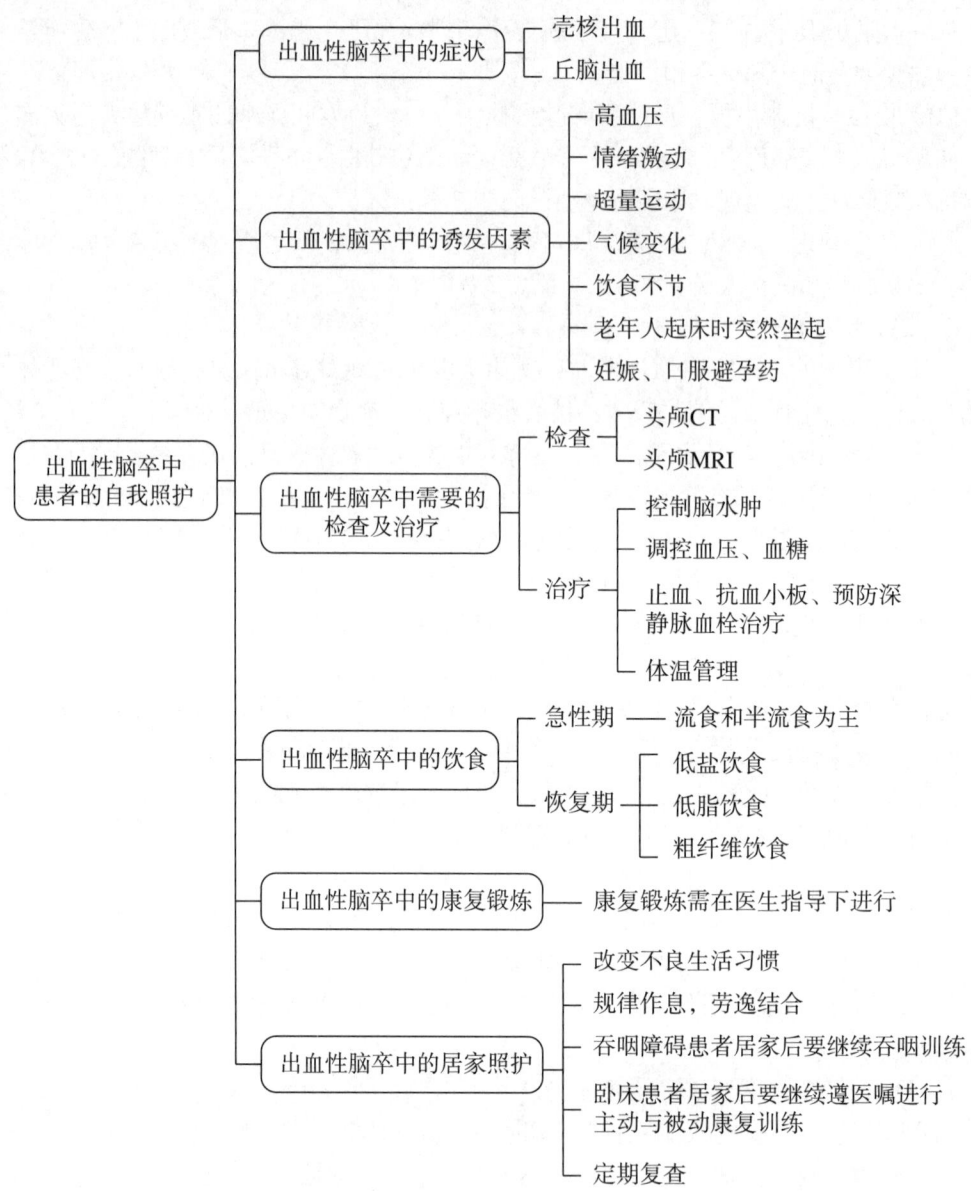

第三节 重症肌无力

✚ 案例

杨女士30岁,产后半年突然出现右眼视物模糊,有复视现象(即视物重影),且右眼睑下垂,日轻夜重;伴有口干、口苦、舌头麻木发硬、大便偏稀的症状。随后到医院就诊,经一系列检查(新斯的明试验,取神经、肌肉做活检)诊断为重症肌无力。入院后医生给予溴吡斯的明治疗,护士特别讲解了服用溴吡斯的明后如果出现恶心、流涎、腹痛、腹泻、心动过缓及出汗增多等情况,要及时告知医生和护士。经一段时间治疗后,杨女士好转出院。

✚ 重症肌无力患者的自我照护

1. 重症肌无力患病时有什么症状?

重症肌无力表现为部分或全身骨骼肌波动性无力与易疲劳,通常是晨轻暮重,在活动后加重,休息后减轻。患者会自觉乏力、懒动、精神不佳,近80%的患者以单纯眼肌症状(眼睑下垂、视物模糊、复视)起病。所以当出现眼睛有点睁不开时,要引起重视,及时就医。当影响其他骨骼肌时,可出现鼓腮漏气、鼻唇沟变浅、咀嚼困难、吞咽困难、饮水呛咳、声音嘶哑、呼吸困难、抬臂、梳头、上楼梯困难等症状(图7-3-1)。部分患者短期内病情可出现迅速进展,累及呼吸肌,需要机械通气,称为肌无力危象。

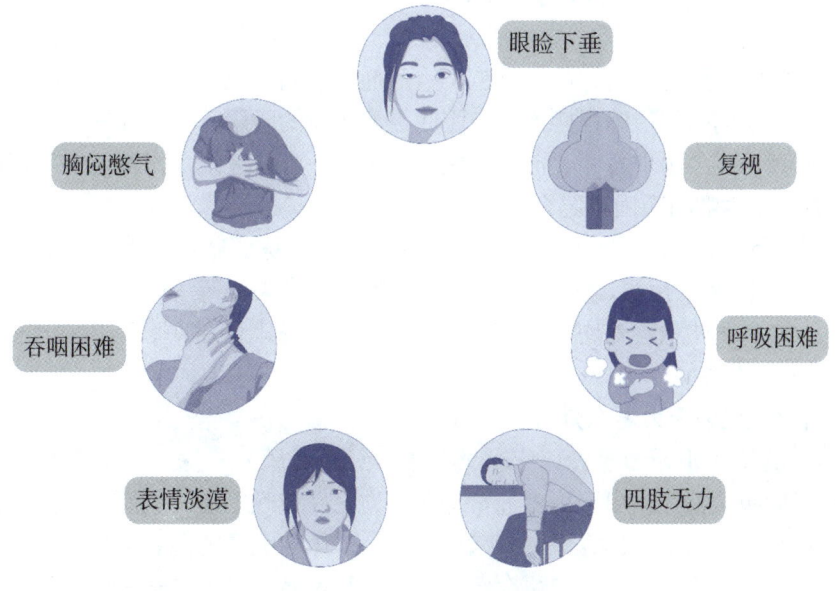

图7-3-1 重症肌无力症状图解

2. 重症肌无力有什么诱发因素?

发病诱因多为感染、精神创伤、过度疲劳、妊娠、分娩等（图 7-3-2）。

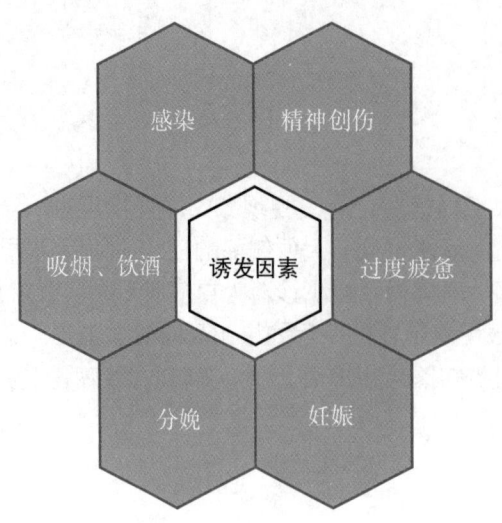

图 7-3-2　重症肌无力的诱发因素

3. 重症肌无力需要做的检查有哪些?

患者会进行新斯的明试验及取神经、肌肉做活检。其中神经、肌肉活检一般是取小腿或肩峰部肌肉，局部麻醉，切一小口，取出很小的一块肌肉神经做标本，伤口只须缝合 1～2 针。取活检后，局部需要加压约 30 分钟。避免手术部位过度用力和活动，不要沾水。如取的是小腿肌肉标本，24 小时内应避免下肢负重，下床活动时有伤口的腿不要用力，可用拐杖协助行走，避免伤口愈合时间延长。麻醉过后会有些疼痛，可询问医生后，服用止痛药物。一般情况下 2 周左右可以拆线。如手术部位出现渗血、肿胀等异常情况，请就近就诊、换药。

4. 重症肌无力可能需要的治疗措施有哪些?

溴吡斯的明是治疗所有类型重症肌无力的一线药物，可缓解、改善绝大部分患者的临床症状。因重症肌无力症状为晨轻暮重，给药剂量不同，应按时按量遵医嘱服药。而且不同患者对溴吡斯的明的敏感程度不同，因此，溴吡斯的明用药有个体差异。服用溴吡斯的明期间，患者可能会出现恶心、流涎、腹痛、腹泻、心动过缓及出汗增多等情况。

5. 患者出现吞咽咀嚼困难怎么办?

可以根据吞咽咀嚼困难及严重程度，选择易吞咽、易咀嚼、易消化的食物，采用少量多餐的方式，比如食用半流食（例如米粥、面片汤、果泥等），以每日 5 餐代替每日 3 餐。同时，饮食要注意营养均衡。当出现咀嚼无力、吞咽困难等，可以在用药后 15～30 分钟药效强时进餐。

6. 患者感到肌肉无力怎么办?

病情稳定的重症肌无力患者，应尽早寻求神经科及康复科医生帮助，在医生评估和指导下进行运动康复治疗。由于患者通常是在用力之后或晚上易感到肌肉无力，因此可在上午和下午患者午休后安排体力锻炼。病情稳定，但体力很弱的患者可在医生指导下在床上进行康复锻炼；能下床的患者，可在医生指导下和家属监护下做一些有氧运动，比如步行。所有锻炼均以患者不感疲劳为原则。

7. 患者感到呼吸困难怎么办?

住院时或居家时，家属要密切关注患者有无喘憋、呼吸困难、发绀、咳嗽无力等现象，如有发生，应及时告知医护人员。家属日常应鼓励患者咳嗽和深呼吸，抬高床头，及时清理口腔和鼻腔分泌物。病情稳定的患者应在医生指导下进行呼吸功能锻炼。

8. 患者出院后，居家需要注意什么?

（1）按时服用出院带药（服药说明在医生开出的出院小结上，如有不适请在医生的帮助下更改药物）。

（2）适当运动：患者出院，居家后仍需遵医生建议运动。如每周根据自身耐受情况，进行3～4次中到高强度运动（中等强度的运动是指能够出汗或明显提高心率的运动），每次运动平均时间为40分钟。若运动时感到心悸、气促等，立即停止运动。

（3）感染为重症肌无力患者加重的重要诱因，在呼吸道疾病高发季节要加强保暖，远离人口密集公共场所，预防上呼吸道感染。

（4）谨慎用药，特别是抗生素类药物如氨基糖苷类及喹诺酮类抗生素；严格按医嘱服药，每次的药物调整必须在您的主治医生的指导之下进行，禁止随意调节药品种类和剂量。

（5）吞咽障碍的患者可以适当使用增稠剂增进饮食安全，预防误吸。

（6）保持心情愉快，避免情绪激动或过度悲伤，如病情变化或加重，出现呼吸困难、咳嗽无力并伴有呼吸道感染者，请及时到神经内科就诊。

⊕ 要点总结

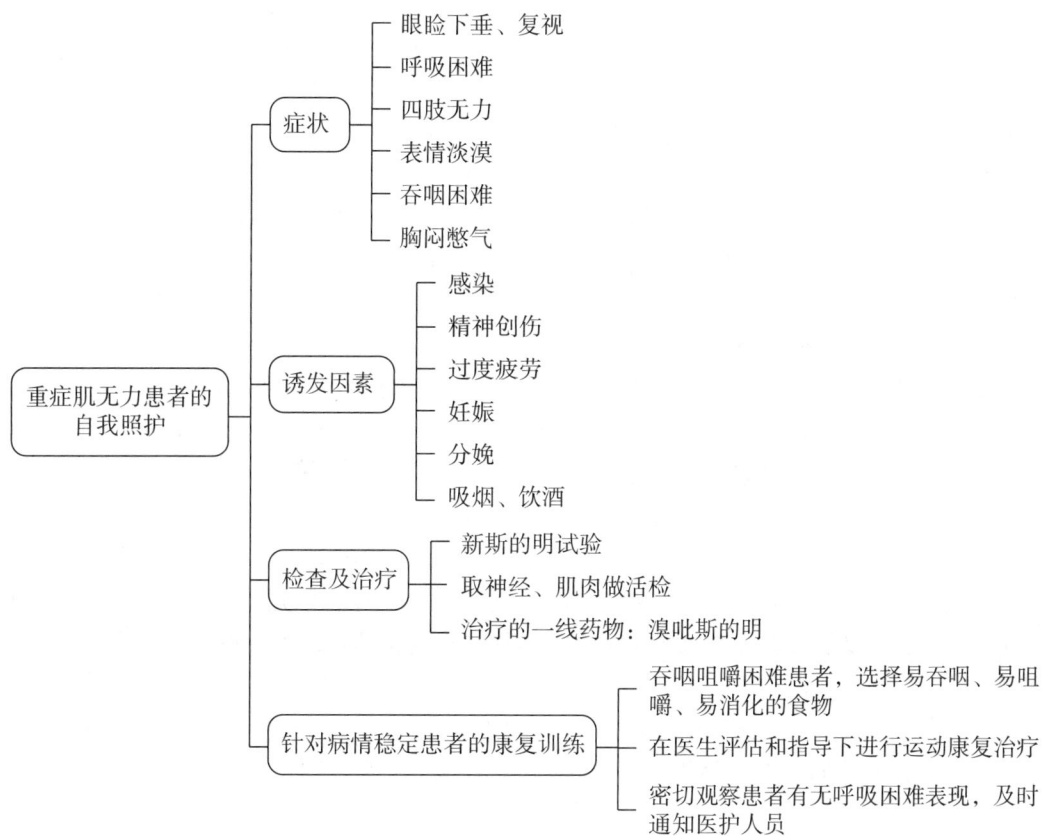

第四节 认知障碍疾病

⊕ 案例

60岁的王大爷是高级工程师，平常和老伴两个人居住，年轻时思维敏捷，但近来退休以后，老伴发现王大爷的记忆力明显下降，经常忘记昨天的约定；去超市买牛奶，回来后却发现买了一些水果；出门一起散步，却找不着回家的路。于是，老伴便带王大爷来医院神经内科就诊，医生在询问相关症状、经过一系列检查（如神经心理量表评估、抽血化验、脑部磁共振成像等）后，发现老人患了阿尔茨海默病，所以决定让王大爷开始服用胆碱酯酶抑制剂，并继续服用降压、降血脂的药物，同时鼓励老伴每天带王大爷外出散步，和朋友们聚会聊天，定期来医院复查，进行相关的认知训练。虽然现在的王大爷很多时候还是需要老伴提醒，但生活基本能自理。

⊕ 认知障碍疾病患者的自我照护

1. 认知障碍是一种自然老化现象吗？什么是认知障碍疾病？

老年人的记忆力下降在日常生活中常常被认为是正常衰老的现象，但"老糊涂"却可能是一种认知障碍疾病，当出现记忆力退化等症状时，应该及时就诊。认知障碍疾病是一类慢性神经疾患，可由多种病因引起且表现会有所差异，大部分老年患者由广泛性大脑皮质萎缩和退行性病变引起，主要表现以认知功能减退和行为性格障碍为主。

认知障碍疾病往往呈进展性发展，早期处于轻度认知功能障碍阶段时，患者有记忆力下降的征兆，但症状表现一般不很明显，当疾病进一步发展为痴呆阶段时，患者记忆明显受损，表现出明显的性格和行为改变，最后发展至晚期时，患者生活不能自理，常常需要专人护理。

2. 认知障碍疾病是否可以治愈？

目前还没有一种能够完全治愈阿尔茨海默病的药物和手段，所有用来治疗的药物只能是对早、中期的病情进行控制和干预，以延缓病症的加重。尽管如此，接受治疗还是必需的，其主要目的就是预防和减少额外残疾，避免过早出现行为和功能的下降，通过综合的方法（药物及非药物）提高或保持一定的生活质量。

（1）药物治疗作为主要的治疗方法，可以根据疾病的不同类型及不同症状针对性地选择胆碱酯酶抑制剂、脑血管扩张药、钙通道阻滞剂、抗精神症状药物等，通过合理的药物治疗，完全可以改善患者的记忆和注意力，改善心境和睡眠，减少精神性症状，减少激越和攻击。

（2）非药物治疗则主要是语言、记忆、思维、定向能力的训练等，通过非药物治疗则可以增加社会活动和体力劳动，增加智能刺激，减少认知问题和异常行为问题，解决家庭冲突,提高社会支持度。

3. 认知障碍疾病应该怎么预防?

阿尔茨海默病作为一种目前不能治愈的疾病,早期采取措施加强预防、延缓疾病发展是非常重要的。可以从以下 6 个方面进行。

(1)良好的生活习惯:戒烟限酒,规律锻炼,健康饮食,充足睡眠。
(2)良好的身体指标:血压,血糖,血脂,体重。
(3)良好的朋友圈子:沟通交流,讨论问题,活跃思维。
(4)喜爱的兴趣活动:社会活动,读书看报,麻将棋牌,书法绘画。
(5)规律的体检常规:指导治疗,合理用药,康复保健。
(6)乐观豁达的心态:保持心情舒畅。

4. 患了认知障碍疾病会有什么表现?

(1)早期表现:认知障碍疾病最常见的症状是记忆力的下降,而且往往是家人最先发现,具体详见图 7-4-1;当出现相关症状时,应该及时前往神经内科或者记忆力障碍专病门诊就诊,完成血液化验、影像学以及神经心理量表等检查,接受治疗措施,做到"早发现、早治疗"。

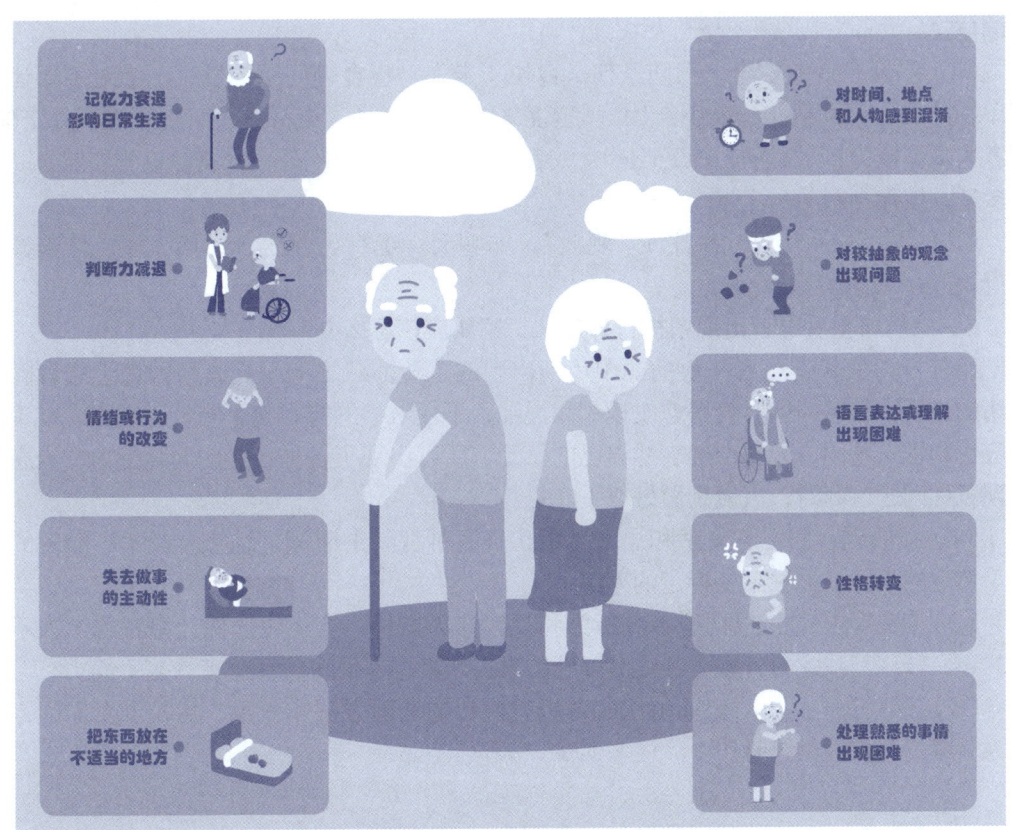

图 7-4-1 认知障碍早期十大症状

（2）晚期表现：记忆力下降明显，连自己的年龄及孩子的名字都忘了，生活不能自理，甚至出现进食困难、二便失禁、发音不知其意，最后甚至处于"植物人"状态。

5．疾病加重后患者出现认知功能以及自理生活能力下降，家属应该怎么办？

照顾阿尔茨海默病患者，对于家属是一个巨大的挑战，需要家属极大的精力和耐性，在日常的护理中需要注意以下几点：

（1）遇到困难咨询专业医护人士，寻求指导帮助。

（2）居家陈设要安全，也要温馨。拆除家中诸如厕所、厨房等处并不是非常重要的锁和钥匙，防止患者把自己反锁困住，发生危险；把房间内有可能伤害患者的东西找出来并收好，比如药物、变质的食物、刀具等；操作复杂的家用电器要放置在远离患者的地方。家里的摆设要简洁实用，也要有怀旧感，最好保持患者多年已习惯的样子或摆放患者熟悉、喜欢的旧物，让患者不觉得陌生，有安全感。

（3）日常生活护理：当患者疾病症状较轻时，可以通过一些简单的调整、采取一些安全的预防措施，继续保持患者的自理生活能力。例如使用记忆辅助物品进行提醒（列清单、记笔记和粘贴便条等）；在家人的陪同下完成打出租车或者乘坐其他公共交通工具等。若患者丧失自理生活能力，需要长期卧床，则要为其定期翻身、拍背。对二便失禁的患者，要及时协助处理二便，保持皮肤、床铺的整洁、干燥，以减少发生感染和皮肤病及压疮的危险。

（4）保证患者的安全，预防跌伤、自伤、走失、噎食等问题的发生。绝对不要让患者单独外出，可以制作一个小卡片，写上家庭住址、联系人电话等，防止患者意外走失；患者大多不认为自己有病，拒绝吃药，或者记忆力太差忘记吃药，家属应该严加监督，灵活多变，按疗程服药。

（5）尽量不断给予患者各种"刺激"，如聊天、逛街、郊游、回忆往事，培养多种爱好。

6．疾病加重后患者出现精神行为症状，家属应该怎么办？

精神行为症状是患者在疾病的中后期出现的主要症状之一，究其原因在于患者随着疾病的进展，其精神世界变得愈发模糊和混乱，不仅做事的能力会下降，对周围人或事的反应也和常人不同，无法准确表达自己的感受，所以出现了各种各样的问题行为。当患者出现各种问题行为时，家属宜做好以下几点。

（1）找原因：回忆、观察和思考患者出现各种症状的时间、地点、频率、触发的原因（特定的事件、接触某些特定的人等）。

（2）有效地应对：根据患者的行为和反应作为指导，终止做一件让患者看上去不快乐的事，转移其注意力，做一件让其开心的事；或者坦然面对，让患者恢复平静。

（3）及时总结：及时记录每次应对患者症状的处理方法和效果，寻找触发原因，可以为后续的照护提供经验。

要点总结

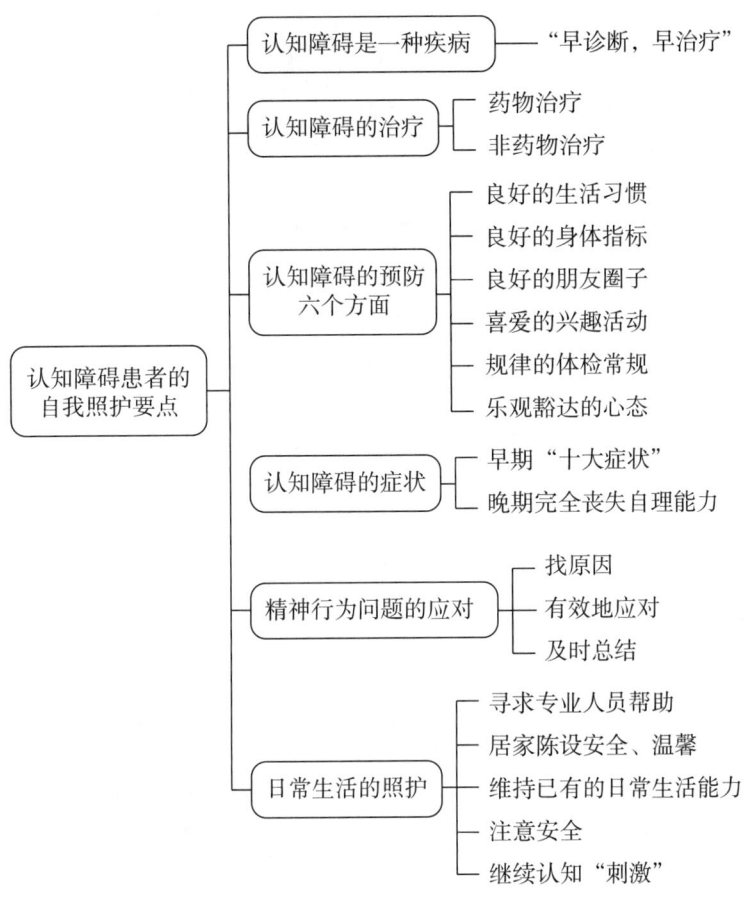

第五节 帕金森病

⊕ 案例

61岁的张大爷1年前无明显原因出现右手无力、不能持重物、起步困难的症状后,前往神经内科就诊,诊断为"帕金森病",医生予普拉克索(森福罗)、金刚烷胺治疗。近日开始患者出现双下肢及左上肢无力,行走不稳,上下楼梯需扶持,双手时有震颤,紧张时加重,面部表情僵硬,行动迟缓,起步困难,步态略慌张,前往医院就诊并住院。在完成一系列检查后,接受了脑深部电刺激术(DBS),术后经过药物治疗以及康复治疗,病情稳定后出院。目前张大爷的双手震颤、行动迟缓的症状较前明显好转,且仍坚持服药以及康复训练。

⊕ 帕金森病患者的自我照护

1. 什么是帕金森病?

帕金森病是一种神经功能障碍疾病,好发于50岁以上的中老年人。主要症状表现为静止时手、头或嘴不自主震颤,运动迟缓,肌肉僵直和姿势平衡障碍,从而影响老年人的自理生活能力。帕金森病本身不致命,但由于其症状常造成跌倒等意外以及肺部、泌尿系统感染,甚至窒息等严重并发症,这些可能成为患者死亡的直接原因。因此,尽管帕金森病不可治愈,但是早期发现、早期诊断、及时治疗,才是康复的关键。

2. 什么情况下应该警惕患了帕金森病?

帕金森病早期会出现五大症状,有时常被误认为是人老后的正常现象,所以当出现以下症状时应该警惕:①嗅觉减退;②认知功能下降:例如叫不出熟人的名字、想不起原来熟识的汉字等;③睡眠障碍:是最主要的早期症状,包括入睡困难和睡眠间断,例如做噩梦、大喊大叫、拳打脚踢等;④便秘;⑤幻觉:例如夜间喊叫说话、不自觉地伸胳膊伸腿等。

3. 怎么自测是否患了帕金森病?

当出现早期症状时,可以首先用三个小动作自测,但还是必须以医生诊断为准。

(1)安静时颤抖,双手自然放在腿上,有搓丸样运动。

(2)拇指和示指快速对指,5秒内少于15次。

(3)写字时字越写越小。

此外,如果出现走路笨拙,腿总拖地,上肢摆臂幅度小,肩歪向一侧,擀饺子皮或拿筷子时手不灵活等,都要引起警惕。

4. 帕金森病可能需要的治疗措施有哪些?

帕金森病的治疗目前主要包括药物治疗、手术治疗以及康复治疗。

（1）药物治疗：是目前首选的治疗方式，医生会综合考虑患者的疾病症状特点、疾病严重度、发病年龄、就业状况、药物可能的不良反应、经济承受能力等因素后提供合适的药物。在服用抗帕金森病药物时绝对不能突然停药，否则可能会加重症状；同时，如果服药期间出现新的症状或原有症状加重，都需要及时就医处理。

（2）手术治疗：目前主要的手术方式是脑深部电刺激（deep brain stimulation, DBS）疗法，指在脑内核团或特定脑区植入刺激电极，通过脉冲电刺激调控相关核团或脑区的功能，达到改善症状的目的。该手术需要通过严格评估后方可进行，且手术不能根治帕金森病，只能缓解症状。术后还需继续药物治疗，同时应注意患者的安全，防止跌倒等意外发生。

（3）康复治疗：当患者存在步态障碍、姿势平衡障碍、语言和（或）吞咽障碍等症状，且药物疗效不显著时，可以结合专业的康复治疗，有助于提高患者的生活自理能力，延长药物的起效期。

5. 家里人患了帕金森病，照顾者应该怎么办？

当家里人患了帕金森病，照顾者应该从生活环境上尽量满足患者的需要，包括：

（1）选择容易穿、脱的衣物，如有拉链的前面开襟衣服、无需系鞋带的鞋子。

（2）日常进食：选择在药物发挥效果的时段内、患者清醒时进食；选择带吸管的杯子、带防滑垫的碗碟、手柄大的餐具等。

（3）日常清洁卫生：选择挤压式液体香皂、粗柄牙刷或者电动牙刷；注意防止跌倒，例如浴缸内铺上防滑脚垫，在浴室地板上铺盖防滑地毯。

（4）选择带有扶手且坚固的椅子。

6. 怎么预防帕金森病？

（1）防治脑动脉硬化是预防帕金森病的根本措施，积极治疗高血压、糖尿病、高脂血症等疾病。

（2）避免或减少接触对人体神经系统有毒的物质。

（3）避免或减少应用奋乃静、利血平、氯丙嗪等诱发震颤麻痹的药物。

（4）加强体育运动及脑力活动，可多做打太极拳、弹钢琴、散步、打麻将等慢运动，每日1~2次。听听音乐，背唐诗宋词，多动动脑筋。

（5）饮食以清淡为主，饮食均衡。

要点总结

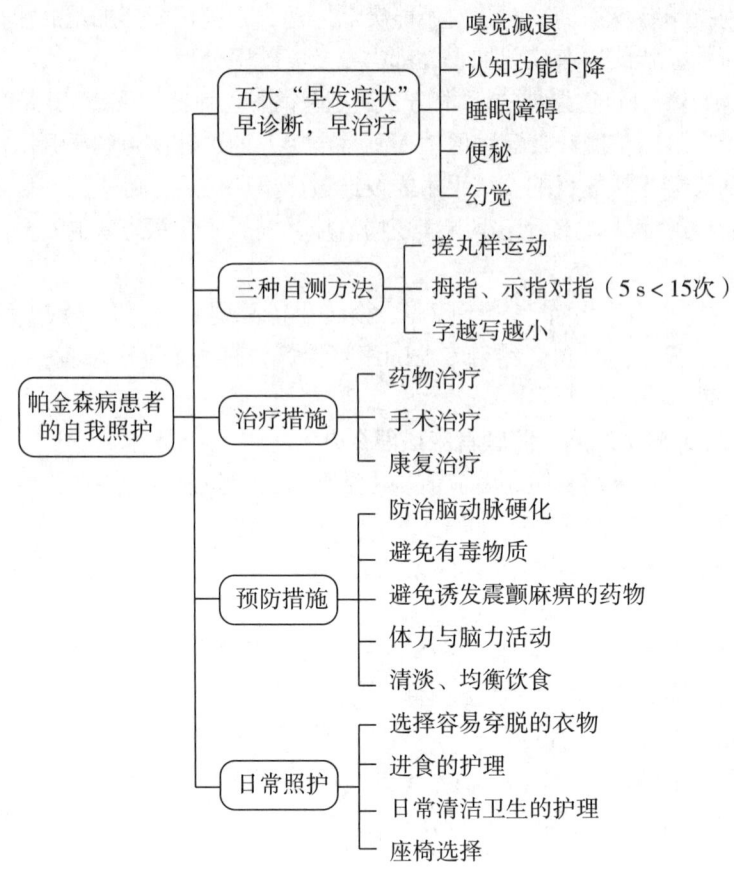

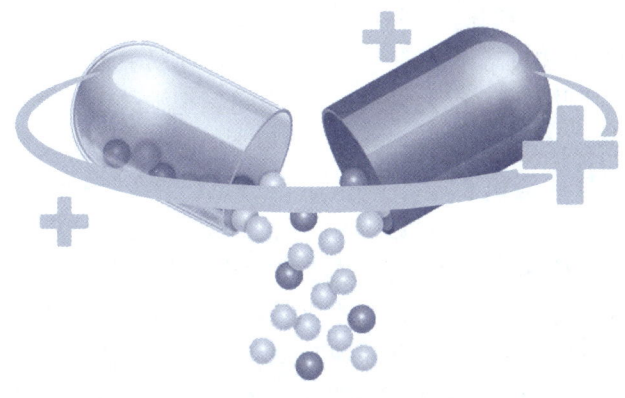

第八章

风湿免疫性疾病

第一节 类风湿关节炎

⊕ 案例

66岁的李大妈在8年前曾出现全身关节疼痛,伴有肿胀,双手最明显,经医院诊断为"类风湿关节炎",给予口服药物治疗后症状好转,但在药物减量期间关节疼痛仍会反复发作,李大妈对此感到担心。2周前李大妈感冒后出现双手腕、双膝关节肿痛加重,活动后出现呼吸急促,呼吸困难。李大妈的儿子见状赶紧把她送到急诊,医生为李大妈做了常规的血液检查及免疫学检查,还做了胸部CT检查、肺功能检查及血气分析。结果显示"低氧血症"。医生向李大妈和家属交代了病情,并迅速给予吸氧治疗及抗炎治疗,经过3天的治疗,李大妈自觉呼吸困难症状明显缓解,血氧饱和度也恢复正常。

回到家后,李大妈仍感觉全身多关节疼痛,尤其是膝关节疼痛加重,甚至无法下床活动,家属赶紧带着李大妈来到风湿免疫科门诊就诊,医生看了上次的检查及化验,并开了膝关节超声检查,结果显示"关节腔积液",与患者及家属协商后决定进行关节腔穿刺治疗。同时医生还为李大妈开了一些口服药继续维持治疗,并提醒李大妈定期来医院复诊。经过1周的治疗后,李大妈感觉膝盖疼痛明显缓解,肿胀消退,可以正常走路,上下楼梯。2周后,李大妈复诊时开心地告诉医生她全身关节疼痛减轻,能够正常活动了。医生也提醒李大妈,类风湿关节炎是一种慢性疾病,需要定期复诊,长期服药,并在疾病缓解期内坚持功能锻炼,这样才能更好地控制疾病,防止关节畸形。李大妈听后,表示一定要积极配合治疗。

⊕ 类风湿关节炎患者的自我照护

1. 如何早期发现类风湿关节炎?

类风湿关节炎是可导致关节畸形、致残率高的一类慢性疾病,早发现、早治疗对防治关节畸形有着重要的作用。类风湿关节炎可分为关节表现和关节外表现。

(1) 类风湿关节炎典型的关节表现为晨僵、关节疼痛及肿胀、关节畸形、骨质疏松。

(2) 类风湿关节炎的关节外表现为疲倦、乏力、发热、食欲缺乏、体重减轻、类风湿结节、类风湿血管炎、肺间质病变等。

2. 关节畸形了怎么办?

关节畸形在病程较久的类风湿关节炎患者中较常见,主要累及手和足部(图8-1-1)。第一,医生会评估患者关节畸形程度及关节功能;第二,正确按医嘱服药,阻止骨质继续破坏;第三,在家人的帮助下完成力所能及的工作;第四,生活中一定要注意安全,防止跌倒;第五,卧床患者定时翻身,防止发生压力性损伤。

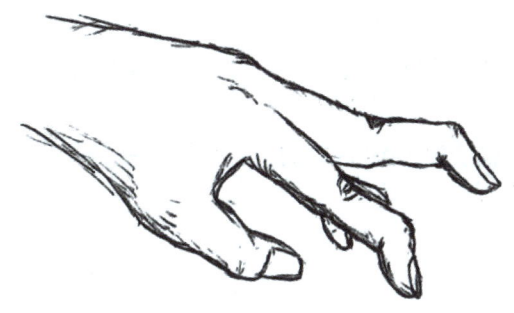

图 8-1-1　天鹅颈畸形

3．类风湿关节炎需要的检查有哪些？

血液化验、关节滑液检查以及影像学检查可以帮助确诊类风湿关节炎。

4．类风湿关节炎的治疗措施有哪些？

目前类风湿关节炎尚不能根治，治疗的目标是减轻症状，防止关节破坏，保护关节功能，最大限度地提高生活质量。主要包括药物治疗、关节腔穿刺术和外科治疗。

（1）药物治疗：治疗类风湿关节炎的常用药物分为六大类，即非甾体抗炎药、改善病情抗风湿药、糖皮质激素、植物药、生物制剂和靶向合成药物（表8-1-1）。

表8-1-1　类风湿关节炎的常见药物

药物类型	常见药物
非甾体抗炎药	阿司匹林、布洛芬、双氯芬酸
改善病情抗风湿药	甲氨蝶呤、柳氮磺吡啶、来氟米特、环磷酰胺
糖皮质激素	泼尼松、泼尼松龙
植物药	雷公藤、青藤碱、白芍总苷
生物制剂	依那西普、阿达木单抗、托珠单抗、注射用重组人Ⅱ型、肿瘤坏死因子拮抗剂
靶向合成药物	托法替布、巴瑞替尼、乌帕替尼

（2）关节腔穿刺术：是通过关节腔穿刺抽取关节腔内的积液或者向关节腔内注入药物进行的治疗。医生会根据具体情况选择是否行关节腔穿刺术。

（3）外科治疗：类风湿关节炎患者经过积极正规的药物治疗后，病情仍不能控制时，为防止关节的破坏、纠正畸形或改善生活质量，可考虑手术治疗。

5．出现骨质疏松或者骨折怎么办？

类风湿关节炎患者容易发生骨质疏松及骨折。骨质疏松的防治措施主要包括调整生活方式和药物干预。

（1）调整生活方式

1）加强营养，均衡膳食：建议摄入富含钙、低盐和适量蛋白质的均衡膳食。

2）充足日照：建议上午11：00到下午3：00，尽可能多地暴露皮肤于阳光下晒

15～30 min（取决于日照时间、纬度、季节等因素），每周2次，以促进体内维生素D的合成。

3）规律运动：建议进行有助于骨健康的体育锻炼和康复治疗，如散步、打太极拳等运动。运动应循序渐进、持之以恒。

（2）药物干预：钙剂、维生素D及双膦酸盐类药物等有效的抗骨质疏松药物可以增加骨密度，改善骨质量，降低骨折的发生风险。

6．出现足部问题怎么办？

大多数类风湿关节炎患者在疾病过程中会出现足部问题，例如疼痛、肿胀和僵硬，甚至出现足部畸形，导致站立和行走等日常活动受限，进而导致生活质量下降。建议诊断类风湿关节炎后尽早进行足部健康评估。因此，合适的鞋对于有足部问题的类风湿关节炎患者十分重要。合适鞋特征建议如下：①重量轻；②鞋子应有一定的宽度和深度，有足够的空间容纳脚趾，最长脚趾距离鞋子顶部至少1 cm；③内侧没有接缝；④鞋跟应坚固、不易变形，不宜过高；⑤有一个坚固的鞋底，保持脚跟到脚趾的步态；⑥定制鞋垫可以缓解足部疼痛；⑦应定期检查鞋类，当脚受到严重影响时，可定制治疗鞋；⑧鞋垫可灵活取放，以便需要时能在里面放置定制的矫形器。

7．如何进行运动锻炼？

类风湿关节炎的治疗是一个长期的过程，在接受正规用药的同时，适度的功能锻炼可增强体质，保持关节活动和稳定，增强肌肉力量和耐力，预防关节挛缩畸形，提高柔韧度和平衡能力。功能锻炼要遵循循序渐进、量力而行、持之以恒的原则，锻炼前做好充分准备活动，强度以不引起关节疼痛加重为度。类风湿关节炎的运动锻炼方案见表8-1-2。

表8-1-2 类风湿关节炎运动锻炼方案

	急性期	亚急性期	稳定期
表现	低热、疲乏、关节肿痛	关节肿痛等症状较前改善	无明显关节肿痛
运动原则	休息为主，适度运动，必要时用辅具支持固定	适度增加训练，中等强度锻炼	持之以恒，中等强度锻炼为主
可选择的运动方式	（1）关节活动度训练（关节操）：手、腕关节等关节活动度锻炼 （2）等长收缩运动：四肢肌肉的等长运动（保持某一定姿势对抗阻力的训练方法，如握拳等） （3）平衡训练：太极拳、脚尖脚跟式行走 （4）力量训练：自重或负重锻炼、阻力（如沙袋负重锻炼）		
每次锻炼步骤	不建议运动	（1）热身：锻炼前应进行热身，避免关节、肌肉损伤，采取较为轻柔的有氧运动，如慢走、原地踏步，持续5～10 min （2）锻炼 （3）放松：运动后行轻微有氧运动，防止运动后肌肉痉挛，可进行慢走或拉伸，持续5 min左右	

	急性期	亚急性期	稳定期
运动时间	小量分次，如每日2次，每次3~5组，每周3~5日	逐渐增多	每周3~5次，每次30 min
注意事项	（1）中等锻炼强度：在锻炼过程中微微气喘，但能够交谈 （2）锻炼时穿合脚的鞋子 （3）运动后可适当补充水 （4）水上运动避免在冷水中进行 （5）若有髋关节、膝关节、足部和踝关节问题，建议在平整的地面上进行锻炼 （6）开始锻炼时出现轻微疼痛是正常的，但如果疼痛严重或锻炼后2 h仍存在，则可能需要改变锻炼方式 （7）如果在运动中出现以下症状，应立即停止运动，并联系医护人员 ①胸口、背部、颈部或手臂疼痛或压迫感 ②头晕或昏倒 ③恶心、呕吐 ④自觉心率非常快		

关节操具体做法：

（1）指关节：用力握拳、合掌、对指运动，手指平伸，紧贴桌面（图8-1-2）。

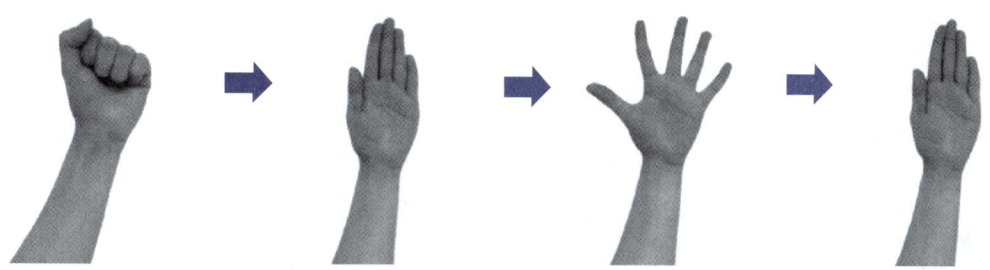

手关节功能锻炼要点：手掌握拳、手掌打开并拢、五指分开、五指并拢，依次重复训练。每次5~10组，活动量依耐受程度决定，早晚各一次

图8-1-2　手指关节功能锻炼方法

（2）腕关节：双手合掌，反复交替向一侧屈腕，扶持物体练习旋腕（图8-1-3）。

（3）肘关节：两臂向前或两侧平举，用力握拳屈肘尽量达肩高，然后伸肘伸拳，反复练习（图8-1-4）。

（4）肩关节：练习梳头、用手摸对侧耳朵，做滑轮拉绳练习，两手分别从一侧颈旁及另一侧腋下向后伸，努力在背部相扣（图8-1-5）。

（5）踝关节：取坐位练习屈伸、旋转动作（图8-1-6）。

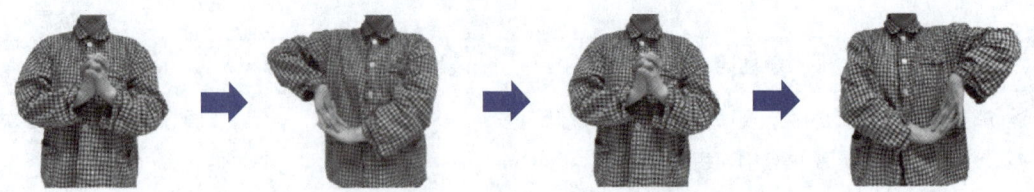

腕关节功能锻炼要点：双手合掌，反复交替向一侧屈腕，依次重复训练。
每次5~10组，活动量依耐受程度决定，早晚各一次

图 8-1-3　腕关节功能锻炼方法

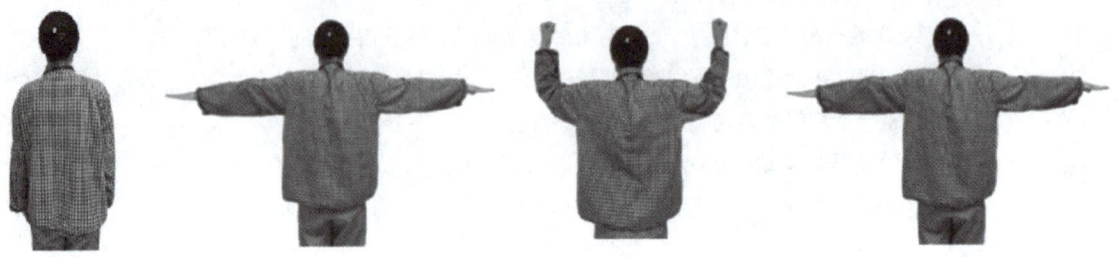

肘关节功能锻炼要点：两臂向前或两侧平举，用力握拳屈肘尽量达肩高，然后伸肘伸拳，反复练习。
每次5~10组，活动量依耐受程度决定，早晚各一次

图 8-1-4　肘关节功能锻炼方法

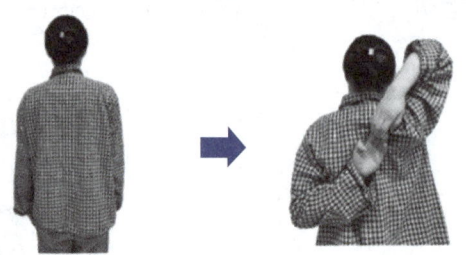

肩关节功能锻炼要点：两手分别从一侧颈旁及另一侧腋下向后伸，努力在背部相扣，双手交替反复练习。
每次5~10组，活动量依耐受程度决定，早晚各一次

图 8-1-5　肩关节功能锻炼方法

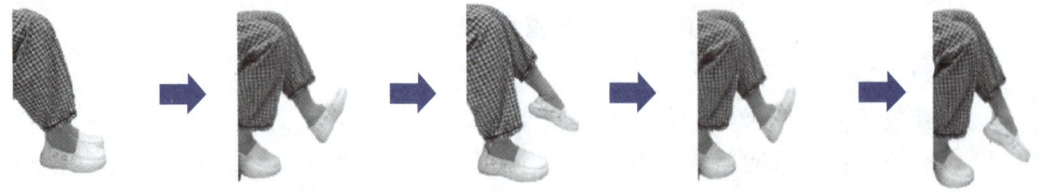

踝关节功能锻炼方法：取坐位练习脚踝屈伸、旋转动作，两腿交替练习。
每次5~10组，活动量依耐受程度决定，早晚各一次

图 8-1-6　踝关节功能锻炼方法

（6）膝、髋关节：原地踏步、滚圆木，逐级上下楼梯，抬腿练习，下蹲训练（图8-1-7）。

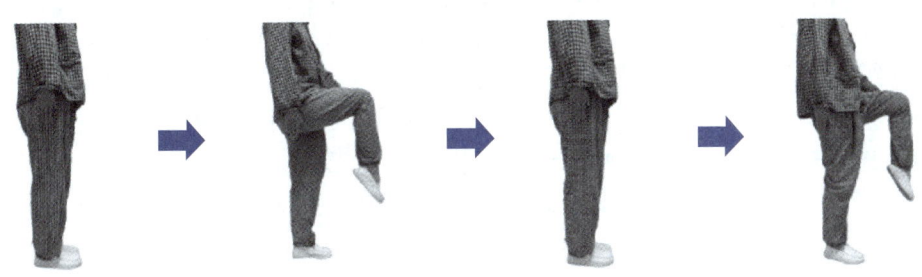

膝、髋关节功能锻炼方法：两腿交替进行抬腿练习。
每次5～10组，活动量依耐受程度决定，早晚各一次

图8-1-7　膝、髋关节功能锻炼方法

8. 出现肺间质病变应怎么办？

肺间质病变是类风湿关节炎严重的并发症。类风湿关节炎病程长，受疼痛限制，运动量下降，导致患者肺功能减退。另外，长期活动受限也促使患者呼吸肌发生失用性萎缩，造成患者不同程度的呼吸力学改变，诱发肺功能发生轻度或中度损伤。因此，类风湿关节炎患者应进行肺康复锻炼。

（1）腹式呼吸方法：患者可取立位、平卧位或半卧位，两手分别放于前胸部和上腹部。用鼻缓慢吸气时，腹肌松弛，腹部凸出，手感到腹部向上抬起。呼气时，用口呼出，腹肌收缩，手感到腹部下降。

（2）缩唇呼吸方法：练习在嘴唇半闭时呼气，类似吹口哨的口型，呼吸按节律进行，吸气与呼气时间为1∶2或1∶3。尽量将气体呼出，同时呼吸次数较平时减慢（8～10次/分）。每次训练15～20 min，每天3～4次，持续1个月左右。

（3）有效咳嗽、咳痰：进行深呼吸（收缩腹部），在吸气末屏气片刻，然后进行咳嗽，即咳嗽在深呼吸后进行，这样可使痰液从气道深部向大气道移动，而后将痰咳出。

（4）胸部叩击法：若患者久病体弱，长期卧床，排痰无力，要利用重力的作用和物理振动，即体位引流及背部拍打，以帮助痰液咳出。

9. 类风湿关节炎患者日常生活注意事项都有哪些？

（1）戒烟决心要坚定：类风湿关节炎发病和吸烟有密切的关系，吸烟会引起关节的滑膜炎，进而导致类风湿关节炎。加重关节破坏，并且影响药物疗效，因此，要努力戒烟。

（2）健康饮食要保持：合理饮食有助于病情控制。应以清淡、易消化、富含蛋白质、维生素、含钾钙丰富为宜。应减少或避免食用的食物有反式脂肪、人造黄油、高糖产品、动物脂肪、奶酪、油炸食品、加工肉食、精制淀粉食品、过量的酒精和咖啡，多数饮食应来自全谷物食品、新鲜蔬果、豆类、种子和坚果。忌辛辣、刺激性食物，禁酒，避免肥胖。

（3）合理运动要坚持：每周坚持1～2次的有氧运动（而非高强度的体育运动），不仅有助于改善患者的关节功能和提高生活质量，还有助于缓解疲劳感。结合个人兴趣和生活环境制订运动计划和注意事项。锻炼计划包括原则、频率、强度，应具体到不同部位的

锻炼、运动的选择。

（4）自我监测要按时：类风湿关节炎是一种慢性疾病，缓解期时也要注意自我监测病情变化，病情加重时，及时就医，以避免重要脏器受损。

（5）关节功能要保护：养成良好的生活习惯，在医护人员的指导下有计划地进行功能锻炼；经常地、规律地将关节进行最大范围的活动；衣服应舒适、轻巧和容易穿脱；餐桌和办公桌应调节到合适的高度，不宜选用太软和太矮的椅子；取物时应先蹲下，避免频繁弯腰；避免长时间保持一种姿势或动作；乘坐交通工具或看电影、长途旅行时，选择靠过道的座位，以利于有更多的空间活动四肢；不用手指长时间提拿、握持重物，最好选用肩挎包。

⊕ 要点总结

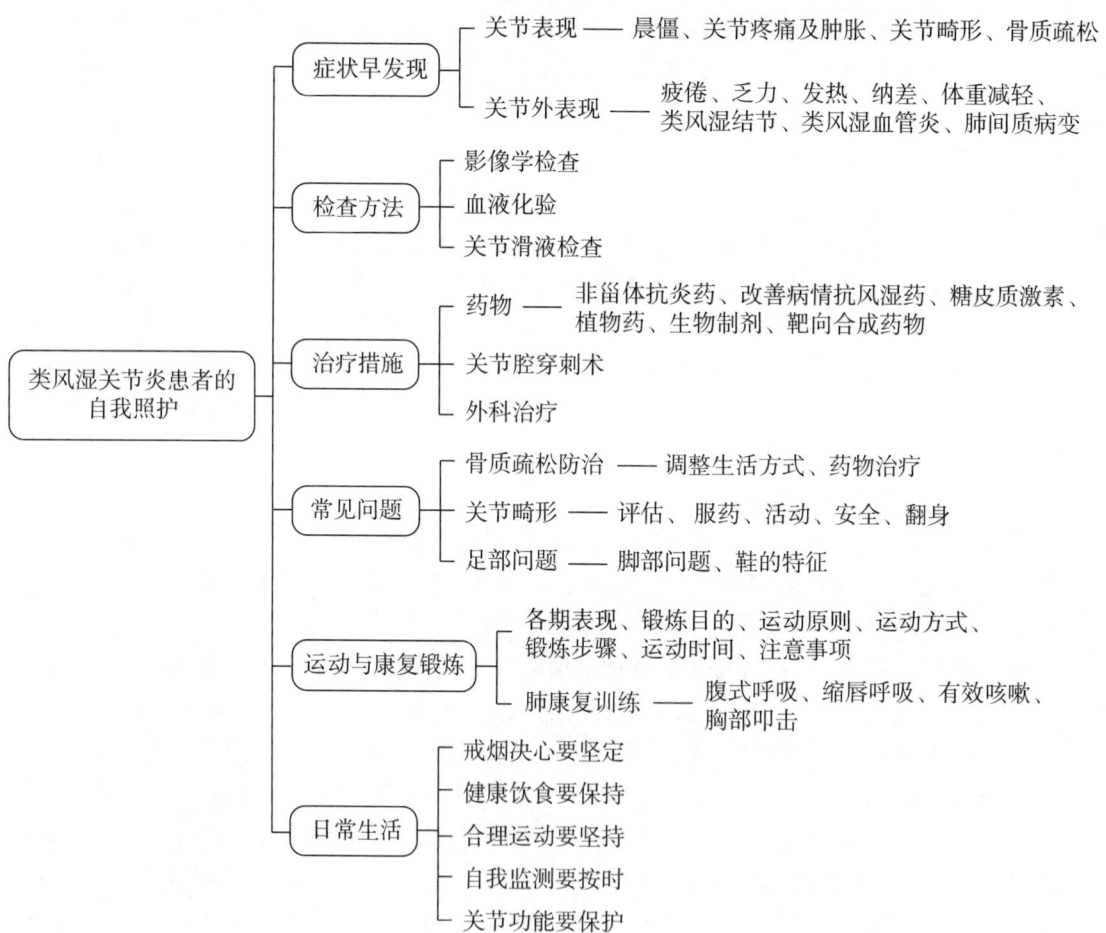

第二节 系统性红斑狼疮

⊕ 案例

23岁的周小姐20天前突然出现发热、面部红斑及双小腿水肿,并且症状逐渐加重,同时出现少尿。家人赶紧把周小姐送到医院,医生检查后发现周小姐面色发白,在脸颊部可见红斑,口腔有多处溃疡,双小腿水肿,血压高。周小姐感觉全身无力,自述皮肤被阳光晒过后经常出现红疹。医生为周小姐开了血液和尿液的化验,结果显示:血生化显示肌酐升高,白蛋白降低,尿常规显示红细胞(++),24小时尿蛋白高于正常。抗体检查显示:自身抗体阳性。周小姐被诊断为"系统性红斑狼疮合并狼疮肾炎"。医生与周小姐及家人商量后,给予糖皮质激素、免疫抑制剂、利尿等治疗,经过药物治疗2周后周小姐感觉尿量明显增多,双小腿水肿好转。确诊后周小姐在网络上自行查阅疾病相关内容,担心预后差,影响未来生育,为此开始焦虑。

复诊时医生告诉周小姐和家人,系统性红斑狼疮是一种慢性疾病,需要长期服用药物维持治疗,定期复查血液和尿液指标,这次复查的血液和尿液结果均较上次发病时好转,但也需要随时观察有无不适症状的出现以及药物不良反应,定期来医院复诊,在病情得到控制后是可以生育的,但这些都需要积极地与医生配合。周小姐和家人听后很高兴,消除了之前的担心和焦虑,并表示要积极配合医生治疗,早日回归正常的生活。

⊕ 系统性红斑狼疮患者的自我照护

1. 系统性红斑狼疮患者发病时有哪些症状?

系统性红斑狼疮患者发病时临床表现多种多样。大多数患者可出现低中度发热、疲倦、乏力、体重下降、对称性多关节肿痛等表现。部分患者出现皮疹,其中蝶形红斑是最具特征性的皮疹(图8-2-1)。此外,若疾病累及不同的器官,会出现相应的症状和体征。

2. 系统性红斑狼疮患者常见的检查有哪些?

系统性红斑狼疮患者的检查项目比较多,如血液检查、影像学检查等。

3. 系统性红斑狼疮患者的治疗方法有哪些?

系统性红斑狼疮目前不能根治,但经合理治疗后可以达到长期缓解。

(1)一般治疗:患者要保持乐观情绪,积极面对疾病,配合医生治疗;急性活动期要卧床休息,病情稳

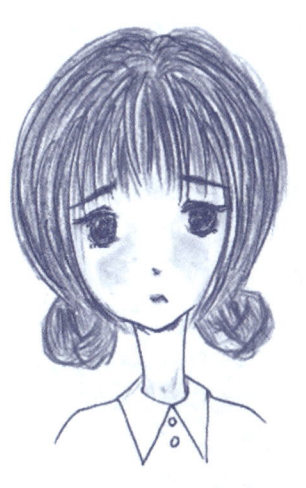

图 8-2-1 蝶形红斑

定的慢性患者可适当工作；及早发现和治疗感染；避免使用可能诱发狼疮的药物，如避孕药等；避免强阳光暴晒和紫外线照射；缓解期可注射疫苗，但尽可能不用活疫苗。

（2）对症治疗：对发热及关节痛的患者可使用解热镇痛药对症治疗。

（3）药物治疗：糖皮质激素、抗疟药、免疫抑制剂以及生物制剂是系统性红斑狼疮的常见治疗药物（表8-2-1）。

表8-2-1 常见的代表药物

药物类型	代表药物
糖皮质激素	泼尼松、泼尼松龙
抗疟药	羟氯喹
免疫抑制剂	环磷酰胺、环孢素、吗替麦考酚酯、硫唑嘌呤
生物制剂	贝利尤单抗、利妥昔单抗、泰他西普

4. 系统性红斑狼疮患者的预后如何？

随着现在医疗水平日益发展，治疗手段增多，系统性红斑狼疮的预后较前大为改观，通过长期规律用药可以过上正常人的生活。预后与多种因素有关，其中遵从医嘱、系统治疗是改善预后的关键。因此，要保持乐观情绪，增强康复信心，积极配合医生治疗。

5. 系统性红斑狼疮患者出现皮肤、黏膜损伤怎么办？

（1）易出现光过敏的患者勿阳光照射，外出时宜用避阳伞或戴宽沿帽，穿长袖上衣和长裤，涂防晒霜。

（2）保持皮肤清洁、干燥，避免使用刺激性皂液，避免化学制品、清洁剂的接触。

（3）避免引起脱发加重的因素，如染发、烫发等，减少洗发次数，脱发时建议剪短发或戴头巾、帽子、假发等。

（4）保持口腔清洁，有口腔溃疡时可用冰水或利多卡因溶液含漱止痛，也可用溃疡粉等涂敷以促进愈合。

（5）保持肢体末梢温暖，寒冷时戴手套、穿袜子等，避免引起血管收缩的各种外界因素。

（6）皮肤溃疡时，保持伤口清洁，使用无菌技术换药，促进伤口愈合。

6. 系统性红斑狼疮患者可以怀孕吗？

系统性红斑狼疮患者可以怀孕。对于病情控制良好的系统性红斑狼疮患者，服用少量泼尼松及羟氯喹，对胎儿是没有影响的。患者要解除思想负担，坚持服药配合治疗。最好在病情稳定后再怀孕，怀孕期间应加强随访。

7. 系统性红斑狼疮患者日常生活需要注意什么？

（1）缓慢减药需谨记：糖皮质激素是系统性红斑狼疮最常用的治疗药物，但是它也有不少副作用，如肥胖、多毛、各种感染、高血压、青光眼、糖尿病、消化道溃疡、出血、精神神经问题、骨质疏松、股骨头坏死等。实际上，我们的身体也会分泌糖皮质激素，在使用糖皮质激素这种外源性药物时会抑制身体分泌糖皮质激素，如果突然停药，身体不能立即恢复到正常的分泌水平，会导致体内激素水平不能满足生理需要，出现疲惫、无力、感染等症状，更严重的会导致休克，危及生命。所以糖皮质激素不能突然停药，要在医生的指导下缓慢减药、停药。

（2）饮食禁忌时刻记

1）不食用或少食用具有增强光敏感作用的食物，如无花果、紫云英、油菜、黄泥螺以及芹菜等，如食用，应避免阳光照射，否则会有诱发系统性红斑狼疮的潜在危险。

2）高蛋白饮食：可多饮牛奶，多吃豆制品、鸡蛋、瘦肉、鱼类等富含蛋白质的食物。

3）低脂饮食：患者活动少，消化功能差，宜吃清淡、易消化的食物，不宜食用含脂肪较多的油腻食物。

4）低糖饮食：因患者长期服用糖皮质激素，易引起类固醇糖尿病及库欣综合征，故要适当控制饭量，少吃含糖量高的食物，定期监测血糖。

5）补充钙质：防止糖皮质激素造成骨质疏松，多食含钙量的食物如牛奶、鱼类等；同时应多食富含维生素的蔬菜和水果。

（3）劳逸结合需合理：急性活动期需卧床休息，减少机体消耗及预防并发症；缓解期应动静结合，逐步恢复锻炼，如散步、打太极拳等；病情完全稳定后可参加文娱活动或工作。

（4）预防感染要注意：患者由于疾病原因以及长期使用大剂量激素和免疫抑制剂，导致自身免疫功能低下、继发感染。因此，应注意个人卫生，保持全身皮肤、会阴部的清洁，避免摔伤、跌伤，保持皮肤完整性。注意保暖，避免上呼吸道感染，避免到人多聚集的地方。同时应加强患者营养，增强机体抵抗力，防止感染，一旦出现感染的症状，及时就诊（图 8-2-2）。

（5）皮肤防晒要牢记：系统性红斑狼疮患者易出现光过敏，需要进行防晒。光敏感表现为光照后在暴露部位出现丘疹、水疱等湿疹性反应或速发的风团反应。被阳光照射后，某些症状已经缓解或好转的患者可能会重新出现皮疹或重现蛋白尿等，使病情反复或加重。建议患者避免长期处于强烈阳光照射下，避免在紫外线直接照射下工作，必须外出时指导患者打伞，穿长袖衣服以避免阳光直射皮肤（图 8-2-3）。

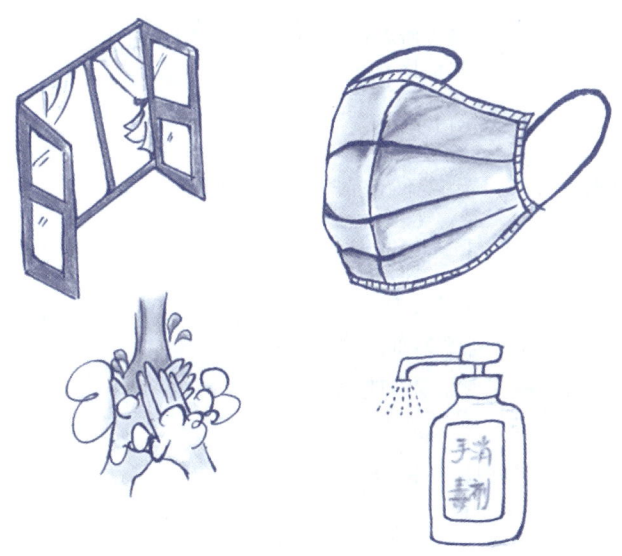

图 8-2-2 预防感染措施

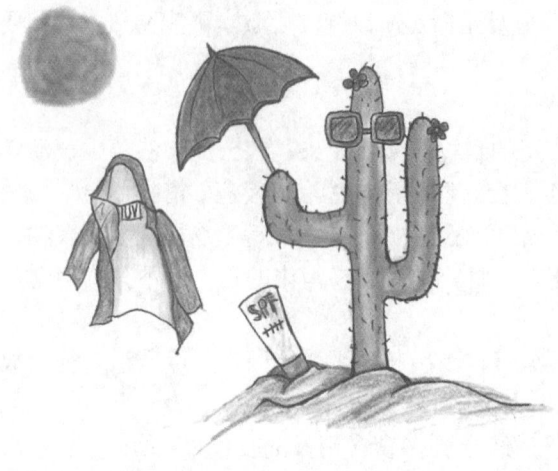

图 8-2-3 防晒措施

（6）定期随访别忘记：系统性红斑狼疮患者需长期服用抗风湿药，如羟氯喹、泼尼松等，这些药物都有一定的副作用，如应用羟氯喹对眼底有损害，长期服用激素会导致高血压、糖尿病等不良反应。患者的病情也会随着药物的起效而好转，为了减少药物不良反应，需要不断对药量进行调整，因此需要患者定期随诊，学会自我监测病情变化，发现药物不良反应，及时遵医用药。

✚ 要点总结

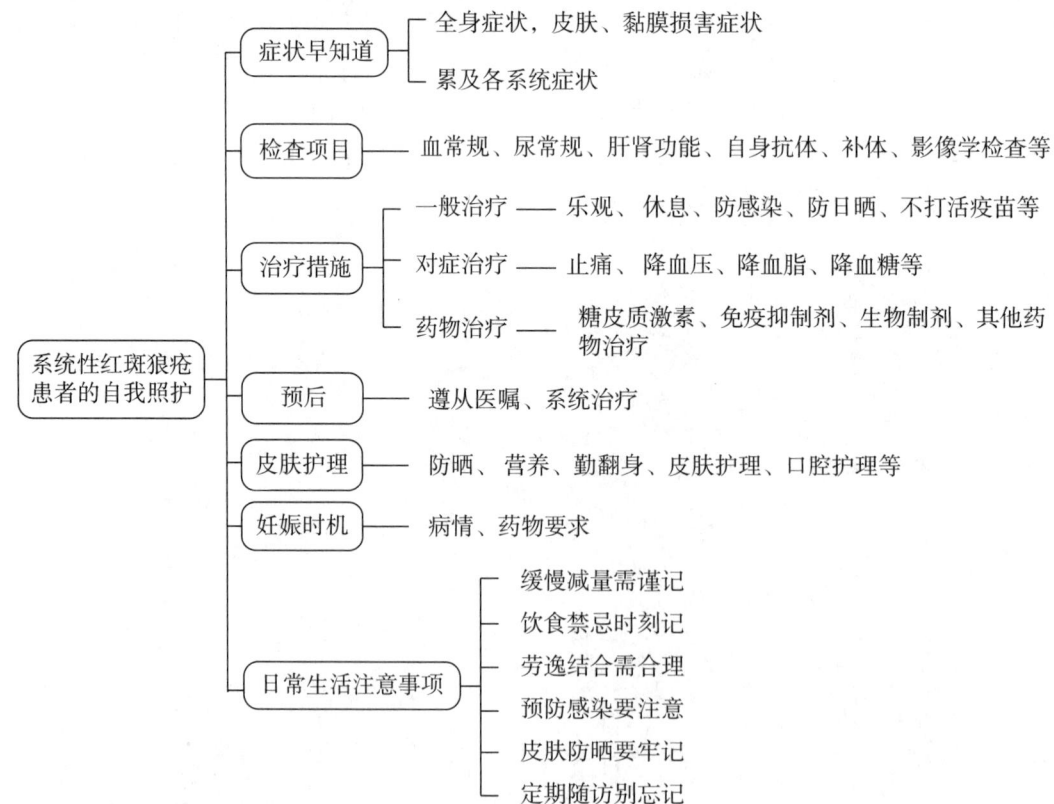

第三节 痛 风

案例

平时就喜欢喝酒、吃海鲜、有大肚子的丁大爷过六十大寿，当天喝了不少白酒，夜里睡觉时他突然惊醒，原来是他的右脚的大脚趾突然疼痛，不能触碰，大脚趾周围出现红、肿、热等表现，家人赶紧把丁大爷送到医院急诊，查血尿酸520 μmol/L，医生诊断为"急性痛风性关节炎"，给予复方倍他米松注射液1 ml肌内注射和降尿酸药口服治疗。3天后，丁大爷大脚趾疼痛减轻，可以像平时一样正常行走。他认为病好了，于是自行停了药，继续以前的生活习惯，每日喝酒、吃海鲜。平时他不爱运动，这也导致丁大爷的肚子一直很大，体重也是居高不下。这样过了1个月，丁大爷的大脚趾又疼了起来，这次他来到风湿免疫科门诊就诊。经过医生检查后，确诊是"痛风"再次发作，便开了降尿酸的口服药物及镇痛药让丁大爷回家继续口服，告诉他1个月后再次复诊，并强调改变生活方式才能真正控制疾病。

1个月后，丁大爷来门诊复诊时告诉医生，他一直遵医嘱按时服药，改变了不良的生活习惯。现在他每天早晨散步，也不喝酒了，他的大脚趾疼痛减轻，体重也比以前下降了一些，大肚子也变小了，丁大爷感到很高兴。

痛风患者的自我照护

1. 痛风急性发作的表现是什么?

痛风急性发作又称急性痛风性关节炎，表现为以下特点：起病急，数小时出现受累关节红、肿、热、痛和功能障碍，多见于午夜或清晨发病。常在饮酒、进食高嘌呤食物等情况下发作。我们常说的大脚趾，医学上称为第1跖趾关节，是痛风最好发的部位，第一次发作后大多可于数天至2周内自行缓解。疾病缓解后要特别注意的是痛风易反复发作（图8-3-1）。

2. 高尿酸血症是痛风吗?

高尿酸血症是痛风发生的基础和最直接病因。痛风指急性痛风性关节炎和慢性痛风石疾病，可并发关节破坏及肾病变。随着血尿酸水平的增高，痛风的患病率也逐渐升高，但是大

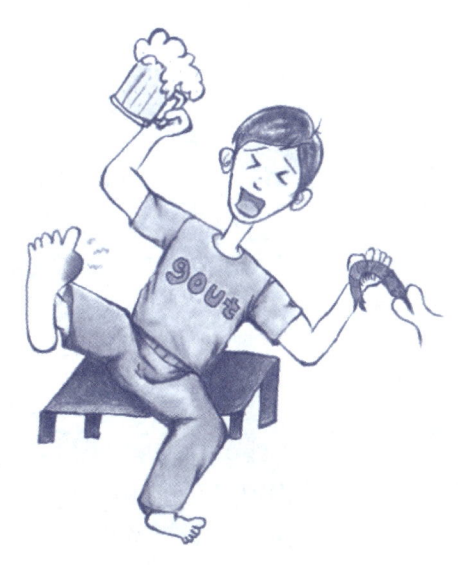

图8-3-1 痛风发作

多数高尿酸血症并不发展为痛风，有少部分急性期患者，血尿酸水平也可在正常范围，因此，高尿酸血症不能等同于痛风。

3．什么因素易导致痛风发作？

（1）肥胖：痛风是一种代谢性疾病，患者常伴有肥胖，尤其是腹型肥胖可增加痛风发病风险。减重可降低血尿酸水平，并对减少痛风发作有益处。因此，建议痛风患者控制体重，以减少痛风的发作。

（2）饮酒：酒精是导致痛风发作的风险因素之一。酒精的代谢导致尿酸产生增加，尿酸排泄减少，饮酒过度对痛风有危害，因此，建议痛风患者限制饮酒。

（3）暴饮暴食：暴饮暴食导致嘌呤摄入过多，在经过人体代谢后导致尿酸生成过多，可能诱发痛风。其中高嘌呤饮食易诱发痛风，高嘌呤饮食包括动物内脏、海鲜等。

（4）过度劳累：剧烈运动、长期熬夜等过度劳累时导致机体能量消耗过多，容易使患者尿酸排泄减少，进而引起尿酸浓度水平升高，增加痛风发作的概率。

（5）药物：有些药物能够引发痛风，如阿司匹林（大于 2 克 / 天）、利尿药、环孢素等。有痛风病史的人群，平时需要尽量避免使用该种药物。

4．痛风患者需要做什么检查？

通过测定血清尿酸浓度 > 420 μmol/L 确诊为高尿酸血症。还可通过测量尿尿酸、关节液或痛风石内容物检查以及影像学检查来确定是否患有痛风。

5．痛风患者的治疗方式都有哪些？

（1）所有高尿酸血症与痛风患者都应进行生活方式干预，包括健康饮食、限制烟酒、坚持运动和控制体重等。

1）健康饮食：已有痛风、高尿酸血症者，饮食应以低嘌呤食物为主。高尿酸血症的饮食建议见表 8-3-1。

2）多饮水，戒烟限酒：每日饮水量最好在 2000 ml 以上。同时提倡戒烟，禁啤酒和白酒，红酒适量。

3）坚持运动，控制体重：每日中等强度运动 30 min 以上。肥胖者应减轻体重，使体重控制在正常范围。

表 8-3-1　高尿酸血症的饮食建议

避免	限制	鼓励
内脏等高嘌呤食物（肝、肾）	牛肉、羊肉、猪肉、富含嘌呤的海鲜	低脂或无脂食品
高果糖谷物糖浆的饮料（如汽水、果汁）或食物	天然水果汁、糖、甜点、盐（包括酱油和调味汁）	蔬菜
酒精滥用（发作期或进展期者严格禁酒）	酒精（尤其是啤酒，也包括白酒）	

（2）长期将血尿酸水平控制在理想范围（240～420 μmol/L）是预防痛风急性并发症的关键，可降低痛风性关节炎的发作频率、预防痛风石的形成、防止骨破坏，从而改善患者生活质量，大部分患者需终生服用降尿酸药物治疗。

（3）痛风急性发作的患者应卧床休息、抬高患肢并制动，给予抗炎镇痛药物对症治疗。痛风常见药物见表8-3-2。

表8-3-2 痛风治疗常见药物

药物种类	药物名称
降尿酸药物	苯溴马隆
	别嘌呤醇
	非布司他
控制痛风急性发作期药物	非甾体抗炎药（布洛芬等）
	秋水仙碱
	糖皮质激素（泼尼松等）
碱化尿液药物	碳酸氢钠

6. 如何运动？

低强度的有氧运动可降低痛风发病率，而中高强度运动可能使尿酸排泄减少、血尿酸水平上升，反而增加痛风的发病率。

目前推荐痛风患者适当运动可作为非药物治疗措施之一，并遵循下列原则。

（1）痛风患者的运动应从低强度开始，逐步过渡至中等强度，避免剧烈运动。剧烈运动可使出汗增加，血容量、肾血流量减少，尿酸排泄减少，甚至可以诱发痛风发作。痛风急性期则以休息为主，有利于炎症消退。

（2）运动次数以每周4~5次为宜，每次0.5~1 h。可采取有氧运动，如慢跑、打太极拳等。

（3）运动期间或运动后，应适量饮水，促进尿酸排泄。避免快速大量饮水，以免加重身体负担。因低温容易诱发痛风急性发作，运动后应避免冷水浴。

（4）有心血管、肺部基础疾病者，应适度降低运动强度和缩短运动时间。

7. 得了痛风，饮食上应该注意什么？

（1）如何选择蔬果类食物？

痛风患者强调饮食均衡，须控制饮食总热量，提倡低嘌呤、低脂肪和低盐饮食。蔬果类食物是健康饮食结构的重要组成，应注意选择。

1）不宜进食过多含糖饮料和糖分（尤其是果糖）含量高的水果，如苹果、橙、龙眼、荔枝、柚子、柿子和石榴等。

2）柠檬、樱桃和橄榄等对痛风患者有益。

3）西瓜、椰子、葡萄、草莓、李子和桃等可适量食用。

4）绝大多数瓜类、块茎、块根类及大多数叶菜类蔬菜为低嘌呤食物，建议食用。

5）不宜多食香菇、草菇、芦笋、紫菜、海带及粮食胚芽等嘌呤含量较高的植物性食品。常见植物性食物嘌呤含量见表8-3-3。

表 8-3-3　常见植物性食物嘌呤含量

食物名称	嘌呤含量（mg/kg）	食物名称	嘌呤含量（mg/kg）
紫菜（干）	4153.4	豆浆	631.7
黄豆	2181.9	南瓜子	607.6
绿豆	1957.8	糯米	503.8
榛蘑（干）	1859.7	山核桃	404.4
猴头菇（干）	1776.6	普通大米	346.7
豆粉	1674.9	香米	343.7
黑木耳（干）	1662.1	大葱	306.5
腐竹	1598.7	四季豆	232.5
豆皮	1572.8	小米	200.6
红小豆	1564.5	甘薯	186.2
红芸豆	1263.7	红萝卜	132.3
内酯豆腐	1001.1	菠萝	114.8
花生	854.8	白萝卜	109.8
腰果	713.4	木薯	104.5
豆腐块	686.3	柚子	83.7
水豆腐	675.7	橘子	41.3

（2）如何选择动物性食品？

痛风患者食用动物性食品时，应注意种类、数量、加工方式等。

1）从种类而言，一般规律是，烹饪前颜色较深的肉类又称红肉，如哺乳动物，包括牛、羊、猪等，其嘌呤含量高于白肉（如非哺乳类动物，包括鸡、鸭、鹅和淡水鱼等）。动物内脏如肝、肾、心等，其嘌呤含量普遍高于普通肉类。因肥肉含有大量脂肪和胆固醇，易引起肥胖及加重尿酸代谢紊乱，故进食肉类宜以瘦肉为主。鸡蛋的蛋白、牛乳、海参等嘌呤含量较低。常见动物性食物嘌呤含量见表 8-3-4。

表 8-3-4　常见动物性食物嘌呤含量

食物名称	嘌呤含量（mg/kg）	食物名称	嘌呤含量（mg/kg）
鸭肝	3979	河蟹	1470
鹅肝	3769	猪肉（后臀尖）	1378.4
鸡肝	3170	草鱼	1344.4
猪肝	2752.1	牛肉干	1274

续表

食物名称	嘌呤含量（mg/kg）	食物名称	嘌呤含量（mg/kg）
牛肝	2506	黄花鱼	1242.6
羊肝	2278	驴肉加工制品	1174
鸡胸肉	2079.7	羊肉	1090.9
扇贝	1934.4	肥瘦牛肉	1047
基围虾	1874	猪肉松	762.5

2）从食用数量而言，因个体差异较大、进食肉的种类不同，无统一标准。一般认为，痛风患者每日肉类摄入量不宜超过100 g。

3）肉类食品的加工方式须予以重视。经腊制、腌制或熏制的肉类，其嘌呤、盐分含量高，干扰尿酸代谢，患者不宜食用，而应尽量进食新鲜肉类。烹饪时，提倡水煮后弃汤食用，油炸、煎制、卤制或火锅等烹饪方式均不提倡。使用佐料时，避免使用过多盐、糖和香辛料等。

（3）如何选择各种饮品？

1）饮水：增加饮水量可作为痛风患者非药物治疗的措施之一。增加饮水量可减少痛风发作次数，降低血尿酸水平，增加排尿量，从而促进肾排泄尿酸，减少尿酸盐结晶沉积。无肾病、心力衰竭等禁忌的情况下，痛风患者饮水建议如下：①每天饮水总量为2～3 L，尽量保证每日尿量约为2 L；②分次饮水，建议早、午、晚3次饮水量达500 ml左右；③饮用水尽量选择弱碱性、小分子水；④饮用柠檬水（如1～2个鲜柠檬切片加入2～3 L的水中）有助于降低尿酸。

2）饮料：含糖饮料中富含果糖，饮用后果糖经过体内代谢形成尿酸，痛风及高尿酸血症患者饮用会加重尿酸代谢负担。因此，含较多果糖和蔗糖的饮料建议限制食用。

3）饮酒：饮酒可能增加痛风发作风险，酒精容易使体内乳酸堆积，对尿酸排出有抑制作用，易诱发痛风，建议限制食用各种含酒精饮料，尤其是啤酒和白酒。

8．如何预防高尿酸血症及痛风？

（1）一级预防：一级预防是保持良好的生活习惯，包括减重和（或）控制体重、规律作息、适当运动、戒烟、限制酒精及高嘌呤高果糖食物的摄入、鼓励奶制品和新鲜蔬菜的摄入、定期监测血尿酸水平，预防高尿酸血症和痛风的发生。如合并代谢性疾病（如肥胖症、糖尿病、高血压、血脂异常）、心脑血管疾病（如高血压、冠心病、心力衰竭、卒中等）、慢性肾病或有痛风家族史的高危人群，更应重视生活方式干预，制订综合管理方案。

（2）二级预防：二级预防是早发现、早诊断、早治疗。体检中发现血尿酸增高的患者，大多无临床症状，应提高人群的防治意识，防止痛风的发作，尽快给予生活方式干预，必要时予降尿酸及碱化尿液治疗，如控制不佳，会增加痛风的发生风险。在已诊断的痛风患者中，应严格控制血尿酸水平，预防痛风性关节炎的急性发作及肾损害的发生。

要点总结

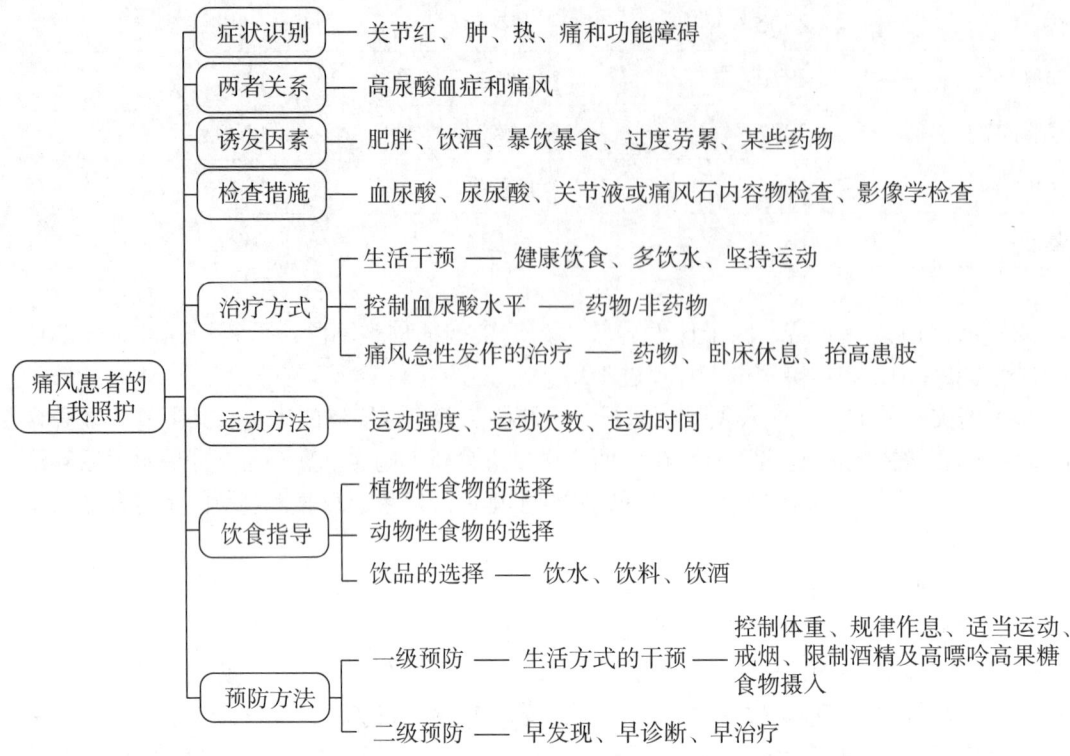